やわらかアカデミズム
〈わかる〉シリーズ

よくわかる
ヘルスコミュニケーション

池田理知子/五十嵐紀子
[編著]

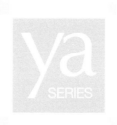

ミネルヴァ書房

はじめに

■よくわかるヘルスコミュニケーション

　「ヘルスコミュニケーション」という言葉が日本で使われるようになったのはそれほど昔のことではないようです。この名を冠した学会／研究会が発足したのが2009年であることからもそのことが察せられます。ただし、この言葉は使われていなかったかもしれませんが、医療・福祉系の大学では「ヘルス」と「コミュニケーション」については、それぞれが教養や基礎科目の一つとして数十年前から教えられてきました。また、それ以外の大学でも「健康教育」といった名前の科目で、本書に書かれてある内容が取り上げられてきました。ですから、この本のテーマである「ヘルスコミュニケーション」がそれほど目新しい分野というわけではありません。

　本書の目次を見ていただくとわかるように、「ヘルスコミュニケーション」が扱う項目は多岐にわたっています。私たちの日常と密接に関係する「ヘルス（健康）」を扱っているのであり、生涯を通してそのことと向き合わなければならないことを考えると、それは当然のことではないでしょうか。この本を手にする人たちのなかには、医療従事者をめざしている人もいれば、福祉関係の仕事に就きたいと思っている人もいるでしょう。そうした専門家をめざしている人も、またそうでない人も「ヘルス」を身近な問題として考えていくことは重要な意味をもっているといえます。

　また、「ヘルス」をコミュニケーションの問題として捉えることも大事な視点です。それは一つには、病気であるのか、健康であるのかといった「境界」が、コミュニケーションによってつくられるという側面があるからです。病院やクリニックを受診して、医師から病名を告げられるのか、あるいはどこも悪くないと言われるのかで、感じていた身体の不調は同じなのに、その人のなかでの捉え方が変わってきます。さらに「太った人」を「恰幅のいい人」とか「ふくよかな人」とみなすのか、あるいは「メタボ」と名付けるのかで、社会的評価さえ分かれてしまうのです。

　これまでの「ヘルス」と「コミュニケーション」を扱ってきた大学教育では、コミュニケーションをこのように広く捉えることはあまりありませんでした。どちらかというと、コミュニケーションの技術的な側面を取り上げ、どのようなやり方をすれば医療・福祉の現場で円滑なやり取りができるのかが教えられてきたようです。しかし、技術的な側面だけでは対処できない問題が増えているという現場からの声も聞こえてきます。そうした複雑な社会のなかで生まれている問題や疑問への応答の意味も込めて、本書はつくられました。

この本は，九つの章といくつかのコラムから構成されています。
　まず第Ⅰ章では，「ヘルスコミュニケーション」とは何か，「コミュニケーション」をどう捉えたらいいのかが概説されています。それ以降のさまざまなテーマを読み進めるうえでの指針となる章です。次の第Ⅱ章では，これまで当たり前のように語られてきた「病」を捉え直すことの重要性が述べられています。そして第Ⅲ章と第Ⅳ章では「病」と社会のあり様がどのように関わっているのかがいろいろな角度から明らかにされます。また，このテキストの要ともいうべき部分ですが，なぜマイノリティの立場に追いやられた人たちが医療や福祉をはじめとした社会のさまざまな場面で不可視化されているのかが，とくにこの二つの章では掘り下げて議論されています。次の第Ⅴ章から第Ⅶ章は，コミュニケーション学で扱われる基本的な概念が「ヘルス」とどう交差するのかが意識して書かれています。そして，医療・介護の現場でどのようなコミュニケーションをめぐる課題があるのかを取り上げているのが，第Ⅷ章と第Ⅸ章です。
　いくつかの章の最後に載せられているコラムは，個性的な内容で，読む人にこれまで気づくことがなかったかもしれない新しい視点を提示してくれています。それらを読むことで，読者のみなさんの「ヘルスコミュニケーション」への理解が深まり，さらに興味が広がることを期待しています。
　最後に，本書に執筆していただいた多くの方々と，編集や執筆者とのやり取り・調整などさまざまな面で私たち編者をサポートしてくださったミネルヴァ書房の河野菜穂さんに，心よりお礼を申し上げます。ありがとうございました。

　　　　　　　　　　　　　　　　　　　　　　編者を代表して　池田理知子

もくじ

■よくわかるヘルスコミュニケーション

はじめに

I ヘルスコミュニケーションの地平

1 ヘルスコミュニケーションを学ぶことの意義 …… 2
2 ヘルスコミュニケーションのあゆみ …… 4
3 ヘルスコミュニケーションの現在 …… 6
4 コミュニケーションの捉え方 …… 8
5 コミュニケーション・スキルの考え方 …… 10
6 文化から考えるヘルスコミュニケーション …… 12
7 コミュニケーションと社会的規範 …… 14

II 「病」の定義

1 病と権力 …… 16
2 治療の意味 …… 18
3 治療の選択 …… 20
4 生命倫理の難題 …… 22
5 認知症という「病」 …… 24
6 依存症という「病」 …… 26
7 性教育が伝える「病」 …… 28
コラム1:精神疾患の定義の危うさ …… 30
コラム2:ある糖尿病患者の「こだわり」 …… 32

III 社会と身体

1 日常と異常 …… 34
2 つくられる身体 …… 36
3 錯綜する身体・精神改造 …… 38
4 学校における公衆衛生 …… 40
5 「公害認定患者」の社会的背景 …… 42
6 日常のなかの見えない病 …… 44
7 社会病理としてのうつ病 …… 46
8 障害観の変容 …… 48
9 当事者研究と社会 …… 50
10 精神障害者運動と社会 …… 52
コラム3:湯治場のコミュニティ形成 …… 54

IV ジェンダー・セクシュアリティ

1 ジェンダー …… 56

2 セクシュアリティ ………… 58
3 性的マイノリティと「健康」…… 60
4 オルタナティブな「健康」の創出 ………………………… 62
5 マイノリティと多様性言説 …… 64
6 性的マイノリティの子育て …… 66

V　言語・非言語

1 言語・非言語メッセージ ……… 68
2 医療／介護現場で交わされる言葉 ………………………… 70
3 医療通訳の現場 ……………… 72
4 手話ということば …………… 74
5 病名の恣意性 ………………… 76
6 公衆衛生とコミュニケーション ………………………… 78
7 「病」を語ること …………… 80
8 「死」をめぐる語り ………… 82
9 障害者と「コミュニケーションの補助」 ……………… 84
10 施設という空間 ……………… 86
11 患者の時間 …………………… 88
コラム4：「公害／公害病」について語ること ……………… 90

VI　表象と文化

1 「病」の表象 ………………… 92
2 「障害」の表象 ……………… 94
3 「傷」が意味するもの ……… 96
4 病院のパンフレットが表象するもの ……………………… 98
5 介護の表象とステレオタイプ … 100
6 「ホムンクルスの絵」からはじまった脳の可視化 …………… 102
7 バーチャル患者という教材 …… 104
コラム5：都市のなかで排除されるもの ………………………… 106

VII　個人・対人・家族

1 対人コミュニケーション能力 … 108
2 傾聴・共感の功罪 …………… 110
3 支援をめぐる関係 …………… 112
4 在宅介護と介護者の多様化 …… 114
5 水俣病患者家族と介護者 …… 116
6 ハンセン病患者と家族 ……… 118
7 「健全」な家庭と子育て ……… 120
8 同性カップルと施設 ………… 122
9 地域包括ケアシステムの実態 … 124

VIII 医療・介護をめぐる社会的状況

1 治らない病と医療行為 ………… 126
2 ヘルスプロモーションの理念と健康格差 ………… 128
3 ヘルスプロモーションの肥大化 ………… 130
4 補完代替医療の功罪 ………… 132
5 ジェネリック医薬品とのつき合い方 ………… 134
6 生命科学と倫理 ………… 136
7 障害者と自立 ………… 138
8 身体障害者運動と介助 ………… 140
9 感情労働とケア ………… 142
10 EPAと介護現場 ………… 144
11 高齢化するハンセン病患者 ………… 146
12 刑務所における医療と看護 ………… 148
コラム6：高等教育における障害学生支援 ………… 150

IX 医療・介護の現場から考えるヘルスコミュニケーション

1 ヘルスコミュニケーションと組織 ………… 152
2 医療現場のリスクマネジメント ………… 154
3 医療・介護現場と性別役割分業 ………… 156
4 機能回復とQOL ………… 158
5 チーム医療／ケア ………… 160
6 終末期ケア ………… 162
7 介護における「利用者本位」の意味 ………… 164
8 高齢者介護と食 ………… 166
9 生命誕生の現場から見えるもの ………… 168
10 生殖医療とテクノロジー ………… 170
11 臨床教育の評価 ………… 172
12 実習におけるコミュニケーションの学び ………… 174

人名索引 ………… 176
事項索引 ………… 177

やわらかアカデミズム・〈わかる〉シリーズ

よくわかる
ヘルスコミュニケーション

Ⅰ　ヘルスコミュニケーションの地平

 ヘルスコミュニケーションを学ぶことの意義

1　日常のなかのヘルスコミュニケーション

　「今日は顔色が悪いね」。「ちょっと風邪気味なんだ」。普段よく耳にする会話である。家族や友人、職場の仲間どうしでお互いの健康に気づかうやり取りを私たちはこれまで毎日のように繰り返してきた。調子が悪くて病院に行こうかどうか迷っているときも、身近な者のアドバイスを求めたり、ネットで情報を探したりする。つまり、「ヘルスコミュニケーション」とは必ずしも医療や介護の現場における言動に限定されるわけではなく、こうした日常において私たちが行っている健康に関する話題もその対象となるのである。

　また、テレビや新聞といったメディアで発信される健康情報に振り回されている私たちの日常も、「ヘルスコミュニケーション」の問題として議論していかなければならない。ただし、ここで注意を要するのはこうしたコミュニケーションが一方向のものだけではないということだ。情報の受け手としてのみ私たちは存在しているわけではない。そういう情報を望んでいるというメッセージを無意識のうちにあらゆるところで発信してきたからこそ、メディアがそのような情報を流すのだということは、他の分野ではすでにさまざまな角度から議論・研究がされてきた。「ヘルスコミュニケーション」が、こうした近接する学問分野での知見を共有しているのだということを知っておくべきだろう。

2　身近な公衆衛生

　公衆衛生はヘルスコミュニケーションが対象とする分野であり、私たちにとって身近な問題を扱っている。たとえば学校や職場で毎年行われる健康診断は、疾病を予防し、心身の健康維持を図ることを目的とする公衆衛生の考えに基づいて実施されているものである。インフルエンザをはじめとした予防接種もそうであり、歯磨きの指導も同様である。たとえ病気などしたことがないから病院には縁がないという人がいたとしても、公衆衛生の実践の場に身をおいたことがない人はいないだろう。保育園・幼稚園の頃から、たいていの人が健康診断や予防接種を受けてきたに違いない。また、学校で行われる性教育も広い意味で公衆衛生の一環として捉えられる。性感染症の予防や、性生活と心身の健康維持という公衆衛生上の重要課題を扱っているのが性教育である。こうした性教育は学校以外でも、たとえば職場や地域住民を対象とした場でも行わ

▷1　たとえば、カルチュラル・スタディーズ。私たちが意識することなく受けている権力作用およびその内在化の問題をメディアとの関連で論じてきた。

れる必要があり，そうした事例の報告もされている。

❸ 弱者へのまなざし

　病気を患っている人や障害をもつ人，身体の衰えから日常生活に支障をきたしている高齢者などは社会的弱者だといえる。こうした人たちとどういった関係性を結び，どう接していくのかを考えていかなければならない。また，私たちは自分では気がつかないうちに，「弱者」をさらに追いつめる力に加担してしまっていることもある。たとえば，医療や介護の現場での性的マイノリティの存在を私たちは意識したことがあるだろうか。また，公衆衛生の実践現場では，健康診断を行う場合に男女別の部屋を用意するだけでは不十分かもしれないことに思い至ったことがあるだろうか。

　さらに公衆衛生に対する考え方の文化的差異が考慮されることがないならば，そこから排除される人たちが生み出されてしまうかもしれない。たとえば先進国でなされているヘルスケアが途上国で受け入れられるとは必ずしも限らないことに留意する必要がある。ヘルスコミュニケーションにおいては，常に少数者や弱者の立場を視野に入れて考えていかなければならないのだといえる。

❹ ヘルスコミュニケーションに求められるもの

　ヘルスコミュニケーションを「学」として位置付けて研究発表・議論の場を提供している「日本ヘルスコミュニケーション学会」は，この学問を「医療・公衆衛生分野を対象」としたものとしている。医療者と患者のよりよい関係をいかにして築けるかという問題から，健康に関わる諸問題に社会的なレベルで対応するためのコミュニケーションまでをも視野に入れていることがわかる。歴史的にみると，当初は概して対人コミュニケーションの医療分野への応用という側面が強かったが，集団を対象とする公衆衛生分野での研究が進むにつれ，マス・コミュニケーション研究との親和性も高くなってきたようだ。また，公衆衛生を扱う分野は，母子保健や伝染病予防，生活習慣病対策，精神衛生，公害対策など広範囲にわたっており，社会の変化に対応して今後も求められる範囲が広がっていくことが予想される。

　さらに，この分野自体もいまだ発展途上にあることを考えると，研究対象となる分野がさらに増えていくことは間違いないだろう。たとえば医療・公衆衛生分野と関連しつつも，介護・福祉はその範囲内には収まりきらない様相を呈している。障害学や社会福祉学，ジェンダー・セクシュアリティ学などとのつながりを視野に入れつつ，研究・議論がなされなければならないはずだ。

　ヘルスコミュニケーションは，社会の変化とともにあり，私たちの身近な問題と密接に関わっている。ヘルスコミュニケーションを学ぶということは，私たち自身の日常を見直すということに他ならないのだ。

（池田理知子）

▷2　その実態については Ⅱ-7 を参照。

▷3　Ⅳ-3 を参照。

▷4　Ⅰ-6 と，Ⅲ-4 を参照。

▷5　日本ヘルスコミュニケーション学会ホームページより。http://healthcommunication.jp/（最終アクセス日：2016年4月24日）

▷6　Ⅰ-3 を参照。

おすすめ文献

ノートハウス, P. G.・ノートハウス, L. L./萩原明人訳（2010）『ヘルス・コミュニケーション――これからの医療者の必須技術　改訂版』九州大学出版会。

池田理知子（2015）『日常から考えるコミュニケーション学――メディアを通して学ぶ』ナカニシヤ出版。

I ヘルスコミュニケーションの地平

ヘルスコミュニケーションのあゆみ

1 人間の「生」に対する関心

人類が誕生し，「生」への関心を抱いてきた以上，健康に留意し，身体の状態に異常を感じたらその原因を取り除く努力が古くから行われてきたことは容易に想像できる。健康（ヘルス）を維持したり，促進したり，あるいは病を治すために過去の経験に基づいた治療の技術やいたわりの気持ちや関心（ケア）を提供することを専らの業とする人たち（ヘルスケアプロバイダー）や，その技術に関する資料が紀元前30世紀頃の古代エジプト文明の記録に残されていることも不思議ではない。

古代エジプトに始まったとされる医療は，その後ヘブライ，ギリシャ，ローマなどの文明で発展を遂げた。とくに「医学の父」として認められている，古代ギリシャの**ヒポクラテス**による患者と症状の変化の観察と記録に基づいた臨床技術は，現在でも有効な発見として位置付けられている。

しかし，古代文明で生まれ，発展した医療や医学がそのまま同じ調子で進歩を続けたかというとそうでもない。産業，とくに医療技術や道具，衛生，建築，通信，交通などさまざまな領域での進歩により，医療・健康に関する情報や技術の提供が大きく前進したことは事実である。しかし，文化や個人，そのときどきの政治的，経済的背景や宗教による影響などによって「同じ」病気でも意味付けや，治療に対する姿勢は大きく異なる。たとえば，医療の発展によって人間の寿命が長くなった分，それまでは存在しなかった，あるいは存在はしてもきわめて珍しかった病気が今ではごく一般的になったり，また通信技術の発展が一因とも考えられる新たな心の病が現れたり▲2，といった状況も見られる。

2 欧米でのヘルスケアの変遷

ヒポクラテス以降，人類の進歩と技術の発展にともなって前進してきたヘルスケアではあるが，現代の医学の発展の大きな原動力となっているのは20世紀半ば以降の米国での研究の発展と，それに一般社会の健康や疾病に対する関心の強さである。リチャード・トーマスによると第二次世界大戦前の米国では，健康は「幸福」に結びつく他の要因，たとえば経済力や名声などと同じレベルの価値しか置かれていなかった。しかし，戦後にわかに病気の予防と健康促進への個人的関心が高まり，20世紀の最後の30年で健康は多くの米国人にとって

▷1　ヒポクラテス
紀元前5世紀，科学に基づく医学の基礎をつくったとされるギリシャの医師。現代でも医療倫理として，日本の医学，看護学の教育でも「ヒポクラテスの誓い」として受け継がれている。

▷2　ネットに過度に依存するあまり対面でのコミュニケーションが極端に不得手となったり，匿名性を利用して悪質な情報を流して他人を攻撃するなどの社会事象。

▷3　Thomas, R. K. (2006). *Health communication*. Springer.

▷4　Ⅷ-1 を参照。

▷5　パターナリスティック医療
科学としての医学の急速な発展により，以前は解明さ

「頭から離れない存在」となった。

　同時に医学の発展，とくに1960年代から70年代にかけての米国での科学の進歩にともない，患者が全人的な存在としての人間から一つの「健康システム」，身体を形成する臓器の集合体となり，さらには遺伝子，分子のレベルまで細分化されて病気が還元主義的な観点から考えられるようになった。医師と病気，病因，病原菌との関わりに焦点が移った結果，医師と患者との人間関係への関心が急速に軽視され，専門分化型医療が取り入れられるようになったことは科学の進歩の弊害といえる。この背景の下，「知識と経験をもつ専門家としての医師」と，「無知で受け身的な患者」との関わりという構図が出来上がり，**パターナリスティック医療**が生まれることとなった。

3　日本のヘルスケアの歴史

　紀元前3000年頃から独自の医療が行われていた古代エジプトなどとは異なり，日本での本格的な医学，医療の発展は中国大陸から伝わってくる知識や技術を待たなくてはならなかった。それでも聖徳太子が建立した四天王寺のなかに，病やけがで困った人たちを救うための薬草を育てる施薬院を築いたことから，限られてはいたかもしれないが，日本でも健康に対する関心が高かったことは十分にうかがえる。

　平安時代に入ると，現存最古の医学書である全30巻の『**医心方**』が丹波康頼によって朝廷に献上されている。そのなかで丹波は「医は仁術」という，現代でも医療倫理の一角を形成する心得を明らかにした。その後，1712年に福岡藩の儒学者，貝原益軒が健康維持について記した『養生訓』のなかでも，「医は仁術なり。人を救うを以って志とすべし」と伝え，長い間にわたって医療に携わる側に限らず，多くの人びとの健康維持への心構えの指標となった。

　鎌倉時代以降も日本の医療は少しずつ前進したが，江戸時代に長崎の出島を通じて取り入れられた蘭学，つまりオランダ医学の影響で一気に新しい展開を見せた。1774年に杉田玄白らがオランダ語を翻訳して刊行した『解体新書』が引き金となり，その後世界の医療の最先端であったドイツ医学，そして米国から大きな影響を受け，現代では日本の医療は世界水準といわれるまでになった。

　日本における医療従事者と患者との関係は，米国の消費主義の影響を多分に受けている。「健康」や「予防」は他の「商品」や「サービス」と同様に消費者が自分の意思，意図で物色したり，選択したり，比較したりしたうえで「購入」するという，患者が医療従事者に対して「客」としてサービスを受けるといった立場が色濃くなってきた。「お医者様」に病気を治してもらうという考え方から，「患者様」が医者や病院を選ぶ顧客へと急速に変化し，その分両者の関係は複雑化し，ヘルスコミュニケーションの研究が取り組まなければならない課題も広がってきているといえる。

（宮原　哲）

▷れていなかった病理や治療，予後などに関する知識が高度に専門化され，医療者，とくに医師と患者との知識の差が最大化した。これにともない，「医療に関する知識も経験もない患者は，子が父に従順に従うように，黙って医師にすべてを任せるべき」という態度が表面化した医療の考え方。

▷6　『医心方』
丹波康頼が中国（唐）の医書を参考にし，また自身の知識や経験をもとに編纂。医師の倫理から養生法，医療技術まで網羅。

▷7　医療者が患者の立場から痛みや苦しみを共感しつつ患者の治癒に努めるべき，という考え方は文化的背景にかかわらず重視されるべき態度である。しかし，「状況や相手との関係を読んだうえで自分の考え方を明らかにする」ことを重要視する日本文化では，ことさら自分（医療者）と相手（患者）との関係を大切にする傾向が強い。「仁術」の「仁」は他者への思いやりという意味が含まれるが，それ以前に「人が二人」という状態を指しているとも考えられる。

おすすめ文献

霜田求・樫則章・奈良雅俊・朝倉輝一・佐藤労・黒瀬勉（2007）『医療と生命』（シリーズ人間観の21世紀的課題）ナカニシヤ出版。

吉武久美子（2007）『医療倫理と合意形成――治療・ケアの現場での意思決定』東信堂。

Parrott, R. (2009). *Talking about health : Why communication matters*. John Wiley & Sons.

Ⅰ　ヘルスコミュニケーションの地平

ヘルスコミュニケーションの現在

▷1　Schiavo, R. (2007). *Health communication : From theory to practice.* John & Riley, p.7.

▷2　Wright, K. B., Sparks, L. & O'Hair, H. D. (2008). *Health communication in the 21st century.* Blackwell, p.6.

▷3　「ヘルスコミュニケーション」への学会内での関心の高まりとともに，1972年，国際コミュニケーション学会（ICA＝International Communication Association）に初めて「治療コミュニケーション分科会」（1975年に現在の「ヘルスコミュニケーション分科会」に改名）が設立された。1985年には世界最大のコミュニケーション学会，スピーチ・コミュニケーション学会（SCA＝Speech Communication Association, 後に NCA＝National Communication Association に改名）でもヘルスコミュニケーション分科会が置かれた。これにともなって二つの学会誌, *Health Communication*（1989年）, *Journal of Health Communication*（1996年）が刊行。

1　欧米でのヘルスコミュニケーションへの関心の変遷

　ヘルスコミュニケーションが「メッセージのやり取りを通して行動変容や社会の変革を促進し，健康に関する結果を改善する過程」と定義されていることを考えると，医療技術の進歩，医療従事者の地位，通信技術の進歩によってもたらされた患者（消費者）の知識，医療への期待などによって，両者の関係が大きく変化するのは当然である。さらにグローバル化，つまり文化，社会の多様化が進むにつれて，一つの病気に対して出身国や年代，性別，また職業などによっても異なった意味付けがされ，治療方針なども多様化してきた。ヘルスケアプロバイダーと患者の両者にとって満足度の高い医療の提供に欠かせないコミュニケーションの理解と実践の必要性の度合は，ますます高くなっているといえる。

　コミュニケーション学が米国で独立した研究領域としてその存在を認められはじめたのは20世紀初頭だが，「ヘルスコミュニケーション」という言葉が使われるようになったのは比較的最近である。しかし，アルコール依存，種痘の予防接種，食物の適切な保存や取り扱い方，人種などによる不適切な医療差別など，健康に関する問題に取り組むためのコミュニケーション・キャンペーンは早くから行われていた。

　コミュニケーション学が他の社会科学や生物学，医学などを含む自然科学の研究領域と同様に「科学」としての地位を追い求めていたのが1970年代であった。コミュニケーション学部を擁する大学ではヘルスコミュニケーションを専門に研究したり，教育したりする学部，学科が急速に設立されるようになった。これらの発展によって，連邦政府や州政府，また企業などからの研究資金がヘルスコミュニケーションの領域に注がれはじめ，専門教育を受けた者が医療，健康に携わる機関，たとえばアメリカ疾病予防センター（CDC：Center for Disease Control）や，国立ガン研究所（NCI：National Cancer Institute）などで要職に就き，国家の健康，医療政策に関する意思決定の責を担うという展開が定着してきた。

2　日本でのヘルスコミュニケーション学の誕生

　医療が技術細分化されるようになり，医療従事者と患者との関係がより複雑化した結果，相互の理解や治癒に対する患者の動機付けなどについて，医療を

取り巻く研究領域や，医学でも診療科を横断する研究，実践領域の必要性が高まってきたことは日本でも同様である。しかし，医師，とくに大学医学部での医局を中心とした縦社会の構造や，「お医者様におまかせ」的な患者側の姿勢，遠慮なども相まってか，日本国内でのヘルスコミュニケーションの研究は米国から大きく遅れをとっている。現在でも「ヘルス（医療）コミュニケーション」という名称を冠する学部，学科は国立大学の数校にとどまっている。

そのようななか，2009年に主に国立大学の医学部に所属する研究者と数名のコミュニケーション学研究者が共同で「日本ヘルスコミュニケーション研究会」（2011年に「日本ヘルスコミュニケーション学会」に改名）を東京大学で立ち上げ，その後各地の大学で年次大会を開催している。日本でもヘルスコミュニケーションの大切さが認識され，専門教育を受けた卒業生がわずかではあるが輩出されるようになった。しかし，現在でもコミュニケーション研究者が対人，小集団，あるいは教育，異文化などの「下位専門領域」としてヘルスの分野を選んだり，医療者も医学を専門とする「傍らで」コミュニケーションを研究したりといった，いわば「片手間」にヘルスコミュニケーションを研究，教育しているという状態を脱しきれていない。

▷4 たとえば，心理学，教育学，社会学，コミュニケーション学など。

３ コミュニケーション学の医療・医学への貢献

ヘルスコミュニケーションについては，社会学や心理学，教育学，医学，薬学，公衆衛生学などのさまざまな領域で「断片的に」行われてきた研究や教育，訓練を必要に応じて利用したり，研究課題を見つけたりしてきたためなのか，「ヘルスコミュニケーション学」として統一された研究，教育の領域が確立されるまでには多くの時間を要している。しかし，健康という誰にとっても大切な，人間として生きるうえでかけがえのないものを取り巻く，また人間特有の社会行動としてのコミュニケーションとを合わせた研究領域は，今後さらに発展することが予想されるし，またそうでなくてはならない。

エベレット・ロジャーズは，ヘルスコミュニケーションが社会にできる貢献は質，量ともに二つの理由で重要であると主張している。その一つが，たとえば肺ガン撲滅のためのキャンペーンを行うには，コミュニケーション学と医学とが双方向の協力，貢献をすることによって初めて効果的で説得力あるメッセージを社会に向け発信することができ，同時に相互の領域で貴重な情報の交換，共有をすることができるというものだ。もう一つが健康というかけがえのないものを扱うコミュニケーション学を確立するには，多くの関連学問領域のみならず，政府やメディア，病院，大学などさまざまな組織と協調関係を築き，真の産官学協同を推進することができるからだとする。今後さまざまな専門領域や関係組織が連携を強め，ヘルスコミュニケーション学の発展に寄与することが望まれる。

（宮原　哲）

▷5 Rogers, E. M. (1994). "The field of health communication today." *American Behavioral Scientist*, 38(2), 208-214.

おすすめ文献

Politi, M. & Street, R. L. Jr. (2011). "Patient-centered communication during collaborative decision making." In T. L. Thompson, R. Parrott, & J. F. Nussbaum (eds.), *The Routledge handbook of health communication* (2nd ed.). Routledge, pp.399-413.

齋藤清二（2014）『関係性の医療学――ナラティブ・ベイスト・メディスン論考』遠見書房．

塚原康博（2010）『医師と患者の情報コミュニケーション――患者満足度の実証分析』薬事日報社．

Ⅰ　ヘルスコミュニケーションの地平

コミュニケーションの捉え方

1　プロセスとしてのコミュニケーション

　医療現場でインフォームド・コンセントが重視されるようになってから久しい。ただし、「説明と承諾」と訳されているこの考え方の実践が、医療者から説明を受け、用意された書類にサインするだけの形式的なものに終わっている場合が少なくない。そのため、要領よく説明するための技術としてのコミュニケーション力が求められ、その能力をアップするにはどうしたらいいのかといった議論につながっていくことが圧倒的に多いのである。

　インフォームド・コンセントという考え方を日本に紹介した法学者の唄孝一は、それはむしろプロセスとして捉えるべきだと主張する。どういった医療や病気に対する考え方をもち、命とどう向き合っているのかをお互いが知ろうとする一連の過程なのだと説く。こうした彼の考え方はコミュニケーションとは何かを考えるうえで示唆的である。

　コミュニケーションとは、始まりや終わりを特定できないプロセスである。たとえば言葉を発するという行為は、その言葉が世代を超えて使われ続けてきたことや、これからも使われていくだろうということを考えると、その瞬間だけのものとは言い切れない。また、私たちは好むと好まざるとにかかわらず、常に誰かとコミュニケーションをとっている。コミュニケーションの不在であると一般的には捉えられがちな「沈黙」も、コミュニケーションをとりたくないとか、とれないほどつらいといったメッセージを発していることになる。ポール・ワズラヴィックらがいうように、「コミュニケーションしないわけにはいかない（One cannot not communicate）」のである。

2　言葉にならないもの

　説明を受け、承諾するというプロセスのなかで重要になるのが言葉であり、お互いがその意味を理解することでインフォームド・コンセントは成立する。しかし、そのプロセスにおいては言葉ではうまく表現できなくて戸惑うような場合もある。つまり、自らの思いをすべて言葉に表すことなどできないのだ。

　たとえば、診察の際に医者に痛みを訴えると、「それはどういう痛みですか」と聞かれる。どう表現しようかと迷っていると、「チクチクした痛みですか、それとも何かズーンとくるような鈍い痛みですか」と再度聞かれる。どちらで

▷1　Ⅱ-3 を参照。

▷2　唄孝一 (2004)「インフォームド・コンセントの現状と課題」http://www.medsafe.net/specialist/23bai.html（最終アクセス日：2015年10月21日）

▷3　Watzlawick, P., Beavin, J. & Jackson, D. (1967). *Pragmatics of human communication : A study of interactional patterns, pathologies, and paradoxes*. Norton.

もないと思いながらも，何か答えなければならないと焦り，「どちらかというとチクチクした痛みでしょうか」などと言ってしまう。

何か言わなくてはならないといった圧力は，限られた時間で診察を受けなくてはならない場面ではとくに強くなる。「3時間待ちの3分診療」と揶揄されるほど混み合った病院での診療では，手短かに答えなければというプレッシャーで，伝えたいこととはズレた表現に思えたとしても口にしてしまうこともあるはずだ。言葉の選択とはそれほど厄介であるにもかかわらず，とにかく言葉という「容器」に入れて相手に渡さなければ何も伝わらないと思われているようなのである。しかも，言葉を介してなされるそうしたやり取りがコミュニケーションだと一般的にはみなされているのではないだろうか。

3 コミュニケーションと他者

言語が主要な要素であることは間違いないが，非言語という要素も忘れてはならないというのが，コミュニケーションに関して一般的に語られることである。しかしここでは，「他者」の存在という観点から考えてみる。

診察といった他者が目の前にいる場合はわかりやすいだろうが，実は私たちが行うコミュニケーション行為において他者が介在しない場面はないといっても過言ではない。たとえば日記を書くといったパーソナルな行為だと思われているものであっても，他者は存在する。そこに綴られるのは他者との交わりの記録なのである。「今日は病院に行った」という一文から想像されるのは，多くの他者との関わりである。まして医療者が記述するカルテや介護従事者の日誌などは他者との交わりの記録であり，それは読まれることを前提として書かれたものである。

病院や介護施設といった時空においても他者は存在する。それは，そこに人がいるからといった意味だけではなく，そこでの時の流れ，つまりスケジュールなどはそれまでそこに関わった人たちがつくり出し，踏襲され，ときには変更が加えられたりしたものだろうし，空間における物の配置や人の動線などもそうである。つまり，私たちは常に他者とコミュニケートしているのである。

コミュニケーションを一言で表すとするならば，それは「他者との関係性によって意味が生み出されるプロセス」である。さまざまな他者と交わることにより自己が影響を受け変化すると同時に，まわりも変わっていく。コミュニケーションとは，こうした相互関係によって意味がつくり出されるプロセスそのものなのであり，私たちはそうした意味生成のプロセスのなかで日常生活を送っているのである。したがって，ときにはどのような他者とどういう関係を構築してきたのかを立ち止まって振り返り，この先どういう他者とどのように関わろうとしているのかを考えてみる必要があるのではないだろうか。

（池田理知子）

▷4 自分のものとして使ったつもりになっている言葉も，実は使い古されたものであり，自分なりの「アクセント」を加えているだけにすぎないことをミハイル・バフチンは指摘している。バフチンの解説としては，青沼智（2010）「自分のことば，他者のことば」池田理知子編『よくわかる異文化コミュニケーション』ミネルヴァ書房，42-43頁を参照。

▷5 言語，非言語については V-1 を参照。

▷6 大澤真幸の論を参照。その内容は次の文献のなかに収録されている。柿田秀樹編（2006）「現代コミュニケーション学の可能性——大澤真幸氏との対話」『ヒューマン・コミュニケーション研究』34, 5-34頁。

（おすすめ文献）
板場良久・池田理知子編『よくわかるコミュニケーション学』ミネルヴァ書房，2011年。
大澤真幸（1994）『意味と他者性』勁草書房。

I　ヘルスコミュニケーションの地平

コミュニケーション・スキルの考え方

1　スキルが重要視されるヘルスコミュニケーション

「○○のためのコミュニケーション技術」「▽▽ができるようになるスキル」。書店の医療・介護のブースでよく見かけるタイトルである。臨床コミュニケーションを専門とする池田光穂は、医療・福祉などの業務は、「具体的な専門知識と技量を有する人間と、問題を抱えてその解決を求める人間のあいだのコミュニケーションを基調とする」という見解を示している。医療に高度な専門知識と技量が必要とされることは、誰もが同意できよう。しかしながら、医療従事者はスキル（技能）を有する者、患者はそれを必要とする者という多くの医療系専門書が依拠する一義的な解釈に問題はないのだろうか。

2　スキル中心の考え方の前提

医学系の論文を概観すると、決定論主義としてのスキルの概念が、患者への対応に応用されていることが見てとれる。決定論主義では、たとえばAという処置が、Bという症例の根治に効果があるという、臨床実験の科学的根拠に基づいた解釈がなされる。多くの場合、Aという処置は、特定の症例に対する手術や麻酔といった医療スキルであることが多い。この因果関係に基づいた西洋医学的なスキルの概念が、そのまま患者への接し方にも応用されていることがうかがえる。そのため、Aタイプの症例の患者には、Bというコミュニケーション・スキルが効果的であるという前提が成り立つと考えられている。たとえば、末期がん患者はこのような心理状態で、Aという処置を臨んでいるだろうから、Bという接し方が適切だという解釈である。

このような前提では、医療従事者が治療という目的達成のためのスキルの「ある」者、スキルを「提供」する者として送り手の役割を担い、一方、患者はスキルの「ない」者、スキルを「享受」する者という受動的で一方的な受け手として捉えられるモデルが想定される（図I-1）。また、スキル中心の考え方は、スキルが有効であることが前提として考えられているため、コミュニケーションのコンテクストや受け手の内的・外的ノイズについても、制御可能な要因として捉えられていることが大きな特徴であろう。このように、スキル中心の考え方は、実際の患者の反応から初めて判断できる個々の事象が相対化されていることに、私たちは気づいておく必要がある。

▷1　池田光穂「臨床コミュニケーション」http://www.cscd.osaka-u.ac.jp/user/rosaldo/050531ccmu.html（最終アクセス日：2016年1月12日）

▷2　宮原哲（2011）「医療・看護」日本コミュニケーション学会編『現代日本のコミュニケーション研究』三修社、261頁を参照。

▷3　上野栄一（2006）「看護師における患者とのコミュニケーションスキル測定尺度の開発」『日本看護科学会誌』25(2)、47-55頁；堀美紀子・松村千鶴・淘江七海子（2004）「模擬患者を導入したコミュニケーションスキルトレーニングの学習効果」『香川県立医療短期大学紀要』5、105-111頁。

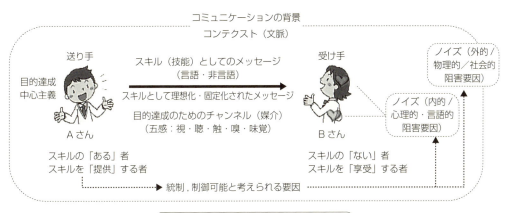

図Ⅰ-1 スキル中心の考え方のモデル

出所：渡部富栄（2012）『対人コミュニケーション入門』ライフサポート社，8頁と，宮原哲（2006）『新版 入門コミュニケーション論』松柏社，26-37頁を参考に筆者作図。

3 スキル中心の考え方の限界

　スキル中心の考え方は，図Ⅰ-1のように，メッセージの送り手と受け手が，スキルの有無により情報の双方向性と人間関係の相互依存性に偏りが生じ，受け手の多様な他者性が制限される可能性がある。その理由は大きく二つ考えられる。一つは，患者が一方的に「受動的な存在」として認識されてしまうことだ。スキル中心に傾倒しすぎることにより，医療を提供する者，専門知識を有する者という権威的な見識が，患者から発せられている重要な言語・非言語メッセージを見落としかねない。私たちは，メッセージの送り手であると同時に，相手の反応を精査できる受け手の役割も担っている。Aという症例に対して，Bという接し方が医療的に奨励される場合においても，やり取りの過程で，患者は代替のCやDといった対応方法を望んでいることがわかってくるかもしれない。専門的なスキルを提供することにより，おそらくどのような場合でも相手に喜んでもらえるだろうというような送り手中心の考えに陥らぬよう，振り返ってみる必要があるだろう。

　概念としてのスキルは特定の状況下においては有効であるが，実践としてのスキルは個々の他者とのコミュニケーション行為から，その効果や適切性があらためて判断できるだろう。しかし，「効果的なスキル」としてパッケージ化された商品を入手できたからといって，「スキル＝万能薬」という認識におぼれてはならないことはいうまでもない。患者から発せられるメッセージに鋭敏になり，相互関係のなかで適切性を探るプロセスをとることが重要だ。また医療を受ける側としても，スキルを享受する側として，一方的に受け身の態度で医療行為を受けるのではなく，必要な説明と承諾を求めるような姿勢が奨励されよう。

（石橋嘉一）

▷4　伊藤由里子（1998）「がんという病気をもちながら生活をしている人にとってのゆとりの意味の探求」『看護研究』31(1)，77-88頁；安井真由美・海老真由美・村山正子（2004）「在宅療養中の終末期がん患者の思い――3例の終末期がん患者を通して」『日本地域看護学会誌』7(1)，49-54頁。

おすすめ文献

鈴木利哉・別府正志・奈良信雄（2009）「わが国の医学部におけるスキルスラボの整備状況及びスキルスラボにおけるシミュレーション講習会の現状調査」『医学教育』40(5)，361-365頁。

白神豪太郎（2006）「日帰り麻酔に欠かせないスキル」『日本臨床麻酔学会誌』26(5)，474-481頁。

Ⅰ　ヘルスコミュニケーションの地平

 文化から考える
ヘルスコミュニケーション

 コミュニケーションに影響を与える文化

　これまでのコミュニケーション学では，文化がコミュニケーションに影響を与えるという考え方のもとに研究が進められることが多かった。とくに異文化コミュニケーション分野ではその傾向が顕著であった。個人主義的な傾向の強い北米文化では自分の意見をはっきりと口にすることが評価され，集団主義的な特徴が際立つ日本文化ではストレートな物言いは集団の和を乱すから避ける傾向があるといったように，文化によるコミュニケーションパターンの違いが語られてきた。そして，「日本人」と「北米人」がうまくコミュニケーションを図るためにはお互いの「文化背景」を知る必要があるとされてきたのだった。

　文化とコミュニケーションのこのような捉え方に対してはさまざまな批判がこれまでにもなされてきたが，その一つに文化のカテゴリー化によりそれぞれの文化内の多様性が考慮されなくなることや，文化のステレオタイプな見方につながるといったことがある。また，「○○文化」と語ることによりその中身が固定化され，文化の流動的な側面に目が向けられなくなるといった意見もある。さらに，「○○文化」が強調されることにより，自文化を尊重し伝統を重視する保守的な態度につながりかねないといった指摘もなされている。▷1 「○○文化」と名付け，それがコミュニケーションに影響を与えると捉えることの危うさに目を向ける必要があるのだといえる。

2 文化を変えるコミュニケーション

　では，コミュニケーションが文化に影響を与えることはないのだろうか。たとえばパラグアイの農村家庭における性と生殖をめぐる状況から見えてくるのは，▷2 子どもを産むことは「神の意思であり」，計画的な出産を行うことは「神の教えに背く」ものだとする文化的背景が，▷3 そこでの性別役割分業を成り立たせていることである。そこには根強いマチスモ（男性優位）思想が大きく関与している。ここでは一見すると文化がコミュニケーションに影響を与えている側面が強い様子がうかがわれるが，そこでのフィールド・ワークの結果は別の側面も示している。それは，社会との関わりによる女性たち自身の変化が，彼女たちの性と生殖に関する意識に変容をもたらしたというものだ。▷4 つまり，子どもの数を自分自身で決定したいと考える女性が現れはじめたのである。そう

▷1　板場良久 (2011) 「コミュニケーションと文化」日本コミュニケーション学会編『現代日本のコミュニケーション研究──日本コミュニケーション学の足跡と展望』三修社，111-118頁。

▷2　藤掛洋子 (2003)「パラグアイ農村女性の性と生殖に関する意識とその変化──農村女性の家族計画の『語り』と『実践』を手掛かりに (1994年-2001年)」根村直美編『ジェンダーで読む健康／セクシュアリティ』明石書店，85-115頁。

▷3　藤掛 (2003：93)。

▷4　藤掛 (2003：101-106)。

した意識の変化は夫婦関係にも影響を及ぼし，これまで諦められていた避妊に関する夫の協力が得られる場合も出てきたというのである。

このように，〈コミュニケーション＝他者との関係性〉によって文化に変容がもたらされるという側面を見逃してはならない。パラグアイの農村に暮らす女性たちが性と生殖に関する新たな文化を創造しつつあるように，既存の文化をも変革する力をコミュニケーションはもっているのである。

3 普遍的人権主義と文化相対主義

前述のパラグアイ農村家庭における性と生殖をめぐる状況に関する研究は，女性たちの意識の変容が，普遍的人権主義と文化相対主義という二つの枠組みでは説明がつかないことを示している。普遍的人権主義とは，人権という観点から何が正しくて何が間違った行為かはたとえ文化が異なったとしても変わらないとするものである。したがってパラグアイの農村家庭の文脈では，子だくさんによる貧困で苦しむ女性の人権を守るためには家族計画やリプロダクティブ・ヘルス／ライツのプログラムを推進すべきだという主張につながる。一方，文化に優劣はなく，それぞれの文化の尊重を唱える文化相対主義に基づくと，子どもをたくさん産むという現地の女性の価値観や文化を尊重すべきだということになる。

西洋的な考えがベースになっている場合が多い普遍的人権主義は文化帝国主義的で問題だとされることが多い。また，文化相対主義も現地の文化の尊重がその文化内の特定の人たちを弱者の立場に押しとどめることを容認することにつながらないかと批判されることもある。いずれにせよこの二つの考え方とは異なる枠組みでの議論がこれからは進められていく必要があるのかもしれない。

4 「病」の語られ方

「病」に対する新たな語られ方がなされることにより，これまで固定的に捉えられてきた「病」の別な側面が見えてくることがある。これまでネガティブに語られてきた認知症に対して，「疾患」として捉えるだけでよいのかという疑問の声があげられていることもその一つであろう。うつ病に対しても一面的な見方ではかえって差別を助長してしまうことになるのではないかと言われている。精神障害者を一方的に「危険」と見なし，社会的・物理的に隔離しようとすることなどへの疑問も同様である。

このように，「病」は医学的に定義されるだけではなく，社会・文化的につくられるものでもある。したがって，それによって他者が排除されるようなことがあってはならないはずで，どのような〈コミュニケーション＝意味構築のプロセス〉によって「病」がつくられたのか／つくられていくのかを見ていく必要があるのだといえる。

（池田理知子）

▷5 藤掛（2003）。

▷6 文化やマス・メディアによる支配。

▷7 たとえば，坂口恭平の小説『徘徊タクシー』は，認知症の曾祖母とドライブに行ったことがきっかけで，徘徊する老人が望むところに連れて行くというサービスを提供するタクシー会社をつくることを主人公が思いつく話だが，「この世にボケ老人なんていない。彼らは記憶の地図をもとに歩いているだけなんだ」（本の帯より）という捉え方は新鮮だ。坂口恭平（2014）『徘徊タクシー』新潮社。Ⅱ-5 を参照。

▷8 Ⅲ-7 を参照。

▷9 Ⅲ-10 を参照。

おすすめ文献

池田理知子編『よくわかる異文化コミュニケーション』ミネルヴァ書房，2010年。

ギアーツ，C．／吉田禎吾他訳（1987）『文化の解釈学Ⅰ』岩波書店。

佐藤健二・吉見俊哉（2007）『文化の社会学』有斐閣。

Ⅰ　ヘルスコミュニケーションの地平

コミュニケーションと社会的規範

 恣意的な「基準」

多くの人が毎年のように受けている健康診断だが，その結果によって得られた数値が基準範囲内に収まっていれば，「健康」だとみなしてよいのだろうか。実際，その数値に照らし合わせて，再検査や詳細な検査が必要だといった判断が，私たちに下されているのだが，基準となる数値自体が見直されたり，変更されたりといったことがこれまで何度も起こっている。たとえば図Ⅰ-2にあるように，日本人間ドック学会が2014年春に発表した「新しい基準範囲」では，血圧の値の上（収縮期）が129から147に変更されている。

基準値変更の問題は，「客観性」とはどういうことなのかという課題をさらに投げかける。「客観的」だと思われていた基準がたびたび変わるようでは，「主観的」だと言われても反論できなくなる。たとえば多くの人が長さの基準としている物差しに刻まれた単位を考えてみるとわかるように，それは絶対的な基準ではなく，多くの人がそれを基準とすることに「合意」しているからこそ，それとして機能しているだけにすぎない。メートルやセンチという値を長さの基準にすることが，法制化および慣習化しているだけなのだ。現に，米国ではフィートが長さの単位として使われているし，日本の建築の現場では今でも尺貫法を主として用いている。だとするならば，「客観的」というのはむしろ「間主観的」，つまり〈一人ひとりの見方＝主観〉に共通するものと捉えるほうが理に適っているように思える。

新たな健診の基本検査の基準範囲（日本人間ドック学会）

		従来値（男女共通）	新基準	
			男性	女性
血圧	収縮期血圧	130未満	88～147	
	拡張期血圧	85未満	51～94	
体格指数（BMI）		25未満	18.5～27.7	16.8～26.1
γ-GTP		0～50	12～84	9～40
総コレステロール		140～199	151～254	30～44歳 145～238
				45～64歳 163～273
				65～80歳 175～280
LDLコレステロール		60～119	72～178	30～44歳 61～152
				45～64歳 73～183
				65～80歳 84～190

図Ⅰ-2　新旧の基準値

出所：http://tokuteikenshin-hokensidou.jp/news/2014/003497.php（最終アクセス日：2015年10月26日）

2　規範を成り立たせているもの

社会的な規範も多くの人たちの「合意」によって成り立っているものである。ただし，その「合意」は意図的になされたわけではないもののほうが多い。社会人として育っていくなかで，気づかないうちにそれとして受け入れていったものと捉えたほうがよいだろう。たとえば，「男の子がめそめそするな」とか，「女の子がそんな乱暴な言葉を使ってはいけません」などと言われることによって，社会的につくられた性差，つまりジェンダー規範が身についていく。しかも，そうしたことが繰り返し言われるだけでなく，自らもそのような言動

をすることで，ますます規範がそれとして定着していくのである。

規範が強く作用することは，ときとして人を息苦しくさせる。ジェンダー規範に縛られることなく振る舞いたいと思っても，まわりの視線が気になる。だからこそ規範を変えることは容易ではないのだが，不可能ではないこともまた，さまざまな事例が示してくれている。たとえば，1980年代後半以降，セクシュアル・ハラスメントが社会問題化されることにより，これまで当然のようになされていた会社内のお茶くみが女性にのみ担わされていいのかと疑問視されたり，望まないのに女性が宴会でお酒をさせられるのは問題行為だといった認識が広がっていった。このように性別役割の見直しを迫られた「歴史」があったことを踏まえると，ジェンダー規範そのものを問い直すことができないわけではないことがわかる。

3 「当たり前」を見直す

自明だと思われていたことがそうではないかもしれない，ということに気づかせてくれるのがコミュニケーションの力である。社会のなかでの相互関係によって意味がつくり出されるプロセスがコミュニケーションであり，これまで確固たるものと認識されていた，たとえば「男性／女性」といったカテゴリーですら社会的に構築されてきたもの，つまりコミュニケーションによって生み出されてきたのだということがわかってきた。二つのカテゴリーしかないことに異議申し立てをする人たちの声を受けて，これまで男か女の選択肢しかなかった書類や身分証明書などに「その他」の項目が設けられる事例（図I-3参照）が，徐々にではあるが増えてきている。

また，変更不可能だと思われていた戸籍の性別欄ですら，一定の手続きを踏み，定められた条件を満たせば変えられるようになった。では，社会的な潮流があることを受けて医療や介護の現場でも，性的マイノリティに対する理解が進んでいるといえるだろうか。患者や介護サービスの受給者のみならず，職場の同僚にも周囲の無理解から生きづらさを感じている人がいるかもしれないのである。

このように，「当たり前」を見直すことは重要な意味をもつ。自分にとっての「当たり前」は必ずしも他者にとっての「当たり前」ではないということを知らないと，結果的に相手を傷つけてしまうことになりかねない。さもないと，隣にいる相手の足を踏み続けているのに，痛いからその足をどけてくださいと言われている声に私たちは気づけないのだ。

（池田理知子）

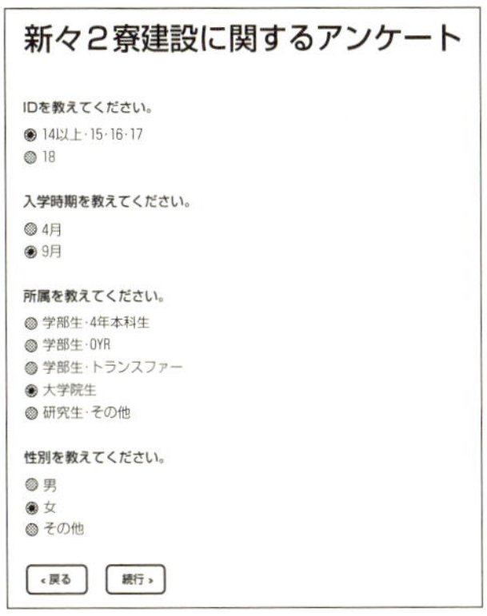

図I-3 ある大学で行われたアンケート調査

▷1 池田理知子（2000）「日本におけるセクシュアル・ハラスメントの意味——女性と権力の考察を通じて」『ヒューマン・コミュニケーション研究』28, 1-14頁。

▷2 2004年に施行された性同一性障害（GID）特例法に基づくもの。二人以上の医師にGIDと診断された20歳以上の人が性別適合手術を受け，現在は結婚しておらず，かつ未成年の子どもがいないなどの条件を満たせば，家庭裁判所の審判で性別変更が認められる。2008年の改正で，「子どもがいない」といった条件が「未成年の子どもがいない」に緩和。しかし，自らの性に違和感をもつことが「障害」なのかなど，積み残された課題も多い。

おすすめ文献

池田理知子編（2006）『現代コミュニケーション学』有斐閣。

伊藤守編（2002）『メディア文化の権力作用』せりか書房。

山田富秋（2000）『日常性批判——シュッツ・ガーフィンケル・フーコー』せりか書房。

Ⅱ 「病」の定義

病と権力

1 病に向けられる〈まなざし〉

　病は通常，ごく私的な経験として捉えられている。たとえば一般的な国語辞書は，病を「肉体（または精神）の生理的な働きに異常が起こり，苦しみ悩む状態」と定義している。▷1 私たちは身体に異状があれば病院に行き，薬を処方してもらい，必要とあれば長期の通院もしくは入院を伴う治療を受けることになる。病は，私たち一人ひとりの身に降りかかる，きわめて個人的で招かざる出来事として認知されている。しかし，**ミシェル・フーコー**によれば，▷2 個人の身体をめぐって起きる出来事の連なりとして病を理解するこのような考え方は，近代以降のものなのだ。病を個人の身体に関わる問題として捉え，身体を対象とする医学が発達するためには，身体に向けられる〈まなざし〉が変化する必要があった。

　たとえば19世紀初頭に精神病院が設置されたとき，「狂人たち」の混乱から自らを守りたいという社会秩序上の要請があって病人の隔離が正当化された。病院は，権力が作動する現場となった。病人は収容された瞬間に権利のない市民となり，近代医学という〈知〉と現場の医者の権力にその身をゆだねることになるからだ。そこに浮かび上がったのは，「狂気」という鏡に映る「非狂気」の絶対的に優位な位置だった。フーコーによると，それは三重の権利——無知な病人に対する医者の能力から生まれる権利，錯誤を修正する良識（現実への通路）の権利，そして病人の混乱や逸脱に対する正常性の権利——によって成り立っていた。▷3

2 制度としての病院

　フーコーはさらに，近代になって登場した精神医学が狂気を病として認識させたという常識を逆転させた。彼によると，狂気を病と見なす〈まなざし〉の変化がまず先にあって，それが精神医学や心理学の発展につながったというのだ。彼によると，精神病院では，患者が理性を取り戻したから治ったとされるのではなく，社会的なルールに則して行動できると判断されたときに初めて「治った」とみなされる。それはしかし，自己を疎外したままの社会復帰であって，本来の意味での治癒ではないことに注意する必要がある。▷4

　このような皮肉な事態が起きたのはどうしてだろうか。その理由をフーコー

▷1 金田一春彦編（2012）『現代新国語辞典 改訂第五版』学研マーケティング。

▷2 ミシェル・フーコー（Michel Foucault, 1926-84）
ヨーロッパ各地の病院や研究所で精神医学を研究。1969年よりコレージュ・ド・フランス教授。

▷3 フーコー, M.（2006）「精神医学の権力」小林康夫他編『フーコー・コレクション　フーコー・ガイドブック』筑摩書房。この小論は，コレージュ・ド・フランスでの1973-74年の講義をフーコー本人が簡潔にまとめたもので，近代医学と権力をめぐる彼の思索の深まりを知るうえで興味深い。

▷4 中山元（1996）『フーコー入門』筑摩書房。フーコーが生きた足跡を辿りながら彼の難解な理論の解説を試みる本書は，理論が生まれた背景を知るためにも最適の入門書で，知的興奮を味わえる。

は病院の歴史に探る。初期の病院は，病人を隔離し，その身体を医学の管理下におく施設として発展したが，それはかつてヨーロッパにあった施療院の性格を引き継いでいる。施療院の目的は，「逸脱者」としての病人を社会から排除して収容することであり，個人の治療は後回しにされた。

この段階において病人に行使される権力は，まだ古典的な意味での権力であるといえる。そこにおいては社会の要請を受けて，あるいは国王が下す命令の直接の結果として，逸脱者として位置付けられた病人は社会から隔離され，施設に収容される。つまり，「正常者」が生活する社会の〈外部〉に病人を追いやることで，社会はその「正常さ」を保つという仕組みがあったわけだ。忘れていけないのは，そうした慣習がごく最近まで残っていたことだ。たとえば，強い伝染力をもっていると誤解されていたハンセン病や水俣病の患者たちが社会の偏見にさらされ，人びとの生活圏から隔絶された場所で生きることを余儀なくされたのはそれほど遠い過去のことではない。患者に対する社会の偏見や差別がなくならない限り，水俣病やハンセン病の問題は解決したとはいえない。

3 私たちの身体と権力

時代が移るにつれて，権力の形態も変わっていった。フーコーは，新種の権力について重要な指摘をしている。彼によると，17世紀以降の西欧社会において，人間とその身体を「客体」として捉える見方が一般的になった。その結果，権力は人間の身体そのものに関心を寄せるようになった。それは，身体を知識と規律の対象にする一方で，人口を調整することに力を注ぐようになっていく。言い換えると，権力は，かつての君主のように恐怖と極刑によって人びとを支配するのではなく，人びとの身体を作り替えることで，自ら権力にその身をゆだねるように仕向けるのである。そこで権力は「生命を保証し，支え，補強し，増殖させ，またそれを秩序立てる」ことに主要な役割を見出していった。フーコーがいう「生‐権力」の登場である。それはまた勃興しつつある資本の欲望にも叶うことだった。身体の管理と人口の調整によって「生を増大させつつ」，同時に人びとの身体を経済システムに従属させる道筋が開けたからだ。人間の「生」そのものを支配する政治を造り上げたという点で，「生‐権力」はまさに時代の要請に沿うものだった。

現代の総合病院は，病そして患者を徹底した管理下におく。主治医の紹介状をもって受付に行き，適切な医者のもとへ誘導され，診察を受ける。その日受けた診察の内容，処方箋などはすべてデータ化されるため，二度目以降は磁気テープのついたカードを用いることで受付を介する必要もない。すべてが流れ作業のように手際よく進んでいくのも，私たちが誘導されるままに動くからだ。病院において私たちは「患者」の役割を引き受けるが，そのとき私たちの身体は，権力が作動する〈場〉となる。

(田仲康博)

▷5　美馬達哉(2015)『生を治める術としての近代医療』現代書館。フーコーを現代に引きつけて読み直す本書の試みは，近代医療と権力の問題を考えるうえで示唆に富む。近代以降に発達した病院においては治療が優先されているように見えるが，身体を閉じられた空間に収容し，監視・管理するという点においては，やはり権力が行使される場なのだ。

▷6　ハンセン病に関してはⅤ-5　Ⅶ-6を参照のこと。水俣病に関してはⅦ-5を参照のこと。

▷7　フーコー, M./渡辺守章訳(1986)『性の歴史Ⅰ　知への意志』新潮社。

おすすめ文献

フーコー, M. (2006)「精神医学の権力」小林康夫他編『フーコー・コレクション　フーコー・ガイドブック』筑摩書房。

フーコー, M./渡辺守章訳(1986)『性の歴史Ⅰ　知への意志』新潮社。

中山元(1996)『フーコー入門』筑摩書房。

美馬達哉(2015)『生を治める術としての近代医療』現代書館。

Ⅱ 「病」の定義

2 治療の意味

1 異なる視点を取り込むコミュニケーション

　想田和弘監督の観察映画『精神』は，登場する精神病患者にモザイクをかけない。精神病患者は社会的に見られてはいけない「客体」から同じ社会を生きる「主体」として登場することが可能となるからだ。また，精神病患者の身体や顔の表情の動きを克明に見せることで，私たちが彼ら・彼女らを「後ろめたい治療を受けている者」「社会的に危険な異常者」と思い込んでいたことにも気づかせてくれるのである。

　この映画に登場する「山本院長」は，かつて「閉鎖病棟の鍵は誰がしめるのか」というテーマで患者と看護師を集めて対話の場を設け，それを毎週続けたことがある精神科医だ。当初，患者は治療者を非難し，看護師は患者の無断帰宅や異常行動をその理由にあげた。回を重ねるごとに相互の態度に変化が見られ，あるとき患者側から「わしらもまあ，おかしいわな」という話が出ると，看護師側からも「患者さんのためでなく自分らの安心のため」という意見が出てきた。これをタイミングと見て閉鎖病棟の鍵を開けた山本院長は，想田監督とのインタビューに答えて次のように続ける。

　　そしたら結構上手くいくわけですわ。お互いに関心をもちあう，共通の目標ですな。鍵を開けるという，その目的のためにお互いが気配りすると，うまくいくわけですわ。そんなで，その病棟では自由にバレーボールしたり遊びだすわけですわ。そうすると，他の病棟が「何でわしらは」と（略）それでね，今度はだんだんに自分らも自分らもと，病棟が開いていったわけです。

　ここで山本院長は必ずしも反入院主義を主張しているのではない。治療する側も治療を受ける側も主人公として参加する対話を通じて〈異なる立場にある相手の視点を取り込むこと〉の重要性を示唆しているのだ。

2 「医療」としての「治療」

　以上を念頭に置いて，「治療」の意味を考えてみよう。まず，辞書的には，「治療」は「医療」と同義に扱われることがあり，医術を手段として用いる実践という意味合いが強い。つまり，「治療」は「医療」という「術」を使いこなす「専門家」の側のものである。したがって，「医療」として「治療」を捉

▷1　想田和弘監督（2010）『精神』DVD，紀伊國屋書店。

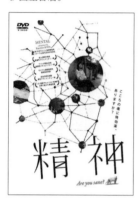

▷2　想田和弘（2009）『精神病とモザイク――タブーの世界にカメラを向ける』中央法規出版，163-164頁。

▷3　『広辞苑』（第四版）によると，「医療」は「医術で病気をなおすこと。療治。治療」とある。また，「はり治療」のような「医術」をともなわない「治療」であっても，専門知識と技術をもった者がそれを求める者に施す行為を含意することに変わりはない。

える場合，どうしても主役は「治療」の行為者であり，たとえば，有名人の大手術が成功すると，その生命力よりも執刀医の有能さ，すなわち「刀（メス）を持った手を使いこなす術」の上手さに関心が集まる。この主客関係は手術以外の「治療」全般にあり，それは「診（看）る／診（看）られる」という主／客や強／弱を表す表現にも反映されている。

このように，辞書的意味や使用習慣を考察すると，「医療」としての「治療」においては，治療を要する者が専門家に従属するという感覚があるようだ。しかし，中村桂子が述べるように，「医療」が「単なる技術ではなく，患者の人格を尊重しつつほどこされる仁術である」のだとすると，「治療」もそれを必要とする者の人格が尊重されなくてはならない。したがって，治療する者と治療される者との関係は主従関係ではなく，主体同士の関係であるが，それは，単に互いが自己主張し合うのではなく，人格の尊重すなわち相互の状況を理解し合おうと努めることが了解された関係である。山本院長が設けた対話も中村のいう「人格の尊重」も，治療を受ける者を医師や看護師に「従う」存在とはみなしていないのである。問題は，そのような認識の前提がどのようなものであるかということである。

3 〈生権力〉と「治療」

ジュディス・バトラーは，「性別（セックス）」という自然が「性差（ジェンダー）」という文化の土台になっているのではなく，自然が文化に包摂されていることを見抜いた。また，ジョルジョ・アガンベンは，古代ギリシャ人にとっての「生」が「ゾーエ（剥き出しの生）」と「ビオス（言説的生）」の二つあったことに着目し，後者が前者を排除・例外化しながら包含する近代社会を批判した。こうした現代思想の要点は，本来ことばで分節しきれるはずのない自然な「生」の力の再認識と，言説によって「生」を管理する文化への批判である。

私たちは，治療中もそうでない場合も，生きている。それは，「～として生きている」というときの「～として」が剥ぎ取られても，とにかく生きているということだ。奇跡ともいえる確率で運よく生を得て，生き，そして死に向かう。社会的には医師として，看護師として，あるいは患者として生きているのだが，根源的には誰もが「剥き出しの生」を生き，そのうえで社会的に出会っている。これまで，「治療」は主従関係を連想させ，その社会的意味システムが生身の身体を意味付けてきた。けれども，そこには本当の対話や相互の尊厳は生じない。まずは「ただ生きている」という前提から「治療」が語られ実践されるべき状況にある。

（板場良久）

▷4 執刀医を賞賛する報道として，たとえば，「陛下の執刀医に市民栄誉賞……蓮田市」『読売新聞』（埼玉版，2012年10月13日）などがある。

▷5 中村桂子（1996）『生命科学』講談社，55頁。

▷6 不適合な者を処刑や見殺しによって統治しようとした権力に対し，積極的に人びとの生に介入し，規律的で従順かつ「健康」な人民をつくることで社会を管理しようとする近代以降の権力。

▷7 バトラー，J.／竹村和子訳（1999）『ジェンダー・トラブル——フェミニズムとアイデンティティの攪乱』青土社。とくに「序章」を参照。Ⅳ-1も参照。

▷8 アガンベン，J.／高桑和巳訳（2007）『ホモ・サケル——主権権力と剥き出しの生』以文社。アガンベンを含めた思想史の優れた解説として，檜垣立哉（2006）『生と権力の哲学』筑摩書房を参照。

おすすめ文献

想田和弘（2009）『精神病とモザイク——タブーの世界にカメラを向ける』中央法規出版。

檜垣立哉（2006）『生と権力の哲学』筑摩書房。

村上陽一郎（1996）『20世紀の日本(9) 医療——高齢社会へ向かって』読売新聞社。

II 「病」の定義

 治療の選択

1 病名告知

　黒澤明監督の『生きる』（1952年）は，かつての日本におけるがん告知のあり方を知るうえで大変興味深い。この作品がつくられた当時においては，医師ががん患者に正しい病名を告げることは，過度な精神的負担を患者に強いるという理由からタブーとされていた。長年勤めた市役所の退職を間近に控えた本作品の主人公の男性も例外ではなかった。胃がんであることを最後まで医師から告げられぬまま，本人は最期を迎える。

　しかし，本作品は真実を告げられぬまま死んでいく「哀れな患者」を描いているわけではない。本当の病名を告げられぬまま，自身のがんを疑い独り苦悩する主人公は，やがてその余命が幾許も無いことを悟ることにより初めて精一杯生きはじめる。与えられた仕事を淡々とこなしてきた主人公は，生きているようで実は死んでいるも同然だったことに，死を意識することによって気づくのである。その後主人公は誰かのために生きることによって自身の残りわずかな命を全うしようと，真の意味で「生きる」ようになる。本作品は，人生はその量（長さ）よりも質（生き方）が重要なのではないかということを問いかける。

2 主体の所在

　治療の選択にともなう重要概念にインフォームド・コンセント（informed consent：以下 IC）がある。IC とは，患者が治療に関する十分な説明を医師から受け，その内容を理解したうえで治療を受けることに同意するプロセスを指す。もともと外来の概念である IC を日本社会に根づかせるうえでは，医療実践を取り巻く文化的・制度的諸要因によって困難な部分があった。そのためこの概念は，「説明と同意」という日本独自の名称に置き換えられたり，「infoomudo konsento」と発音されるカタカナ名称のもと，本来の IC より曖昧なものとして医療実践のなかに根づいていった。日本の IC がもつ曖昧さはとくに患者への病名告知の困難さに起因するもので，患者の精神的苦痛を理由に家族が患者本人への病名告知を拒み，結果的に治療選択において患者以上に家族が影響力をもつことが珍しくない。

　それでは，治療の選択における主体の所在はどこにあるべきだろうか。つまり，誰が誰のために治療の選択を行うべきなのだろうか。患者が治療の選択に

▷1　IC には次の五つの要素が不可欠である。(1)医師から患者への病名告知と，病状や治療方針および予後（今後の見通し）に関する説明，(2)医師の説明に対する患者の理解，(3)治療選択における患者の自主性，(4)妥当な判断を下すことができる患者の認知能力，(5)治療を受けることに対する患者の同意。Edge, R. S. & Groves, J. R. (1994). *The ethics of health care : A guide for clinical practice.* Delmar Publishers.

▷2　レフラー，R. B.／長澤道行訳（2002）『日本の医療と法——インフォームドコンセント・ルネッサンス』勁草書房．

▷3　「医療安全対策を考える——『インフォームド・コンセント』の光と影」（2013 年 12 月 11 日）『NDC Medical Times』http://medical.nihon-data.jp/archives/1116（最終アクセス日：2016 年 1 月 11 日）

▷4　中山和弘・岩本貴（2012）『患者中心の意思決定支援——納得して決めるためのケア』中央法規出版．

▷5　(1)自律尊重（自律的な個人としての患者の自己決定権尊重を要求する原

おける主体であると考える場合，患者本人ではなく家族にのみ病名告知が行われるような慣習は医療倫理的に問題があるといえる。

　治療の選択における主体がどこにあるかによって，医療的意思決定には三つのモデルが存在する。洋の東西を問わずかつて医療的意思決定においてよく見られたのが，治療の選択を専門家である医師に任せる「パターナリズム（父権主義）モデル」である。この意思決定のあり方がいまだに残っているとはいえ，20世紀後半に出現した「患者中心の医療」という考え方が広がりつつある近年は，医師と患者が話し合って治療を一緒に選択する「シェアード・デシジョン（協働的意思決定）モデル」や，患者が自分自身で意思決定を行う「インフォームド・デシジョン（情報を得た意思決定）モデル」という新たなモデルが一般的になりつつある。また，治療の選択において，患者，家族，そして医師の意見が異なる場合は，どの程度患者本人の意思が尊重されるかが，医療倫理の四原則のいずれの観点に依拠するかによっても変わってくる。

3　社会文化的影響

　医療的意思決定においてどのようなモデルが好まれるか，またどのような医療倫理の原則に従うことが妥当と判断されるかは，患者の年齢や社会文化的背景の影響を受けることがこれまでの研究により明らかになっている。一般的に，患者が高齢である場合や，個人主義的価値観が希薄な文化圏においては，医療的意思決定を行う際には本人よりも家族の意思が尊重される傾向がある。たとえば，近年その状況は大きく変化しつつあるとはいえ，20世紀全般を通じて日本のがん告知は通常家族にのみなされ，患者本人への告知の是非は家族に決定してもらうというのが一般的であった。

　これと同じような傾向が20世紀半ばまでは米国においても顕著であった。しかしながら，1960-1970年代を中心に起きた消費者運動と「患者の権利章典」の制定に後押しされ，患者本人への病名告知は患者の知る権利を保障するものとして，急速に米国社会において受容されるところとなっていった。その一方で，患者本人へのがん告知を是とする米国国内においても集団主義的傾向が強いとされるマイノリティの間では，とくに高齢患者に対して病名告知を家族が拒む傾向があることも明らかになっている。

　治療の選択は，患者が治療を受ける際の問題にとどまらず，治療を終えた後，未来をどのように生きるかということにも関わってくる。それは，冒頭で紹介した『生きる』の主人公の事例のように，患者本人の生き方，つまり患者の生活の質・生命の質（クオリティ・オブ・ライフ）という問題にもつながってくる。したがって，治療の選択において誰が行為主体であるべきなのかは重要な倫理的問題であり，そこには患者個人を超越した，社会および文化的な影響が常に介在してくる。

（抱井尚子）

理），(2)善行（患者に便益を供与することを要求する原理），(3)無危害（患者に危害を与えないことを要求する原理），(4)正義（便益，リスク，費用の公平で適切な配分を要求する原理）。Beauchamp, T. L. & Childress, J. F. (1989). *Principles of biomedical ethics* (3rd ed.). Oxford University Press（＝1997，永安幸正・立木教夫監訳『生命医学倫理』成文堂）.

▶6　米国病院協会（American Hospital Association）によって1973年に制定，1992年に改訂。医療従事者が患者に対し一方的に治療を施すのではなく，患者が主体的に自身の治療に関わることができるよう，患者のもつ権利を尊重することが強調されている。

▶7　たとえば，ハワイ州の日系高齢がん患者の例。Saldov, M., Kakai, H., MacLaughlin, L. & Thomas, A. (1998). "Cultural barriers in oncology: Issues in obtaining medical informed consent from Japanese-American elders in Hawaii." *Journal of Cross-Cultural Gerontology*, 13, 265-279.

おすすめ文献

中山和弘・岩本貴(2012)『患者中心の意思決定支援——納得して決めるためのケア』中央法規出版。

レフラー，R. B./長澤道行訳(2002)『日本の医療と法——インフォームドコンセント・ルネッサンス』勁草書房。

小林亜津子(2011)『はじめて学ぶ生命倫理——「いのち」は誰が決めるのか』筑摩書房。

Ⅱ 「病」の定義

4 生命倫理の難題

1 私の死は誰のものか

　私の生や死は私のものなのか，それとも他者のものなのか。生命倫理を取り巻く議論や問題が非常に複雑であるのは，医療技術の開発が急速に進む反面，この問いに対して満足のいく答えが見つかっていないからだ。

　人は生まれた瞬間に死ぬことを約束される。死とは，人が人として存在した瞬間からもち合わせる不可避な可能性なのである。このような考えでは「私の死」は私のものになる。私を人だと証明する「私の死」という可能性は私自身によって経験されなければならない。しかし，たとえ「私の死」が私自身の可能性であったとしても，他者との関係においてでは「私の死」を経験するのはけっして私だけではない。自殺を簡単に容認することができないのもこのためである。私が「私の死」を経験した瞬間，私はここに存在することができない。ならば，「私の死」が経験され私が不在になった世の中で，「私の死」の経験は他者に委ねられることになる。他者によって「私の死」が目撃され，認識されることによって，私は初めて死ぬことができる。孤独死とは他者に経験されない「私の死」であり，発見されるまで私は死んではいない。ゆえに「私の死」は私のものであり，同時に他者のものでもある。この死の二元性が生命倫理を難題にするのだ。しかし，この二元性こそが生命倫理の本質なのである。二元性を欠き，「私の死」が私か他者かの一方から定義されたとき，「私の死」は暴力的な結末を迎えることとなる。

2 テリー・シャイヴォ氏の決定権

　1990年にテリー・シャイヴォ氏は意識を失い植物人間になる。それ以降，彼女の夫のマイケル・シャイヴォ氏は看病を続けるが回復の見込みもなく，1997年に彼は，生命維持装置は妻の意思に反すると主張し尊厳死を選択する。延命を望む彼女の家族は反対し，彼との間で裁判が行われる。2005年にフロリダ最高裁から尊厳死を認める判決が下されるものの，宗教団体や共和党議員らの反発を受け，上院・下院両議院会で判決の差し止め案が承認される。しかし最終的には最高裁が審議を棄却し，テリー・シャイヴォ氏は栄養補給装置が外された14日後に死亡する。彼女の尊厳死を取り巻く状況には奇妙なアイロニーが存在している。彼女が昏睡状態に陥ってから死亡するまでの15年間，「彼女の死」

▷1　ハイデガー，M.／桑木務訳（1963）『存在と時間』（上・下）岩波書店。

▷2　Goodman, K. W. (2009). *The case of Terry Schiavo : Ethics, politics, and death in the 21st century.* Oxford University Press.

についての議論に彼女本人が直接参加することはなかった。「彼女の死」の決定に携わったのは、彼女以外の他者であり、彼女自身には「彼女の死」の決定権が委ねられていなかったのだ。

3 受け入れやすい死

　文明化や医療技術の開発によって死に方だけではなく、死に対する態度も変化した。麻酔も鎮痛剤もない時代では、人びとは不安に怯え、血を流し、叫び苦しみながら死を迎えることができた。しかし現代では、静穏に臨終を迎えることができるように医療処置が施される。まるで他者が死を目撃した際、できるだけ心地良い体験にする必要があるかのごとく、臨終を迎える者の苦しみや痛みは排除される。葬儀場で花や音楽によって飾られたサービスが提供されるのも、喪に服す他者の悲しみを容易に浄化させるためであるかのようだ。

　弥生時代から古墳時代にかけて殯（もがり）という儀礼が行われていた。死が確認されたあと埋葬もしくは火葬されるまで遺体を安置するが、その間死者は「完全に」死んでおらず生きているように扱われた。たとえば、首長権の継承問題などが理由で敏達天皇の遺体は6年8カ月もの間安置されていた。その間周囲の人びとは彼の遺体と共に暮らしていたことになる。約7年もの間、強烈な死臭が周辺を満たしていただろう。しかし、これこそが死の姿なのである。対照的に現代の死は衛生的に管理され、脱臭され、ときには死化粧によって美化される。多くの人にとって死ぬ場所は家ではなく病院であるのも現代の特徴である。そこは、家族や友人ではなく医師や看護師といった専門家が集い主宰する技術的な儀式の場なのである。そして、死者は病院から葬儀場へ、そして墓地へと技術的完璧さをもって運送されていく。すなわち、現代の死は、死にゆく者の経験ではなく、残された他者が受け入れやすい体験として管理されている。

4 ド・ダンヴィル神父の主張

　白血病に冒されたフランソワ・ド・ダンヴィル神父は、他者の介入から彼自身の死を守ろうとした。神父の状態は絶望的であり、強心用の装置だけではなく、鼻孔には2本の吸入管、口には呼気管が差し込まれ、両腕にも持続注入や輸血の管が、そして足には人口透析装置への接合器が付けられていた。比較的大がかりな医療処置が施されたわけである。しかし、昏睡状態に陥る直前に、彼は縛られた両腕を伸ばして吸気マスクを外し、傍にいた他者に何かを伝えようとした。聞き取れるような言葉ではなかったが、「自分の死を人にとられてなるものか」と述べたようだったという。自己の死を直視し、自分が望む状態で死を迎えようとしたド・ダンヴィル神父にとって、これらの医療措置は彼自身の死の体験を奪う障害だったのかもしれない。

（平野順也）

▷3　澤井敦（2005）『死と死別の社会学――社会理論からの接近』青弓社。

▷4　山折哲雄（1990）『死の民俗学』岩波書店。

▷5　エリアス, N./中居実訳（1990）『死にゆく者の孤独』法政大学出版局。

▷6　アリエス, P./伊藤晃・成瀬駒男訳（1983）『死と歴史――西欧中世から現代へ』みすず書房。

おすすめ文献

クヴァンテ, M./加藤泰史訳（2015）『人間の尊厳と人格の自律――生命科学と民主主義的価値』法政大学出版局。

小松美彦（2012）『生権力の歴史』青土社。

デリダ, J./港道隆訳（2000）『アポリア：死す――「真理の諸限界を［で／相］待‐期する」』人文書院。

Ⅱ 「病」の定義

認知症という「病」

1 「痴呆」から「認知症」へ

　何度も同じことを言い，そして忘れる，徘徊する。そういった状態はかつて「痴呆」と呼ばれていたが，侮蔑的な表現であるうえにその実態を正確に表しておらず早期発見・早期診断の取り組みの支障となっているとされ，厚生労働省の検討会にて「認知症」への言い換えが提言された[1]。認知症という「病名」はすっかり定着し，今では「病」として皆が知るようになってきた。とはいえ，認知症に対する世間の見方はいまだ否定的であり，認知症と診断されたら人生が一変してしまうのではと不安にさいなまれる人は少なくない。テレビなどで「認知症予防に効く」と紹介された商品が手に入りにくくなるといった現象はそういった不安を象徴し，同時に自分も含め誰でも認知症になりうると認識していることを示している。しかし，自分にも起こるかもしれない「問題」と捉えつつも，認知症に対する偏見は依然として根強く，家族が認知症であるとまわりに話すことや，ましてや自身が認知症になったと語ることは躊躇されがちだ。

2 認知症の「問題行動」

　認知症の原因が，アルツハイマー病などの神経変性疾患，脳梗塞やくも膜下出血などの脳血管性疾患の後遺症であることが明らかになるにつれ，認知症の人の「問題行動」は「何もわからなくなってしまった人」の行為ではなく，認知症という「病」がそうさせているのだという意味付けがされるようになった。しかし，認知症の病理学的なメカニズムの解明とともに，医療の領域において疾患への理解は進んだが，その知識は認知症の人そのものを理解しようとする思考には必ずしもつながらなかったとの指摘もある。その一方で，疾患としての認知症の知識は，家族介護においては異なる効果を生んだ。家族の大きな変化と向き合う際，いったん「問題行動」を疾患によるものとして括弧に入れることが，冷静に対処する助けとなるのだ[2]。

　ところで認知症に特徴的な行動を「問題」であると意味付けしているのは誰だろうか。もちろん認知症の人自身が，できないことが増えていくつらさを感じ，それが問題であると考えることもあるだろうが，「問題行動」というレッテルを貼るのは本人ではない。「問題行動」とは，認知症ではない人びとに

▶1　厚生労働省（2004）「『痴呆』に替わる用語に関する検討会報告書」http://www.mhlw.go.jp/shingi/2004/12/s1224-17.html（最終アクセス日：2016年4月17日）

▶2　井口高志（2010）「認知症をめぐる排除と包摂」藤村正之編『福祉・医療における排除の多層性』明石書店，99頁。

とっての「正常」な世界と境界線で隔てられた「異常」な世界で行われていることであり，それが自分たちにとって負担を強いるものである場合にそう呼ぶのだ。

三好春樹はそのような行動を引き起こしているのは，認知症という「病」であると考えることからの脱却が必要であると主張する。「問題行動」をつくっているのは「問題介護」や「問題職員」であるから，介護者自身の問題，介護を受ける生活，その人と介護者との関係性に目を向ける必要があること，さらにその人の人生の物語のなかにその行動を引き起こした原因を探そうとする発想と方法論が認知症介護には重要であると述べている。

3 認知症が開く関係性

認知症になった自分の母親を介護する日々をカメラで追った長編動画がある。長年かぶっていた仮面が認知症によってはがされ，やっと「本来の姿」を現した母親との生活をユーモラスに見せることで，認知症への偏見をなくそうとする意欲的な作品だ。以前は感情を表に出さない人だった母親が，「イケメン介護士」のいるデイサービスに行くことを楽しみにしていたり，「ぼーけた，ぼけた」と即興で歌うなど楽しそうにしている。まじめで厳格だった母親とはずっと心の距離を感じていたという監督は，世間体を気にすることから自由になった現在の母親のほうが好きだと言う。

筆者の認知症だった亡き祖母のことをふと思い出した。彼女は人生の大半をうつ病患者として生きており，いつも硬い表情でうつむいていた。後妻として嫁いだ家での苦労や祖父との関係で抑圧された長い人生はさぞかし辛いものだったろう。しかし，認知症になって以来，それまでは見たことのないような穏やかな笑顔で毎日を過ごしていた。ときに入居していた施設内の紙おむつをビリビリに破きながら夜な夜な歩き回るという「問題行動」も見られたが，ようやく抑圧から解放された祖母の行動は筆者には「問題」とは思えず，むしろ自由を謳歌する術を手に入れた祖母が愛おしく思えたのだ。認知症によって家族を認識できなくなりこれまでの家族としての関係は失われてしまったかもしれない。しかし，自由になった祖母がその生涯を安らかに終えることに寄り添い見届けるという役割を得た筆者は，短い間ではあったが祖母との新たな関係性を築くことができた気がした。

認知症の人との会話は期待した通りに展開しない。「認知症だから」仕方がないという前提でコミュニケーションしたり，コミュニケーションを放棄してしまうのではなく，認知症の人とそうでない人はそばにいながら，異なる時間・空間で会話をしている可能性があることや，その人が認知症によって新たな世界で生きていることに思いをはせれば，新たな関係性を築くきっかけになるのではないだろうか。

（五十嵐紀子・野中昭彦）

▷3　夜中の停電でパニックになり大声で叫んでいた入居者の例が紹介されている。作動した自家発電機の音が爆撃機の音に似ていたため戦時下の恐怖の記憶が呼びおこされたのだ。三好春樹（2014）『認知症介護』雲母書房，18-19頁。Ⅴ-2も参照。

▷4　関口祐加監督(2012)『長編動画　毎日がアルツハイマー』シグロ。

おすすめ文献

井口高志（2010）「認知症をめぐる排除と包摂」藤村正之編『福祉・医療における排除の多層性』明石書店。

水野裕（2008）『実践パーソン・センタード・ケア──認知症をもつ人たちの支援のために』ワールドプランニング。

三好春樹（2014）『認知症介護』雲母書房。

Ⅱ 「病」の定義

 依存症という「病」

 薬物依存症者とは

　刑務所の闇のなかで，薬物依存症者は家族のことを考えている。これで5度目の逮捕だ。今度こそクスリをやめるとあれほど固く家族に約束したのに。もう許してくれないだろう。どうしてこんなことになってしまったのか，自分でもわからない。かつて，自分の家族をもてたことが本当にうれしかった。何があっても家族を守ろうと誓った。あの日の自分はいったいどこに消え去ってしまったのか。

　私たちは，このような人びとをどのように理解することができるだろうか。それとも，私たちよりはるかに自己中心的で，嘘つきで，意志が弱く，反社会的であり，とても理解し共感することなどできないのであろうか。

　理解するための一つの方法として，「依存症」という精神医学的概念は大いに役立つ。「依存症」とは，ある特定の薬物を使い続けた結果，脳が変化し，薬物に対するきわめて強い渇望感が脳内で生じるようになり，薬物使用に対する自己コントロールを喪失してしまう状態を指している。「うつ病」や「統合失調症」などと同じ精神障害の一つである。薬物依存症者が薬物使用をやめられないのは，意志や性格上の問題よりも，脳の変化により生じた薬物に対する非常に強い渇望感によるところが大きいのである。

▷1　和田清（2000）『依存性薬物と乱用・依存・中毒——時代の狭間を見つめて』星和書店。

2 依存症をとりまく環境

　薬物を使用し続けた結果，薬物依存症になり，薬物使用をやめられなくなる人が存在する。一方で，同じように薬物使用をしていても，人生のどこかの段階で薬物使用をやめて何事もなかったかのように社会生活を続けていく人もたくさんいる。その割合は不明であるが，後者のほうが圧倒的に多いことは確かである。なぜ，一部の人だけが薬物を使い続け，人生を破壊されてもなお薬物の使用をやめることができなくなるのか。

　そのすべてを明確にするには人間はあまりにも複雑だが，「自己治療仮説」という考え方は一つの答えを私たちに与えてくれる。30年以上前に提唱され，今なお臨床的に多くの示唆を与えてくれるこの考え方によると，依存症に陥る人は，薬物使用に先立つ何らかの脆弱性や心理的苦悩を抱えているという。そのような人にとって薬物は，単なる楽しみや快楽以上の重要な意味をもち，自

らの抱える激しい苦痛を緩和してくれる強力な存在となる。つまり，不適切ではあるものの，無意識のうちで自己治療として薬物使用が続けられた結果，その人にとって薬物はなくてはならないものとなり，依存症に陥るというのである。深刻な心理的苦悩の原因は，幼少期の虐待やいじめなどのトラウマ的体験から，社会から期待される性役割に応えなければならないといった社会的抑圧までさまざまである。

③「精神障害者」と「犯罪者」の二つの顔

　薬物依存症者とその家族に対する治療や回復支援は難しいといわれることが多く，医療保健福祉関係者の態度はおしなべて消極的といえる。その原因の一つは，薬物依存症者が「精神障害者」と「犯罪者」の二つの顔をもつことにあるのではないか。薬物依存症者を「精神障害者」としてみた場合，本人とその家族に必要なものは治療であり，生活支援であり，福祉サービスの利用支援である。一方，「犯罪者」としてみた場合，逮捕や取り締まりの対象となる本人に必要なことは，犯した罪の社会的責任を償わせることや一日も早く更生するよう指導することだと考えられている。また，家族には，本人が二度と罪を犯すことがないよう監視監督する役割が求められる。このように二つの顔をもつ薬物依存症者を前にしたときに生じる混乱と葛藤を自覚し，自らはどの立場で，どのように彼／彼女らと関わるべきか，よく吟味して答えを出す必要がある。

④ 依存症者と周囲の人びと

　薬物依存症者であり犯罪者でもある相手になんとか立ち直ってもらいたいと思うとき，家族や周囲の人びとはどんな態度で向き合うのがよいだろうか。次に薬物を使用したらもうあなたとの関係は終わりだと最後通告するのがよいか。一日も早い更生を願って心を鬼にして警察に通報するのがよいか。それとも，何も言わずにただ黙って立ち去るのがよいだろうか。薬物問題の解決と家族の再生に最善の方法はいったいどこにあるのか。薬物問題の解決のために，家族など身近な人びとの存在や対応はきわめて重要だと考えられており，欧米では，周囲の人びとに対する支援介入方法が多数開発されて成果をあげている。

　薬物というと一般社会とかけ離れた特別な世界のような気がするが，アルコールも精神に作用する薬物の一つであり，お酒に寛容な文化をもつ日本には，アルコール依存症患者が約80万人，その疑いがある者については約440万人いるとされている。依存症は私たちのすぐそばにあるごくありふれた病なのである。まわりの誰かが依存症になったら，あなたはどのように行動するだろうか。そして，身近な人の依存症の問題でどうしたらよいかわからず困り果てた人が相談支援の場に登場してきたとしたら，どう支援するだろうか。（近藤あゆみ）

▶2　カンツィアン，E. J.・アルバニーズ，M. J.／松本俊彦訳（2013）『人はなぜ依存症になるのか――自己治療としてのアディクション』星和書店。

▶3　尾崎米厚・松下幸生・白坂知信他（2005）「わが国の成人飲酒行動およびアルコール症に関する全国調査」『アルコール研究と薬物依存』40，455-470頁。

おすすめ文献

吉田精次・ASK（アルコール薬物問題全国市民協会）（2014）『アルコール・薬物・ギャンブルで悩む家族のための7つの対処法――CRAFT（クラフト）』アスクヒューマンケア。

和田清（2000）『依存性薬物と乱用・依存・中毒――時代の狭間を見つめて』星和書店。

カンツィアン，E. J.・アルバニーズ，M. J.／松本俊彦訳（2013）『人はなぜ依存症になるのか――自己治療としてのアディクション』星和書店。

II 「病」の定義

性教育が伝える「病」

1 性の健康と性教育

　性の健康とは何だろうか。世界保健機関（WHO）は、「性の健康とは、セクシュアリティに関して、単に病気や機能不全、虚弱ではないということのみならず、身体的、精神的、社会的に完全に良好な状態を指す」とする[1]。あらゆる人びとの性の健康が達成されるためには、性に関する権利が尊重され、強制や偏見があってはならない。

　この定義に則った望ましい性教育のあり方を考えると、次の三つが満たされる必要がある。(1)セクシュアリティと性的な関係性についての理解、(2)身体的機能や性感染症についての理解、(3)楽しく安全な性生活を送るための理解、である。これまでの性教育を振り返ると、二番目が中心であったといえる。その具体的な内容といえば、生殖メカニズム（初潮、月経、生理、精通、射精、妊娠など）の概説と HIV などの性感染症に触れる程度であった。また、性の多様性については最近になってようやく言及されることが多くなったとはいえ、それが三番目の「楽しく安全な性生活を送るための理解」を深めることと結びついているとは言い難いのが現状である。

2 性教育のジレンマ

　現状の枠組み内の性教育では、性感染症と予防の知識に限定され具体的な方法までは踏みこまれない[2]。その結果として「病」への恐怖が植えつけられるだけで終わってしまう場合が少なくない。たとえば一般的な医学書などに基づいた単純ヘルペス[3]や尖圭コンジローマ[4]の説明をしようとすると、症状が強く出ているものを例示することになってしまう場合がほとんどで、グロテスクで怖い印象を与えてしまう。

　また、たとえば梅毒や B 型肝炎ウイルスは HIV に比して感染力が強いので、完全に防ぐためにはコンドームの使用だけでは不十分とされる場合が多いのだが、そうなると、「すべての性感染症を防ぐにはセックスをしないこと」だという、実際の場面では役に立たない結論に至ってしまう。しかも、前述の三番目の視点がまったく考慮されていない点からも問題である。つまり、この恐怖を植え込む方法と性交などしない方がいいという結論は現実とかけ離れた誤ったものであり、これが第一のジレンマである。

▷1　World Health Organization (2006). *Defining sexual health : Report of a technical consultation on sexual health 28-31 January 2002, Geneva.* WHO, p.5.

▷2　村瀬幸浩 (2014)『男子の性教育——柔らかな関係づくりのために』大修館書店。

▷3　皮膚や性器の接触によって小さい水ぶくれのようなものができる。誰もがかかる可能性のある皮膚の感染症。口の周囲や顔面などに出やすい1型（口唇ヘルペス）と、性器や下肢などに出やすい2型（性器ヘルペス）がある。

▷4　接触によって小さなイボのようなものができる。性器や肛門周辺に出やすく、放っておくと広がっていきやすい。

反対に、「HIV／AIDS＝死」という恐怖や「性感染症にかかる人は性にだらしない」という偏見を解こうとすると、「死なないから」「症状が出たら病院に行けばいいから」と思われ、性感染症予防への意識が低下してしまう場合がある。たとえば、性感染症についてのある学習会で、恐怖を植えつけることを避けるために、性感染症は誰でもかかる可能性があることを講演者自身の経験を交えてオープンな形で語ってもらったところ、このようなコメントが聴衆のなかからでてきた。これが第二のジレンマである。

それに加えて、ある参加者から体験をオープンに語ることが「男のセックス自慢」に聞こえたと学習会後に指摘され、反省したことがあった。性や病に関する特別な意味付けをとりはらい、日常生活と密接に結び付いているのだということを強調しようとすると、今度は古典的な「男らしさ」というジェンダー規範がセクシュアリティと結び付き、性の経験の豊富さや強さを奨励しているかのような誤解を与えてしまう。こうしたジレンマに陥るのを防ぐためには、自分自身や相手との関係性において性とは何か、どのような意味をもつのかということをより総合的に考える機会をつくっていくことが重要となろう。

③ 健康と病の意味

このようなジレンマがなぜ生じるのかを突き詰めて考えると、それは健康か病かという二分法にあるように思える。そこで、この二分法を乗り越えるためにはどうすればよいのか。ここでは井上洋士らが2013年から2014年にかけて行った日本のHIV陽性者を対象とした当事者参加型調査の結果から考えてみる。

その調査で明らかになったことは、日本の陽性者はきわめて**アドヒアランス**がよく、血中ウイルスを限りなくゼロに抑えている者が多かったということである。しかしその一方で、差別や偏見を強く感じていること、周囲に知られないよう注意を払っていること、性生活の満足度が低いといったことであった。HIVが死の病ではなく、かつコンドームの使用や血中ウイルス量を抑えることで相手にうつすことを防ぐことができることから考えても、病の原因となるウイルスをもつことが、性生活のみならず日常生活全般にまでいかに影響しているのかが、この研究結果から見えてくる。

現在の性教育は、「ダメ、ゼッタイ」という標語に代表される「ゼロ・トレランス」にいまだとどまり、「ハーム・リダクション」に関する議論や検討にまで至っていない薬物政策の現状に似ている。「病」は身近なところにあることを知ったうえで予防や避妊についての理解を深め、自身の問題として捉えるという包括的な性教育が求められている。健康を享受する権利という観点からも、そうした教育がなされることは重要である。

（大島　岳）

▷5　矢島嵩・高久陽介・井上洋士編（2015）「グラフで見る『Futures Japan 調査結果』」http://survey.futures-japan.jp/doc/Futures_page_v2.pdf（最終アクセス日：2015年12月8日）

▷6　アドヒアランス
患者自身が治療の意義を十分に理解したうえで、治療方針の決定に積極的に参加することを意味する。

▷7　1970年代の米国ニクソン政権にはじまり、80年代のレーガン政権で興隆した「薬物との戦争」が代表的。http://www.globalcommissionondrugs.org/wp-content/themes/gcdp_v1/pdf/Global_Commission_Report_English.pdf（最終アクセス日：2016年2月29日）

▷8　1960年代から欧州で拡大したヘロインの注射使用者への対策から始まった。薬物使用を健康問題として扱うことで、使用にともなう本人や社会が受ける害をできるだけ低減することに重きをおいた政策。http://www.emcdda.europa.eu/publications/monographs/harm-reduction（最終アクセス日：2016年2月29日）

おすすめ文献

池上千寿子（2011）『思いこみの性、リスキーなセックス』岩波書店。

日本性教育協会編（2013）『「若者の性」白書　第7回青少年の性行動全国調査報告』小学館。

村瀬幸浩（2014）『男子の性教育——柔らかな関係づくりのために』大修館書店。

コラム1

精神疾患の定義の危うさ

　太陽系の反対側にあるテレ星から，地球探索の先遣隊が訪れた。彼らは外見こそ地球人と変わらないが，共感能力に長けており，言葉を発せずとも心が通じ合う。彼らは友人と語らうあなたの姿を見て「頭に浮かぶことを逐一口にするとは，なんて危ない人物だ」と近くの建物に閉じ込めた。あなたが抗議すると，彼らはテレ星に戻り専門家に判断を委ねた。しかしあなたを解放するには時期尚早という結論は変わらず……。

1　精神医療における「病の定義の危うさ」

　これは遠い星や未来の話ではない。精神保健福祉法の定める措置入院制度によれば，誰かがあなたのことを「入院させなければその精神障害のために自身を傷つけ又は他人に害を及ぼすおそれがある」と判断すれば，精神科病院に閉じ込めることが可能だからだ。これを不服とする場合には，精神医療審査会という専門家がその妥当性を検討する。だが申し立てが通ることは稀だ。2011年度に審査された退院請求2245件のうち，実に95.8%が退けられた。

　先遣隊に言わせれば，これぞ彼らの判断の正しさを示す何よりの証だ。真実は専門家の精査にも耐えうるのである。一方あなたにしてみれば，専門家といえど先遣隊と価値体系を共にする同族である以上，公平な審査など不可能で，措置入院の正当性を担保すべき制度が，正当性を演出する道具として使われているだけと感じるかもしれない。

　精神医療について考える際に留意すべき点に，このような「病の定義の危うさ」がある。他の病気やケガなら，血液検査やX線撮影の結果など，ある程度客観的な証拠に基づき判断できる。ところが精神疾患の場合それが格段に難しくなる。

2　時代や文化の影響による「病の定義のゆらぎ」

　この「危うさ」に拍車をかけるのが，時代的変遷や文化的差異にともなう定義の「ゆらぎ」だ。たとえば以前は生き辛さの一部とされ，病気と見なされなかった状態が，米国の診断基準1980年度版において「大うつ病」という項目を成すに至った。こうしてうつ病は「疾病化」されたことになる。

　これとは逆に神経衰弱は，国際疾病分類2017年版（ICD-11）から削除される。他の疾患との区別が曖昧という理由であり，症状自体が「脱疾病化」されたわけではないが，約150年使われた病名が消えることになる。

　また病の定義は文化の影響も受ける。日本で命名された非定型精神病（例：幻覚や妄想が突然現れ数日で消える）は，国際疾病分類（ICD-10）や米国の診断基準（DSM-5）には含まれず，国外では病名として扱われない。

3　病の定義の「危うさ」や「ゆらぎ」との向き合い方

　病の定義の「危うさ」や「ゆらぎ」に気づくと，病気と健康の境界は「いま」という時代の「ここ」という場所だけで通用する流動的・限定的なものだと思い

至る。そしてこの不確実さとどう対峙するかで医療に携わる者の真価が試される。

病と健康，正常と異常は，白から黒へと緩やかに移行する連続体の両端に相対しており，人は生涯を通じてそのグレースケール上を移動する。連綿と続く灰色部分を何と呼ぶかは時代と文化に大きく影響されるため，「いま」「ここ」で白に見えても，時と場所を変えれば黒になる可能性を秘めている。

精神医療において白を黒と誤認するといくつかの問題が生じる。それは「無駄な治療をされた」という次元にとどまらない。精神科通院歴により社会的・経済的不利益を被る場合があるからだ。もちろん改めるべきは彼らを特別視する社会の側だが，それまでの間，私たちは患者という立場にともなう「負の烙印」をけっして甘くみてはならない。

一方，このような過剰反応への懸念から「あらゆる文化的・歴史的価値観は違いこそあれ対等であり，唯一絶対の基準などない」という相対主義的思考に陥り「この世の中に病気の人など一人もいない。みんな違ってみんな健康なのだ」と主張する者が現れるかもしれない。その結果，今まで治療対象だった症状が「実は病気ではなく，本人の資質や努力の問題だ」となる。そして病名が消えたために医療や福祉が受けられない，「単なる怠け癖」と責められる，という弊害が生じれば苦しみは増す一方となる。

4 精神医療が背負うもの

ここまで精神疾患の定義の「危うさ」や「ゆらぎ」を論じたが，精神科の診断が他科に比べ著しく正確さや客観性を欠くというわけではない。実際のところ，不確実な要素はあらゆる領域に存在する。医療者の判断を絶対的なものと信じがちな私たちにとって，にわかには受け入れ難いこの事実を説明するのに，骨折よりわかりやすい例としてうつ病を用いたまでである。このようにして，精神医療は自らの「危うさ」や「ゆらぎ」を孕んだ光を医療全般という大海原に投影し，水面の乱れを照らし出す役割を負っている。

「テレ星人から見て『正常』な行動をしない限りこの建物から出られない」と悟ったあなたは，頭に浮かぶことを一切口にしなくなった。すると専門家がやって来て「おかしな行動が治まったので退院を許可します」と宣言した。外に出ると，独り言を言いつつこちらに向かって歩いて来る人がいた。「アブない人だ！」と避けようとして，あなたはハッとした。そしてすれ違う瞬間その人に語りかけた。「あなたは私だ」と。一言も声には出さぬままで。

（杉本なおみ・宋敏鎬）

▷1 「精神保健及び精神障害者福祉に関する法律」第28条の2。
▷2 平成24年度厚生労働科学研究費補助金（障害者対策総合研究事業）「新たな地域精神保健医療体制の構築のための実態把握および活動の評価等に関する研究」分担研究報告書：入院患者の権利擁護に関する研究。http://www.ncnp.go.jp/nimh/keikaku/vision/pdf/gaiyo/8.pdf（最終アクセス日：2016年7月23日）
▷3 大前晋（2012）「『大うつ病性障害』ができるまで──DSM-Ⅲ以前の『うつ病』（内因性抑うつ）と現代の『うつ病』（大うつ病性障害）の関係」『精神神経学雑誌』114(8)，886-905頁。
▷4 Beard, G. (1869). "Neurasthenia, or nervous exhaustion." *The Boston Medical and Surgical Journal*, Ⅲ(13), 217-221.
▷5 World Health Organization (2014). "International Classification of Diseases (ICD)." http://www.who.int/classifications/icd/en/（最終アクセス日：2016年7月23日）
▷6 中根秀之（2008）「ICD-11 プライマリ・ケア版の動向──新たな診断カテゴリ導入の可能性」『精神神経学雑誌』110(9)，61-69頁．
▷7 American Psychiatric Association (2013). *DSM-5 : Diagnostic and statistical manual of mental disorders*. American Psychiatric Association.

コラム2

ある糖尿病患者の「こだわり」

1 血糖と尿糖

　私たちが摂取した炭水化物は，消化後ブドウ糖となり血液として全身に送られる。ただし「血糖」は量が多ければ多い程よいという訳ではない。確かに糖は私たちの生命維持に不可欠ではあるが，高血糖状態が長く続くと合併症を引き起こし，死に至る。

　健康な人の場合，インスリンの作用により血糖値は常に一定範囲内に収まっている。インスリンは膵臓でつくられ，エネルギーとして血糖を筋肉や肝臓などに取り込ませる働きをもっており，食後の血糖上昇に対しては分泌を増やし，逆に空腹時や運動（エネルギー消費）後は分泌を減らすなど自動調整される。

　一方，インスリン分泌が足らず血糖上昇にうまく対応できないと，高血糖状態が続くことになる。糖はエネルギーとなることなく血中を漂い，またその一部は尿を通じて溢れ出る。これが糖尿病である。

　全世界で4億2000万人（世界の成人人口の約8.5％）が糖尿病を患い，患者数は上昇傾向にあるとの報告が世界保健機関（WHO）によりなされている。糖尿病の合併症が原因で年間500万人以上が亡くなっており，換算すると，実に6秒に1人が世界のどこかで糖尿病で命を落としていることになる。また国内の患者数は2014年の調査で316万6000万人であった。

2 闘う糖尿病患者

　エイズやハンセン病などの患者同様，糖尿病患者は差別・偏見や「病気に基づくレッテル貼り（dis-ease-based label）」とも闘っている。

　10年程前，ある有力代議士が北朝鮮による核攻撃についてふれた際，「普通はやらないが，あの国の指導者はごちそうを食べ過ぎて糖尿病ですから考えてしまうかもしれない」と発言したことがあった。まるで糖尿病患者が「クレイジーな極悪人」であるかのような言い振りである。ここまで悪意に満ちたものではなくとも，糖尿病には「生活習慣の乱れ」「不摂生」「暴飲暴食」「自己管理不足」といったネガティブなイメージがどうしてもつきまとう。糖尿という「ことば」が示すのは高血糖という事実のみではないのだ。

　糖尿病には体内のインスリン分泌がない1型と，分泌はされているものの食物摂取過多などによって血糖値上昇にインスリンの働きが追いつかない2型がある。患者の9割強を占める2型の場合は，食事療法・運動療法を施してインスリンの働きを助け，血糖値を健康な人と同レベルに保つことが可能である。

　一方，少数派である1型（国内の1型発症率は10万人当たり1～2人）の場合は，体外からインスリンを1日数回「自己注射」し補うのがほぼ唯一の有効な治療方法である。最近は，身体に装着した「インスリンポンプ」で必要量を自動供給するという方法を選択する患者もいるようだ。

　2015年，その1型糖尿病を患う7歳児の治療をめぐる痛ましい事件が発生した。小児糖尿病は家族のコミュニケーションによるサポートがとくに必要であるが，患者の両親が医師の指示によるインスリン投与を勝手に中止し，自称「祈禱師」に「治療」を依頼，

結果子どもを衰弱死させてしまったのだ。また1型患者を「受け入れた経験がない」「対応が困難」との理由で幼稚園への入園を拒否されたケースが16％にのぼるとの報告もある。[47]

3 「インスリン・コミュニケーション」

このような状況に対し，日本糖尿病学会，日本臨床内科医会，日本糖尿病協会といった学会・団体は，さまざまな啓発活動を通じ，糖尿病の正しい理解や治療法の情報提供に努めている。

世界規模での啓発活動については，WHOは毎年4月6日を「世界保健デー」と定めているが，2016年のテーマは「糖尿病」であった。またWHOとIDF（国際糖尿病連合）は11月14日を「世界糖尿病デー」と制定しており，そのシンボルマークである「ブルーサークル（青い輪）」を見かけたことがある人もいるだろう。

啓発活動については，病を公表したプロアスリートの貢献も忘れてはならない。たとえば，メジャーリーグで最多勝投手に輝いたビル・ガリクソンは，日本時代から1型糖尿病患者であることを公にしていた。また，デトロイト・タイガースで開幕投手を務め，一時西武ライオンズにも在籍したジェイソン・ジョンソンは，腰にインスリンポンプを着け日米のマウンドに立った。

阪神タイガースの岩田稔選手はそのような現役アスリートの一人である。高校時代に1型糖尿病を発症した岩田選手は，プロ入り前に病を自ら公表し，現在は小児糖尿病患者との交流イベントへの参加，糖尿病研究への寄付，また啓発活動へ積極的に参加している。

1型患者としての岩田選手のこだわり，それは「人前」でのインスリン自己注射である。たいていの患者は，トイレの個室などで秘かに注射を打つが，彼はそれを他人の目にふれるところであえて行うという。突然注射器を取り出し，服をめくり自らの身体（多くは皮下脂肪の多い腹）に針を刺す，患者にとって手慣れた一連の行為は，知らない人が見ればただただ驚くだけだろう。それが岩田選手の目論む，「インスリン・コミュニケーション」である。

「それ何？」と聞いてきてくれたら，しめたもの。また一人，1型糖尿病について知ってくれるチャンスです。

「これを打たないと死んでしまうんです」

きちんと説明すれば，相手は必ず分かってくれると信じています。注射器を一つのコミュニケーションツールと考えれば，少しでも前向きになれるはずです。[48]

（青沼　智）

▷1　World Health Organization（2016）."World Health Day 2016：WHO calls for global action to halt rise in and improve care for people with diabetes." http://www.who. int/mediacentre/news/releases/2016/world-health-day/en/（最終アクセス日：2016年4月22日）
▷2　厚生労働省（2015）「平成26年（2014）患者調査の概況」http: //www. mhlw. go. jp/toukei/saikin/hw/kanja/14/（最終アクセス日：2016年4月22日）
▷3　Ogden, J. & Parkes, K. (2013). "'A diabetic' versus 'a person with diabetes'：The impact of language on beliefs about diabetes." *European Diabetes Nursing*, 10：80-85.
▷4　『「指導者，糖尿病だから…」中川昭一氏，北朝鮮問題で発言』『中日新聞』（2006年10月21日）http://www.chunichi.co.jp/00/sei/20061021/mng_sei_001.shtml（最終アクセス日：2006年10月22日）
▷5「糖尿病治療中断7歳男児死なす　殺人容疑『祈祷師』逮捕」『東京新聞』（2015年11月26日夕刊）http://www.tokyo-np.co.jp/article/national/list/201511/CK2015112602000259.html（最終アクセス日：2016年4月7日）
▷6　Brannon, G. E. & Shaw, C. M. (2015). "Communicating familial support to people with diabetes." *Southern Communication Journal*, 80：342-352.
▷7　「1型糖尿病16％入園拒否　『経験ない』『対応が困難』」『毎日新聞』（2015年12月24日）http://mainichi.jp/article/20151224/k00/00m/040/123000c? mode=print（最終アクセス日：2016年4月7日）
▷8　岩田稔（2016）『やらな，しゃーない　1型糖尿病と不屈の左腕』KADOKAWA，112-113頁。

Ⅲ　社会と身体

　日常と異常

1　日常志向

　私たちが日常について思いをめぐらす機会はあまりない。昨日に続いて今日があり，明日になればまた別の一日がやってくるという意識——というよりも，それは根拠のない確信のようなものなのだが——があるからだ。事件や事故に巻き込まれたら，それは一瞬にして崩れる。しかし，よほどの悲観論者でもない限り，私たちは今日とさほど変わらない明日がやってくることを疑わない。日常は，今日から明日へと続く平板な時間の流れとして意識されている。

　日常を志向する傾向それ自体は，いつの時代にもある。社会学者の**ピーター・L・バーガー**[1]と**トーマス・ルックマン**[2]は，1966年に出版された本のなかで日常生活を批判的に検証した。それは斬新な考え方だった。人びとの間にある秩序を求める心情や，日常からの逸脱を避けたいという思いはごく自然なものだと考えられていたからだ。しかし，バーガーとルックマンにとっては，そうした理解こそが日常に潜む盲点を示すものだった。彼らは，自然なものとして私たちの前に立ち現れる日常世界が，実際には社会的に構成されていることを指摘した[3]。つまり，日常とは歴史的なプロセスを経て作り上げられてきたということなのだが，普段の私たちはそのことに気づかずに生きている。

2　健康ブームの陰で

　日常生活を乱すものとして先に事件や事故をあげた。しかし，日常に亀裂を入れるもっと身近な例がある。それは病だ。病は，その症状によっては私たちの日々の生活を一変させる。病気になったとき，失われた「健康」の重要性に気づかされたことは誰にでもあるだろう。日常は，健康であることが暗黙のうちに想定されることで成り立っている。前述のバーガーやルックマンも「言葉は常に日常生活の方を志向し続けている」と述べている。言い換えると，日常という基準から外れるものは異常なものとして知覚される仕組みが，すでに「日常」という言葉のなかに織り込まれているということだ。そこには，日常的ではないことが起こったときにだけ日常が意識されるという逆説がある。

　日常と異常（病）は常に互いの参照点として機能するわけだが，ここに最近の健康ブームを理解する手がかりがありそうだ。健康が志向されること，その逆の状態である（と考えられている）病が忌避されることは当然のことのように

▷1　ピーター・L・バーガー（Peter L. Berger, 1929〜）
現象学的社会学や理解社会学の思潮に属している。オーストリアのウィーンで生まれたがナチスから逃れて米国に移住。ラトガース大学やボストンカレッジなどで教授職を歴任。

▷2　トーマス・ルックマン（Thomas Luckmann, 1927-2016）
ドイツで生まれ，コンスタンツ大学などで教えた。P.バーガーとともにアルフレッド・シュッツから現象学を学び，宗教社会学の分野で大きな貢献をした。

▷3　バーガー，P. L.・ルックマン，T.／山口節郎訳（1977）『日常世界の構成——アイデンティティと社会の弁証法』新曜社。彼らは「現実」という表現を多用するが，それは「日常」と置き換え可能な言葉として用いられている。

思える。しかし，視野を社会全体に広げてみるとまったく異なった風景が見えてくる。1990年代の終わり頃から過剰な健康志向——それはまた病を過度に嫌うということの裏返しでもある——が目につくようになった。「健康食品」と銘打った商品が市場に溢れ，「健康情報番組」が視聴者の注目を集め，「メタボ」は今や日常用語になった。今では健康そのものがブームになっているわけだが，社会的な力が身体に及ぼす影響を考えるうえで，そこには大きなヒントが隠されている。

さしあたって，次の三つの点を考慮する必要があるだろう。第一に，健康ブームの根底には予防医学の発達がある。それによって病と健康の定義が大きく変わった。その影響はあまりにも大きく，まだ全体像が見えてこない。「病」とは何か，治療はどの範囲まで許されることなのかという倫理的な問題を引き寄せることになったことが影響の大きさを物語っている。第二に，医学の進歩は，健康が利潤を生むことに気づいた資本の欲望を限りなく増殖させ，健康産業とでも呼ぶべき業界の発展につながった。その影響はあらゆる領域に広がっているが，重要なことは政府や地方行政がその傾向を後押ししていることだ。第三に，ブームは私たち消費者の欲望がなければ維持できない。先に述べた健康産業は，一方で消費者の欲望を煽ってもいるが，他方で消費者の欲望が産業を支えてもいる。

❸ 自己目的化する長寿

「健康ブーム」は医療技術の発達，資本や行政の要請，個人の欲望という三つの要素がからまりあって成り立っている。健康でいたいというのは私たちの自然な要求であって，それを追求することに問題はないとする意見も当然あるだろう。しかし，病の一歩手前の状態（潜在的な病）まで考慮すれば，私たちの誰もが何らかの異常をかかえているのがむしろ普通だろう。たとえば，メタボリック・シンドローム（肥満，高血圧，高血糖値，高脂質症などがもつリスクを指す）は，長く放置すると統計学的に病に至る確率が高いとされる身体の状態を指す言葉で，正確にいうと病の前兆ですらない。しかし，いったん「メタボ」という言葉が独り歩きを始めると，それ自体が排除されるべきものとされ，メタボに至った身体もまた社会の冷たい視線を浴びることになる。

さまざまな病気の徴候が異常なまでに忌避されることの背景には，健康志向があり，その延長としての長寿志向がある。健康産業の目が，利益を生むリソースとしての「長寿」に注がれていることはいうまでもない。問題は，そこにおいては何のための健康なのか，あるいは何のための長寿なのかが問われないことだ。本来はより良き人生を歩むための〈手段〉であるはずの健康や長寿が〈自己目的化〉する皮肉な事態がここにある。

（田仲康博）

◁4 「メタボ」は，2006年の流行語大賞の候補にもなった。

◁5 たとえば，ダウン症の例に見られるように，胎児のうちにみつかった病気の徴候が，産むべきか，産まざるべきかという点をめぐって論争を引き起こした。

◁6 社会福祉関連の支出を抑えるなど，行政にとってのリスクマネジメントの一環として「健康」が視野に入ってきたことにある。たとえば，「メタボリック・シンドローム」が注目されはじめたのは，2005年に厚生省の審議会で「メタボ対策」が議論されたことに端を発している。

◁7 美馬達哉（2012）『リスク化される身体——現代医学と統治のテクノロジー』青土社を参照。何をもって「病」とするかは，歴史的／社会的に構築される。その点についての詳しい議論は，Ⅲ-3 を参照。

おすすめ文献

バーガー，P. L.・ルックマン，T.／山口節郎訳（1977）『日常世界の構成——アイデンティティと社会の弁証法』新曜社。

ルフェーブル，H.／田中仁彦訳（1978）『日常生活批判 序説』現代思潮社。

美馬達哉（2012）『リスク化される身体——現代医学と統治のテクノロジー』青土社。

Ⅲ　社会と身体

2　つくられる身体

1　強化される身体

　2014年12月，ドイツで放送されたあるドキュメンタリー番組によって世界のスポーツ界に激震が走った。それはロシアの陸上連盟やアンチドーピング機関が組織的に才能ある選手たちにドーピングを行っていることを告発する内容であった。その番組では，監督やコーチ，そしてドクターが選手に薬物を配布し，摂取するよう促している姿が映し出された。スポーツ選手の身体は国家の威信のもとに，科学の力を借りてその強度を高められていたわけである。

　私たちにとって自分の身体はとても身近なものであるから，それが何か自分以外の大きな力によって作り上げられていたり，動かされていると考えることは難しいかもしれない。しかしこのドーピングの事例は，実のところ近代社会における国家と人びとの身体，そして科学との関係を，少しばかり極端ではあるが映し出しているともいえる。国家が強い国民の身体を求め，その強化のために科学的知識が生みだされ，用いられること。これは西洋をはじめとする近代社会の一つの特徴でもあった。

2　生 – 権力

　フランスの思想家ミシェル・フーコーはそれを「生-権力」という概念で説明した。これは人びとの〈身体＝生〉をできるだけ効率よく国家や資本主義的生産の資源として活用できるようにその数を調整し（人口学），保護し（医学・公衆衛生学），訓練して強化する（体育など）力のことである。たとえば昭和前期のあるポスターを見てみよう（図Ⅲ-1）。ここに描かれている赤ちゃんは単に家族がいつくしむ対象ではない。この子は「御国の為」に強い身体へと成長していく将来的な身体資源なのである。現在の私たちは健康を保つことや身体を鍛えることを当たり前のようによいことだと考えがちである。しかし，もしそれが国家という大きな力と関係しているとすれば，その前提を少し疑ってみる必要があるのではないか。

　もう一つの例。図Ⅲ-2は，1922年に発行された『運動体育誌上展覧会』に掲載されたものである。この図は右の痩せた女性について"時代はもはやこのような美人を求めていない"と書き，左の体格のよい女性を「体育的美人」として，"時代はこのような美人を求めている"と説明している。この時期，日

▷1　*Top-secret doping : How Russia makes its winners*. Hajo Seppelt, 2014（邦題「ドーピングにまつわる機密文書——ロシアがどのように勝者を生み出したか」）．

▷2　ミシェル・フーコーの生-権力については，フーコー『知への意志（性の歴史Ⅰ）』（渡辺守章訳，新潮社，1986年）や「十八世紀における健康政策」（『フーコー・コレクション6』ちくま学芸文庫，2006年）などを参照．

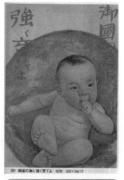

図Ⅲ-1　御国の為に強く育てよ

出所：三好一（1997）『明治大正昭和——日本のポスター』京都書院アーツコレクション．

本の体育研究者のなかでこうした女性のイメージが盛んに取り上げられていた。体育研究者たちは女子体育を普及し，女性の身体をこのような体格にしなければならないと口をそろえて唱えていたのである。その理由を調べていくと，国家と身体，科学をめぐる一つの関係が見えてくる。

3 国家に求められる身体

　体育研究者というのは，人びと＝国民の身体を科学的に分析し，それをどのように強化していくかを提言する人びとである。そして国家がどのような身体を必要とするかという時代的な要請がその研究の背景にある。当時の体育研究者たちにとって重要なテーマの一つは人口問題であった。国力を増強するためには，強い国民を生産しなければならないと考えられたのである。しかし統計的調査では青年期の女性死亡率と乳幼児死亡率が西洋諸国に比べて非常に高いことが示されていた。そこで丈夫な子を産むための丈夫な母体となるべく，女子の身体は体育によって鍛えられなければならないとされたのである。

　こうして人口統計学という科学を背景に女子体育の必要性が叫ばれるが，それを補強したのが優生学というもう一つの科学であった。優生学というのは，19世紀後期に登場した，ある民族・国民の質的な改良をめざす学問だということができる。これは英国の自然科学者チャールズ・ダーウィンが提唱した進化論を人間やその社会に応用しようとするものだが，この思想はすぐに日本にも輸入され，それをもって"日本人"を身体的に改良しようとする動きが登場していたのである。ともに国民の身体の改良をめざす優生学的思想と体育は非常に相性がよく，体育研究者たちも優生学の知識を取り入れていった。そしてこの時期の日本の体育研究者のあいだでは，父親よりも母親の体質がより強く子に遺伝すると考えられた。こうして女性は体育によって鍛えられ，強い母体として堅強な次世代を産む身体にならなければならないという主張が科学的に支持されたのである。その理想的なイメージこそが「体育的美人」だったのだ。

　現実的にはこの美人像が世間一般に流布することはなかった。むしろそれは女子体育の一つの目標として設定されたにすぎないともいえる。しかしこの事例もまた，私たちの身体がどのような形状や資質をもつかという問題が国家政策の射程に入っており，それを定めたり，"改良"しようとする科学があることを示すものだといえるだろう。かつては人類学が，誰が「日本人」なのかを身体的に定めるためにアイヌや沖縄の人びととの身体を測定した。また現代の出生前診断や遺伝子治療といった最先端の医学は，皮肉にも国民として生まれることが望ましい身体とそうでない身体を分別する効果をもっているともいえる。このように私たちの身体はいまだ国家と科学が織りなす「生-権力」の網の目に捉えられているのである。

（有元　健）

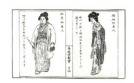

図Ⅲ-2　楊柳的美人と體育的美人

出所：木下秀明 監修（1992）『社会体育スポーツ基本史料集成』4，大空社。

▷3　角田聡美（2000）の研究では，まずはこうした美人像が女性への衛生思想の普及を目的として，明治後期に「衛生美人」として提唱されたことが示されている（「女子体育における身体への政治」『スポーツ社会学研究』8，73-85頁）。

▷4　冨山一郎（1994）「国民の誕生と『日本人種』」『思想』845，37-56頁。

▷5　米本昌平他（2000）『優生学と人間社会』講談社。

おすすめ文献

市野川容孝（2000）『身体／生命』岩波書店。

スティーブン，J. G.／鈴木善次・森脇靖子 訳（2008）『人間の測りまちがい──差別の科学史』（上），河出書房新社。

三浦雅士（1994）『身体の零度』講談社。

Ⅲ 社会と身体

 錯綜する身体・精神改造

1 欠点，問題，そして治療

　自己陶酔を意味するナルシシズム（narcissism）は，湖の水面に映る自分の姿に見とれて生きるよう神に運命づけられたナルキッソスというギリシャ神話の登場人物に由来している。室内だけではなく街にも鏡が溢れている現代社会ではナルシシズムが文化の根幹として存在しているようにも感じられる。ナルキッソスが強制的に自己の姿を意識させられたように過度な自己陶酔や他者意識は暴力的な影響力をもつ。たとえば，ピアスの開穴部位によってはファッションではなく異常だと捉えられてしまう。いくつまでのピアスが装飾的意味をもち，いくつから社会反抗的もしくは自傷行為の一つとして受けとめられるのだろうか。私たちは自己のためにまた他者との関係のために，日常的に身体を飾り，時には形を変化させる。また精神を治療し，性格を変容しようとも試みる。人が化粧をするさまざまな目的のなかでも最も重要なのは心理的健康の回復にあるという。感じている欠点を補い，自己の不安を軽減するために化粧をする。自尊心を維持し，対人関係を円滑にするためにも，自己の欠点を隠蔽したいという欲望は誰もがもっているのではないか。私たちは日頃からさまざまな方法を用いて欠点や問題の解決に取り組んでいるのだ。

2 他者のまなざし

　自己の欠点や問題の解決方法として，大別すれば，化粧，服装，減量，整形手術といった容姿の変化と，セラピーやカウンセリングのような心理的治療の2種類の方法がある。しかし自己の欠点が他者にとって魅力的に映るときもあるように，人によって自己の欠点や問題の基準は異なるため非常に曖昧で捉えがたいものである。また，自尊心を強化し，欠点や問題を解決するための治療行為自体がさらなる問題を生じさせる場合もある。神経性食欲不振症（拒食症）は，強迫的傾向を帯びた体重減少や身体イメージの改善への取り組みによって引き起こされる摂食異常症である。このような疾患は強度の他者意識そして依存的性格傾向と密接している。さらに近年は，マスメディアを通し適正体重を逸脱したやせ体型志向が狂信されていることもあり，過度のやせ願望や肥満恐怖が低年齢層にも広がっているとの報告もある。すなわち，自己が抱える問題や欠点は他者との関係内で形成されるわけであり，他者のまなざしはときに強

▷1 大坊郁夫（2000）「化粧と性格」詫摩武俊・鈴木乙史・清水弘司・松井豊編『シリーズ・人間と性格　性格と対人関係』（第3巻）ブレーン出版，141-153頁。

▷2 香月毅史（2012）「拒食症（神経性食欲不振症）の病理と対応」『日本調理科学会誌』45(4)，307-312頁。

▷3 荻布知恵・蓮井理沙・細田明美・山本由喜子（2006）「若年女性のやせ願望の現状と体型に対する自覚及びダイエット経験」『生活科学研究誌』5，1-9頁。

追観念として自己に受け取られるのである。

3 渇望される精神改造

　高度消費社会においては，身体改造だけではなく精神改造も渇望される。私たちは毎日の仕事や勉強で疲弊し精神は衰弱している潜在的病人であり，ケアが必要なのだ。薬局にならぶヘルスケア製品の多さからも私たちがいかに「不健康で不快な暮らし」を送っているかがわかるだろう。また内閣府の報告書によると日本の子どもの半数以上がストレスや孤独に苛まされている。ケアは現代社会の強大なイデオロギーであり，潜在的病人である私たちは，治療，セラピー，カウンセリング，そして看護を欠いた生活を送ることはできない。

　「病理学」もこれまで目まぐるしい変遷を遂げており，「病い」も時代の変化とともに異なった方法で定義される。潜在的病人で溢れる現代社会の「病い」の特色として「情熱に対する警戒心」があげられる。激しい「情熱」によって自己制御力が奪われ行動した場合，私たちは逸脱行為に身を染め「病い」に冒された者と考えられてしまう。喫煙家は病人であり，大食家も病人である。またヒステリックな人，誇大妄想者も，溺愛者も病人となり治療を受けなくてはならない。これまでは騒がしいとだけ考えられていた子どもは，現代の「病理学」では多動症を患っていると診断され，薬による治療を施される場合もある。私たちの「情熱」は専門家によって治療されることになるのだ。

4 完全犯罪

　現代の消費文化は夜空に輝く星のようなものかもしれない。私たちが夜空を見上げても，その星が発する光が時間をかけ地球上に届いているだけであり，光を見ているにすぎない。星自体は何年も前にすでに消滅しているかもしれない。消滅しているにもかかわらず，その事実を感じさせない状態のことを，ジャン・ボードリヤールは「完全犯罪」と表現している。何かが失われているにもかかわらず，失われていることに誰もが気づかないのだ。美しさや健全な精神は技術者や専門家，さらには企業家によって定義されるようになった。理想的な鼻の高さ，顎の角度，目の大きさが数値化され，それに基づいて「美しい顔」が形成される。また自己の「幸福感」や「情熱」もカウンセラーや精神医の指示に従って達成するように勧められる。このように身体や精神の改造が進めば進むほど，自己がもつ特性が失われていく。そして自己が美しい容姿や健全な精神をもつ者へと変容したとき「完全犯罪」が達成されることになる。

　少なくともナルキッソスは水面に映る「自分」の姿に恋をした。私たちが水面を覗いたところでそこには「自分」の姿はない。自己の特性を失った「改造された自分」が写っているのだろう。また私たちはそれに気づくこともない。

(平野順也)

▷4　ボードリヤール, J./今村仁司・塚原史訳(1995)『消費社会の神話と構造』紀伊國屋書店。

▷5　内閣府(2009)『国民生活白書平成20年版：消費者市民社会への展望──ゆとりと成熟した社会構築に向けて』時事画報社。

▷6　マラン, C./鈴木智之訳(2016)『熱のない人間──治癒せざるものの治療のために』法政大学出版局。

▷7　ボードリヤール, J./塚原史訳(1998)『完全犯罪』紀伊國屋書店。

おすすめ文献

　酒井明夫(2007)『逸脱の精神史』日本評論社。

　立石真也(2013)『造反有理──精神医療現代史へ』青土社。

　シェルトーク, L.・ソシュール, R. de／長井真理訳(1987)『精神分析学の誕生──メスメルからフロイトへ』岩波書店。

Ⅲ　社会と身体

 学校における公衆衛生

1　学校という場と権力

　冬になりインフルエンザがはやり出してしばらくすると，学級閉鎖のニュースが報じられるようになる。数人の生徒が休んだだけで，クラス全員が登校できなくなることからもわかるように，学校とは単なる集団生活の場ではない。
　学校とはいったん組み入れられると容易には逸脱が許されないある種の強制力をともなう空間なのである。学級単位で全員が参加することを前提として授業や課外活動は組み立てられているし，予防接種や健康診断なども同様に行われることが当然のこととされている。そのため，特定の活動に対して本人が拒否したいと思っても，あるいは承諾しない親がいたとしても，なかなかそれを口にすることができない雰囲気が生まれる。あえてそれを担任に告げ，別行動をとったりすれば奇異のまなざしで見られたり，ひいてはいじめにつながることになってしまうかもしれないのだ。
　こうしたことが日常化することにより，生徒は次第に集団の和を乱すような行動を控えるようになるのではないか。つまり，そうした集団の力学が徐々に身体化されていくのである。あるいは，どうしても集団生活になじめない生徒は，「問題児」という烙印を押される。学校とは他者に合わせて同じ行動をとれるような身体をつくるための規律型権力が発動される場であると同時に，それに同調できない少数者を排除するシステムなのである。

2　健康教育と効率化

　少子化や過疎化による学童数の減少により，1クラス10人以下の小学校もいまや珍しくなくなった。それにともない担任が一人ひとりの生徒に目配りができるようになったかというと，実態はむしろ逆である。生徒数の減少による複式学級の導入は教員への負担を減らすどころか増やしている。また，学校の統廃合により，通学に時間がかかるなど生徒や親への負担も大きくなった。こうしたしわ寄せは，とくに地方において顕著に現れている。近代的な学校システムは，教育の機会を等しく大衆に与えるために生みだされた，教師一人が多数の生徒に同時に教えるという効率的なやり方であり，たとえ時代が変化したとしてもその基本的な考え方は変わっていないのだということが，こうした現象からも見えてくる。

▷1　池田理知子（2011）「近代教育の時空」板場良久・池田理知子編『よくわかるコミュニケーション学』ミネルヴァ書房，132-133頁。

▷2　柳治男（2005）『〈学級〉の歴史学――自明視された空間を疑う』講談社。

▷3　2003年に厚生労働省より出された「フッ化物洗口ガイドライン」が契機となり，文部科学省・地方自治体を通じて，学校での普及および推進が図られた。

▷4　用意された約10ccの洗口液がすべての歯に行き渡るように1分間うがいをする。うがい後は洗口液をコップに吐き出す。

▷5　フッ化物は，多量に摂取すれば人体にとって有害な化学物質であることは知られており，洗口は適切な濃度を守ったうえでなされなければならない。

最近多くの小中学校で導入されているむし歯予防対策のためのフッ化物洗口でも、その根底には効率化の問題が潜んでいるのではないだろうか。たとえばその実施に際しては親の同意を得ることが前提で、少数ではあるが安全性に対する懸念から同意しないという親もおり、そうした生徒に対する措置として推奨されているのが水でのうがいである。他の生徒と異なることをするといじめにつながるおそれがあるということから、「教育的な配慮」がなされているようだが、水でうがいをさせるという指導は、その生徒の歯の健康維持に関して何の配慮もなされなかったことになる。誰もが「平等」にヘルスケアを受けられることが重要であるならば、その同じ時間にブラッシングやデンタルフロスを使うといった予防的措置がとられてもいいはずなのに、対応に手間がかかるからなのかそうはなっていない。

とくに小規模校においては、担任が一人ひとりのむし歯の本数を把握するのはそれほど難しいことではないはずだ。そうしたクラスにおいては、虫歯のある生徒に対する個別の対応をしていく必要があるにもかかわらず、効率的なフッ化物洗口という措置がとられているのである。生徒のこれからの生活習慣を見据えた健康教育ということを考えると、長期にわたって実行可能な予防措置を教える必要があることはいうまでもない。

③ 合意形成のあり方

学校で行われる健康診断や、感染症や虫歯予防のための措置は、公衆衛生の考え方に基づいて行われているものである。公衆衛生の実践は、19世紀の英国で最大多数の最大幸福を追求するという功利主義の考え方のもとに始まったのだが、今ではその欠点が多くのところで指摘されている。その最大のものがマイノリティに対する配慮であり、それをどう克服していくのかが課題となっている。時代の流れに逆行しないためにも、少数の意見や多様な考え方を切り捨てるのではなく、一人ひとりがそれぞれに適したヘルスケアを受けられることをめざす公衆衛生のあり方を考えていくことが、求められているのだといえる。

同時に、マイノリティを切り捨てることのない合意形成のあり方が模索されなければならない。当事者だけでなく、学校関係者や地域医療を担う者など関係するすべての者が一つの意見にまとまることなど、議論する余地のない単純な問題以外にはありえない。多くの人が関わらざるをえない公衆衛生では、めったにそうした事例は起こらないはずで、だとすれば合意が形成されるかどうかよりも、どうやって多様な意見を含めた議論をしていくのかのプロセスがより重要になるだろう。そしてそのプロセスのなかで、権力に捕われることなくマイノリティの声を排除しない説明や議論を尽くしていくことが求められているのだ。

(池田理知子)

▷6 たとえば熊本県・熊本県教育委員会・熊本県歯科医師会が出している「フッ化物洗口(むし歯予防プクプクうがい)の手引き」(2014)には、「他の児童生徒がフッ化物洗口液でうがいをしている時に、その児童生徒には真水でうがいをしてもらう等の対応も行われています」と記載。

▷7 たとえば熊本県の「熊本県歯及び口腔の健康づくり推進条例」の第13条では、「県は、幼児、児童及び生徒のむし歯及び歯周病を予防するため、学校等における歯磨き、フッ化物洗口の普及その他の効果的な取組に関し必要な措置を講ずるものとする」と記されている。

▷8 休み時間を使って行わなければならないなど担任の負担が増すという矛盾もある。

▷9 Ⅰ-1 を参照。

▷10 松田正己の「公衆衛生・社会保障と倫理(功利(公益)主義の克服)——チャドウィック、ディケンズ」www.dickens.jp/oop/cd-chadwick-matsuda.pdf (最終アクセス日:2016年5月1日)を参照。

おすすめ文献

柳治男(2005)『〈学級〉の歴史学——自明視された空間を疑う』講談社。

高井昌吏・古賀篤(2008)『健康優良児とその時代——健康というメディア・イベント』青弓社。

好井裕明編(2009)『排除と差別の社会学』有斐閣。

Ⅲ 社会と身体

「公害認定患者」の社会的背景

1 「公害」とは

　現在，一般的に用いられる「公害」という概念は近代社会における産業活動によってもたらされた，環境破壊の実態を指す。したがって日本の場合は「文明開化」にともなう工業化の発展により拡大してきたといえる。古くは明治時代の足尾銅山における鉱毒事件が名高いが，この百年有余の近代史のなかで無数の公害事件が発生している。産業活動は私たち人類の生存にとって不可欠の営為ではあるが，そのことによって環境破壊――最大のものとしての人命喪失――がもたらされるという歴史は批判的に検証されなければならない。

　「四大公害」という規定をする場合がある。これはあくまでも1970年前後に起こされた公害訴訟が同時並行的に進行していたため称されるのであって，厳密には「四大」は「公害訴訟」にかかるべきではあるが，いずれにせよ「水俣病」「新潟水俣病」「富山イタイイタイ病」「四日市ぜん息」が，現代日本における大規模で深刻な「公害病」であることに相違はない。

▷1 Ⅴ-5 Ⅶ-5 を参照。

　明治政府の「殖産興業」に始まり，敗戦後の「戦後復興」から「高度経済成長」に至る過程のなかで，産業の発展は「国策」に後押しされながら，日本列島を闊歩してきた。それらは「有機水銀」や「カドミウム」「亜硫酸ガス」といった有害物質を発することによって，人命（のみならず環境総体）を蝕んできた。したがって，公害は犯罪であるとの認識は重要である。

2 「認定患者」とは

　「公害」は当然多くの「被害者」をつくり出すが，その実態を100％把握することは困難である。しかし，医療機関による診察を受け治療を施されることによって「患者」となり，その実数はカルテに記録される。したがって，「患者」数が「被害者」すべてを表すものではないことに留意しておく必要がある。そこには被害者の経済的，家庭的，社会的な事情が絡んでいるからである。

▷2　第1種公害地域
公害健康被害補償法では「相当範囲にわたる著しい大気の汚染を生じ，その影響による疾病が多発している地域」と指定している。全国で41地域が対象となっていた。

　では「認定」とは何か。公害病の場合は一般的な疾病と異なって「補償金」が給付される。それは公害訴訟の成果としてもたらされたものであるが，ここでは四日市の場合を例にあげて説明したい。現行の法律では「公害健康被害補償法」（1974年発効）があり，四日市をはじめとした大気汚染地域は**第1種公害地域**として指定され，条件を満たした患者は「認定」され補償金を受給で

きることとなった。

その条件とは指定地域内に3年以上居住し，医師によって「気管支ぜん息」「ぜん息性気管支炎」「慢性気管支炎」「肺気腫」と診断された者である。指定地域は石油化学コンビナートに沿うようにして地名が明記され，居住年数は3歳未満の幼児のみ6カ月以上と緩和されている。この法律によって四日市市内には最大年間1151名（1975年度），延べ2200名の認定患者が存在したが，1988年の法改正によって第1種の大気汚染地域指定は解除され，それ以降新たな「（認定）患者」は発生しない仕組みへと変貌している。

3 「公害患者」の現状

地域指定は解除されたが，一旦「認定」された患者はそのまま継続され，2016年5月現在で市内には370名以上が存在している。病名では「気管支ぜん息」，認定ランクでは最も軽い「3級」が最多でともに87.1％となっている（2014年度3月31日現在）。年々死亡による減少の一途をたどるのみだが，実際に88年以降患者（被害者）は発生していないのか，その実態は把握されていない。

産業活動が活発でありながら被害者が出なければ「万事めでたし」である。だから四日市市は「公害を克服した街」を喧伝する。しかし，それはあくまでも法の規準に則っての政策である。大気汚染が**総量規制**によって，最悪だった時代の100分の1以下程度まで改善されているのが法改正の根拠になっているが，それでも患者は最多年度の3分の1が存在するという現実がある。

4 残された課題

人は好き好んで病気になるわけではない。まして「公害病」などはなおさらである。訴訟で発生原因が明らかにされ加害責任が問われながら，ことは民事的な「損害賠償」で片付けられ，多くの場合，加害企業が刑事責任を問われることはない。患者は「制度」によって医療費の負担を免れても，服薬や点滴などによる肉体的負荷を負わなくてはならない。若い女性が「患者だと結婚が難しいのでは」と，認定辞退を自ら申し出た例もある。一旦「寛解」状態になった少年患者が，成人した後，風邪を引けば「再発か」と当時のトラウマに苦しむとも聞く。転居を余儀なくされた人びとは丘陵地の団地へと疎開し，工場周辺はドーナツ現象による高齢社会と化している。

「四日市公害と環境未来館」が開設され，年間7万人余の入館者でにぎわう。裁判シアターや展示物の評価は高い。しかし，公害発生のメカニズムや責任の所在を明確にし，「公害は犯罪である」とのメッセージを伝えきれているか。「認定」制度に依拠した弱さを如何に克服できるのか。今後の課題としたい。

（伊藤三男）

▷3 「第6章 健康被害の補償と予防」124頁。http://www5.city.yokkaichi.mie.jp/secure/61743/06syoutotal.pdf（最終アクセス日：2016年8月13日）

▷4 2016年4月15日に四日市市環境保全課保健係担当者への聞き取り調査より。

▷5 池田理知子・伊藤三男編（2016）『空の青さはひとつだけ——マンガがつなぐ四日市公害』くんぷる，61頁。

▷6 ▷3を参照。

▷7 総量規制
大気汚染や水質汚濁が進んでいる地域で，その地域全体における汚染物質の排出総量を削減していく規制。三重県では硫黄酸化物について，四日市地域（四日市市及び三重郡朝日町・川越町）が規制適用地域となっている。

▷8 2015年3月，四日市公害に関する資料館として，四日市市が開設した。

おすすめ文献
吉田克己（2002）『四日市公害 その教訓と21世紀への課題』柏書房。
伊藤三男編（2015）『きく・しる・つなぐ 四日市公害を語り継ぐ』風媒社。
「水俣」を子どもたちに伝えるネットワーク・多田治・池田理知子編（2015）『いま，「水俣」を伝える意味——原田正純講演録』くんぷる。

Ⅲ　社会と身体

6　日常のなかの見えない病

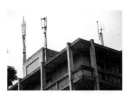

図Ⅲ-3　ビル屋上にある携帯電話基地局

出所：田仲康博氏撮影。

▷1　周波数とは1秒間に繰り返される電波などの回数。1秒間に8億回繰り返しているのが800MHz。

▷2　http://www.asyura2.com/13/health16/msg/246.html（最終アクセス日：2016年3月4日）

▷3　父親が医師で，母親が元看護師だったことが幸いしたのかもしれない。

▷4　電磁波過敏症
微弱な電磁波を浴びることで，本文中にあるようなさまざまな症状が起こる。

▷5　宮田幹夫「電磁波過敏症って何？——対処法を考える集い（上）」http://dennjiha.org/?page_id=7585（最終アクセス日：2016年3月4日）

1　携帯電話基地局のある風景

　都市部の風景の一部と化したかのように，携帯電話基地局（図Ⅲ-3参照）がビルの屋上に設置されている。ある人にとってはそれが重大な健康被害を引き起こす場合があるといわれていることをどのくらいの人が知っているだろうか。
　那覇市に住むある一家が転入したマンション屋上には周波数800MHz帯の基地局が設置されていた。住みはじめて8年後，2GHzの基地局が増設されたのとほぼ同時期に，めまいや眠気，頭痛，不眠，不整脈などの症状が家族全員に現れはじめた。また，母親は反射性交感神経性ジストロフィーを発症し，耳鳴りやれつが回らなくなるなどの症状で精神的に不安定な状態になった。結局この一家は，住環境の変化と体調不良との関係に気が付いたため，一時的にそこから避難することで全員の体調が回復するに至ったのだった。またマンションに住む人たちの理解が得られ，住民全体の合意のもとに，契約期間満了のタイミングで基地局は撤去され，元の生活に戻れたのだという。
　多くの人たちにとっては何でもないものであっても，ある人たちにはひどい苦痛を与えてしまうものがある。しかもその原因は病院をまわってもなかなかわからないことが多く，どの医療機関を受診しても「異常なし」という診断が下されることも少なくない。また，その原因と思われるものは，携帯電話やPCのようにもはやそれなしには暮らせないと多くの人が考えている便利なものだったりするのである。

2　環境の変化と「病」

　電磁波過敏症の臨床・研究に長年携わってきた宮田幹夫は，私たちの体には，マグネタイト（磁鉄鉱）が散りばめられているため，電磁波の影響を受けていない人はいないのだという。したがって，何の症状も現れていない人はむしろ「電磁波鈍感症」であって，「健常者」ではないのだとする。
　しかし実際は，電磁波過敏症に悩む人たちは，電磁波への感受性に対する個人差が大きいため，周囲から理解されないことが多い。症状を訴えても，「気にしすぎだ」「ほかの人は平気なのに」といったまわりからの否定的な反応によって，さらに傷ついてしまう。発症する人とそうでない人がいたり，しかも前者のほうが圧倒的に少数派であることは間違いないため，なおさら「特異な

者」として切り捨てられる可能性が高いのだ。

　私たちを取り巻く環境の変化から，ここ数十年でこれまでにはなかったさまざまな「病」が出てきた。何らかの化学物質に大量に曝露される，あるいは微量ではあるが繰り返し曝露されたことで発症するとされている化学物質過敏症や，強いかゆみや湿疹，かぶれなどの症状が出るアトピー性皮膚炎もそうである。両方とも生活習慣や生活環境の変化によってもたらされたといわれている。

　また，今や日本に住む2人に1人がスギ花粉症にかかっているといわれているが，その原因と考えられているのが戦後の林野庁主導によるスギの植林である。災害防止や建築資材確保のために多くの山がスギやヒノキの人工林に変わっていってしまった。しかも外国から値段の安い材木が輸入されるようになって国内の木材価格が低迷したため，それらの多くは手入れもされずに放置されており，花粉だけをまき散らす「迷惑な」存在となっているのである。

　こうした現代になって表面化したさまざまな「病」は，私たちの社会や環境の変化によってもたらされたものが多い。症状の改善をめざすのであれば，環境そのものを見直していく必要もあるのではないだろうか。

3　社会と向き合う

　冒頭で紹介した電磁波過敏症を発症した一家は，住環境を変えることにより症状が改善した。同様に，まわりの環境を変えることにより治癒へと向かう「病」もある。たとえば化学物質過敏症であれば，身のまわりから極力化学物質を減らすことでかなり違ってくる。アトピー性皮膚炎も食生活や日々の暮らしを見直すことで症状がやわらぐ場合がある。

　デリケートな部分のかゆみに悩まされていた女性が皮膚科を受診し，医師からトイレットペーパーを使いすぎないこと，患部に刺激を与えないことという指導を受け，症状が改善していったという事例は，薬を用いたり，施術を行うだけが症状を取り除いたり改善する方法とは限らないことを示している。一般に市販されている紙製品には多くの化学薬品が使われており，皮膚にやさしいものではない。まして被膜の薄い部分にとっては危険物ともなりうることを考えると，この医師の指導は的を射たものだったはずだ。

　このように，生活習慣やまわりの環境を見直すといった指導も重要な「医療行為」の一つなのではないだろうか。社会や環境の変化を見据えたうえで患者と向き合うことも，医療者には求められているのだといえる。

　いまや私たちの想像をはるかに超えた社会や環境の変化が起こっていることは間違いない。今後も何が起こるのか，変化の予兆を見逃さないことが重要になってくる。しかしそれ以上に重要なのが，社会のあり方そのものを見直すという姿勢なのではないだろうか。「病」の発生を未然に防ぐためにも，「病」と社会の関係を問い直す必要がある。

（池田理知子）

▷6　電磁波過敏症に限らず，心因発症論に対する理論的批判は，長年化学物質過敏症の研究と臨床での治療に取り組んできた石川哲を参照されたい。石川哲（2010）「日本における化学物質過敏症研究の現況」ダイオキシン・環境ホルモン対策国民会議・CSプロジェクト編『化学物質過敏症治療・研究の最前線』NPOダイオキシン・環境ホルモン対策国民会議，6-10頁。

【おすすめ文献】
　坂部貢・羽根邦夫・宮田幹夫（2012）『生体と電磁波』丸善出版。
　柳沢幸雄・石川哲・宮田幹夫（2002）『化学物質過敏症』文藝春秋。
　池田理知子（2014）『シロアリと生きる——よそものが出会った水俣』ナカニシヤ出版。

Ⅲ 社会と身体

社会病理としてのうつ病

1 「うつ病は心の風邪」

「うつ病は心の風邪です」。このキャッチコピーを一度は聞いたことがあるだろう。心の病はとかく偏見のまなざしで見られやすい。そのため，重症化してようやく医療機関を受診するケースも少なくない。うつ病は誰でもなる可能性があり，恥ずかしいことではない，風邪を引いたら医療機関にかかるのと同じように気軽に受診してほしい，という早期発見・早期治療を促すメッセージがこの「心の風邪」キャンペーンだったのである。

ところで，このメッセージの発信者が製薬会社だったことを知っている人がどれくらいいるだろうか。1990年代後半に新世代抗うつ剤（SSRI）が登場した影響は大きく，製薬会社の広告を中心に「うつ病は薬で治せる病，早期受診を」と訴えかけるキャンペーンが2000年頃から急速に広まった。また，1996年に厚生労働省は心療内科を新たな**標榜診療科**として追加し，精神科には抵抗が強い人びとも受診しやすくした。芸能人がうつ病であることを公表するようになったことも，誰でもなるかもしれない病という認識を広めるきっかけとなった。視聴者が抱く芸能人の明るいイメージに反してうつ病に苦しんでいる姿は，うつ病は心の弱い人がなるといった個人の性格や人格に原因を求めようとする風潮に変化をもたらしただろう。

こうして「心の風邪」という言葉によってスティグマの解消が図られ，気軽に医療機関を受診できる雰囲気や環境が整えられてきた一方で，うつ病について誤解を招いている点を精神科医の泉谷閑示は指摘する。うつ病は通常の風邪とは異なり，薬を飲んで寝ていれば治るといった甘いものではなく，これまでの生活を崩壊させ，希死念慮を引き起こし，最悪の場合，自死に至らしめる病である。「心の風邪」と気軽さを強調するキャンペーンが奏功し「患者の掘り起こし」によって治療に結びつけることができるケースもあるのだろうが，それでも経済的問題に次いでうつ病が自殺の原因として最も多い。この現実をどう捉えるべきだろうか。そして，うつ病の治療のゴールとは元通りの生活を取り戻すことなのだろうか。

2 環境の見直し

図Ⅲ-4のグラフは，日本における自殺死亡率の推移である。1997年に急増

▷1 選択的セロトニン再取り込み阻害薬（SSRI）は副作用が少なく効果が高い新世代の抗うつ剤として使われている。

▷2 Ⅷ-3 を参照。

▷3 **標榜診療科**
病院や診療所などの医療機関が外部に対し広告としてかかげてもよいとする診療科名で，医療法第6条第1項第2号で定められている。

▷4 泉谷はうつ病の現実と啓発キャンペーンが与えてきたイメージとのギャップを指摘しつつ，うつ病治療の捉え直しを試みている。ダイヤモンドオンラインの連載コラム「『うつ』にまつわる24の誤解」も参考になる。http://diamond.jp/articles/-/3420（最終アクセス日：2016年5月2日）

▷5 警察庁の統計によると平成22年度の自殺原因として経済・生活問題が約7400名であるのに対し，うつ病は約7000名であった。遺書が残されていない自殺にも相当数うつ病が原因と考えられるものが多いことが推測される。

しているが，不況による労働環境の悪化やさまざまな社会的状況への不安の高まりが，うつ病啓発キャンペーンの時期と重なる。かつては，うつ的な疾患は「神経衰弱」や「ノイローゼ」などと呼ばれ，個人の「人格の問題」とスティグマ化された時代もあったが，薬で治る病という認識が広がるにつれ，社会的なストレスの産物であるとする視点が台頭した。そして，うつ病は「怠け病」ではなく，むしろ社会に適応しようとする「真面目で勤勉な人」ほど罹患リスクが高いとする見方も広まっている。

近年「ブラック企業」の問題が取り沙汰されているが，過労状況を自らつくり出すことでその環境に適応しようとすることが，さらなる「ブラック化」を呼ぶという現象が起きている。インターネットやスマートフォンの普及により仕事でもプライベートでも即時に応答することを期待され，それができなければ「使えない人」の烙印を押されてしまう。そして，敏感な空気を繊細に読み合わなければ排除されてしまうような人間関係のストレスを抱えながら毎日を過ごさねばならない。このようなストレスに溢れた社会を私たちは生きている。置かれた環境に適応できなければ生きていくのが難しい社会そのものを見直さない限り，日本社会がうつ病を克服することはできないのではないか。

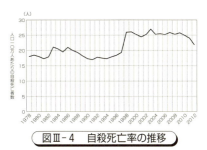

図Ⅲ-4 自殺死亡率の推移
出所：警察庁「自殺統計」より作成。

3 うつと共に生きるということ

うつ病はその治療のゴールをどこに設定するのかということが問題となる。崩壊した生活を元通りにしたいと願う患者は多いだろう。しかし，うつ病を引き起こした環境要因や人間関係，物事の考え方を変えずに，以前とまったく同じ生活を取り戻すことがゴールなのだろうか。むしろ，うつ病になる以前の生き方を見直すことが重要であろう。

躁うつ病を長年患いながらも執筆活動をしている坂口恭平は，躁やうつを治そうとするのは諦め，共に生きる道を選択した。それも，躁うつ病をもつ自分を自分だけで見つめ直すのではなく，妻や子どもたちといった家族という集団が「坂口恭平」を「運営」していると考えるのだという。坂口のうつとの向き合い方は，人は関係性のなかでしか生きていけないことを示唆するものである。

うつ病を引き起こすストレスから逃れることが困難な社会のなかにあって，うつ病を克服するのはきわめて難しいことのように思える。うつ病を入り口に自らの生き方や他者との関係性を見直すことは，うつ病との付き合い方のヒントになるかもしれない。

（五十嵐紀子）

▷6 北中淳子（2014）『うつの医療人類学』日本評論社，85-86頁。

▷7 本田由紀は自己実現のために働きすぎる若者たちを組み込む企業の仕組みを「やりがいの搾取」と呼び批判している。本田由紀（2011）『軋む社会――教育・仕事・若者の現在』河出書房新社，86-106頁。

▷8 土井隆義（2008）『友だち地獄――「空気を読む」世代のサバイバル』筑摩書房。

▷9 坂口恭平（2013）『坂口恭平躁鬱日記』医学書院；坂口恭平（2015）『家族の哲学』毎日新聞出版。

おすすめ文献

北中淳子（2014）『うつの医療人類学』日本評論社。
広瀬徹也・新尾二郎（2016）『先生，私はうつ病なんですか？――医師と患者の対話』日本評論社。

Ⅲ 社会と身体

8 障害観の変容

1 『24時間テレビ』が映しだす障害

この本を読んでいるみなさんのなかにも『24時間テレビ』という番組を知っている人は多いだろう。一度でも見たことがあれば、それがチャリティーを目的として、融和的・共生的な人間関係を描きだすものであることがよくわかる。当番組ではそのような趣旨をわかりやすく伝えるための一つの要素として、障害者がキャスティングされている。

『24時間テレビ』が描く「頑張る障害者」「困難を乗り越える障害者」は、視聴者にとって共感可能な存在であり、それがチャリティー活動を成立させているともいえる。そのような共感は、ただ画面のこちら側から彼女／彼らを眺めるだけで、手軽に障害者との共生を実践できるかのような錯覚を私たちに与える。しかし、注意しなければならないのは、そこで語られる「困難」や「乗り越えるべき壁」がいったい何を指しているのかということである。当番組では、それが障害者に帰属する身体的・精神的特性（いわゆる「障害」）に起因するものであるということが強調されているが、よく考えてみれば、「困難」は障害者をとりまくさまざまな社会的状況によって引き起こされるものであるかもしれない。さらにいえば、「障害」という概念自体が、それを障害者個人に備わった特性と捉えるのか、社会的にもたらされる問題と捉えるのかによって、まったく異なるものとして定義されうるのである。

2 「障害の個人モデル」と「障害の社会モデル」

「障害」とは何かということを考える際に、しばしば参照されるのが「障害の個人モデル（医学モデル）」と「障害の社会モデル」である。前者の考え方では、障害を個人に属する能力や機能の欠損（インペアメント）として捉え、インペアメントの治療こそが障害を除去する方法であるとされる。それに対して、後者の考え方では、社会の側によってもたらされる障壁や不利益を障害（ディスアビリティ）として捉え、障害の除去には社会の側の変革が必要であるとされる。とくに医療の領域においては、長い間個人モデル的な障害の捉え方が一般的であったが、社会モデルの登場はそのような従来の障害観に疑問を投げかけ、障害者を抑圧する社会のあり様を問い直す視点をもたらした。

ただし、社会モデルが社会的障壁の解消という側面を重視するあまり、障害

▷1 2015年に放送された番組のタイムテーブルには、「野生イルカの力を借りて手足が不自由な少女の夢をつなぐ」「義足の少年に想いをつなぐ障がい者アスリートが夢の記録に挑戦！」「両脚のない米国人女性が日本の子ども達に想いをつなぐ奇跡のパフォーマンス」といった企画タイトルが並んでいる。

▷2 社会モデルは、隔離に反対する身体障害者連盟（Union of Physically Impaired Against Segregation）の声明をもとに、イギリス障害学の創始者マイケル・オリバーによって提起された。

者のインペアメントをめぐる個人的な経験を軽視してきたのではないかということについては、しばしば批判がなされてきた。その際に問題となるのは、社会モデルではディスアビリティとしての障害が社会的な構築物であるとされる一方で、インペアメントとしての障害があたかも変えようのない自然なものであるかのように想定されてしまっているという点である。しかし、一見すると初めから生物学的に決定付けられているように感じられる人びとの身体やそのインペアメントも、実はさまざまな言説における価値付けを通じて、社会的・文化的に構築されていくものではないだろうか。だとすれば、障害とは何かということを考えるにあたっては、それがどのような言説のなかで定義されてきたのかという点に目を向けることが重要であるといえる。

❸ 共生言説における障害観

ディスアビリティのみならず、インペアメントが社会的に構築されていく背景には、「正常とは何か」「異常とは何か」といった価値観が大きく影響している。昨今、さまざまな場面で「共生」が提唱されていることからもわかるとおり、現代社会では障害者の身体を「異常なもの」としてまなざすことがタブー視されている。しかし、そのような共生言説にも、じつは「正常／異常」といった価値付けが潜んでいる。

たとえば、「障害者と共に生きる社会」「障害者にやさしいまちづくり」といったスローガンは、「差異を認め、みんな一緒に生きていこう」というポジティブなメッセージを提唱するものとして、人びとから肯定的に受けとめられている。しかし、そこでの「差異」とは何を基準とした「差異」なのだろうか。そこでの共生とはいったい誰の立場からみた共生なのだろうか。おそらくその基点となるのは「健常者」であり、「障害者」はその基点ありきのいわば「変種」として位置付けられる。

これは、共生言説がはらんでいる同化／異化の問題とも無関係ではない。障害者との共生といったとき、それは障害者の側による同化と社会の側による統合、あるいは障害者の側による異化と社会の側による排除として立ち現れることが多いとされる。ただし、そもそも同化／異化というベクトルには、何かしらの基点が存在するということが前提とされている。その基点からのずれをいったん異質なものとして認識したうえで、同化／異化という方向付けが可能になるのであれば、やはり共生言説にも正常／異常といった価値が関わっているといえる。障害がさまざまな言説のなかで語られるとき、私たちはそれがいかなる社会的な認識や価値付けのプロセスを経て形成されたものであるのかということに目を向ける必要があるだろう。

(塙　幸枝)

▷3　Morris, J.(ed.) (1996). *Encounters with strangers : Feminism and disability.* Woman's Press.

▷4　このような観点からの社会モデルへの批判とその検討については、菊池夏野 (2013)「障害学とジェンダー論と」川越敏司・川島聡・星加良司編『障害学のリハビリテーション──障害の社会モデルその射程と限界』生活書院；後藤吉彦 (2007)『身体の社会学のブレークスルー──差異の政治から普遍性の政治へ』生活書院が参考になる。

▷5　さらにいえば、そもそも「障害者／健常者」というカテゴリーが自明なものとして捉えられていること自体に、疑問の目を向ける必要がある。

▷6　石川准 (2002)「ディスアビリティの削減、インペアメントの変換」石川准・倉本智明編『障害学の主張』明石書店。

おすすめ文献

石川准・倉本智明編 (2002)『障害学の主張』明石書店。

川越敏司・川島聡・星加良司編 (2013)『障害学のリハビリテーション──障害の社会モデルその射程と限界』生活書院。

杉野昭博 (2007)『障害学──理論形成と射程』東京大学出版会。

Ⅲ　社会と身体

 当事者研究と社会

1　自分の経験を言い当てる言葉

　病気や障害について考えるうえで一番大切なことは，それを抱えて生きる本人が困っていることが何かということである。しかし，「頭が痛い」とか「お腹が痛い」というように，自分の感覚を表現できればよいが，何に困っているのかを表現するということは，障害や病気を経験している本人にとってもそれほど簡単なことではない。それは，「自分の経験を言い当てる」言葉が見つからないからだ。言葉がなければ自分の経験を自分自身で把握することも難しいし，それをどう意味付けていいのかわからなくて，とても不安だ。そして治療や回復が「困っている」ことをなくしたり，軽減したりすることであるなら，何に困っているのかがわからなければそれをめざしていくことも難しくなる。

　その一方で，今の社会には，病気や障害について，専門家や支援者によって外から観察され，表現された言葉が溢れている。医学や心理学などの学術的な研究においては，障害や病気は専門的知見が想定する「正常」からのズレとして認識されることが多い。「専門知」は，どのように「正常」からズレているかについての説明はできるかもしれないが，本人が何にどのように困っているのかということに答えられるわけではない。もちろん専門家や支援者の側から出てきた言葉が，本人にとって必要な説明を与えてくれることはあるし，そのことによって助けられることはあるだろう。しかし，多くの場合はそれだけでは不十分であり，専門家の言葉が本人を苦しめたり，社会的な抑圧をもたらす場合もある。

　自分自身の経験を語る言葉がない状況のなかで，自助グループなど同じような経験をもつ人同士で集まり，語り合うという場がある。そこには言葉や意味が与えられない経験に対して，新しい言葉を紡ごうとしてきた語りの文化がある。当事者研究とはそうした語りの文化を背景として，研究という切り口から自分自身の経験を言い当てる言葉を生みだそうとする営みである。

2　「当事者研究」というアプローチ

　「当事者」と「研究」はそれぞれ一般的な言葉だが，この二つをつないで「当事者研究」という特有の実践を指すものとして使われるようになったのは，北海道の浦河にある「べてるの家」からである。当事者研究は，統合失調症を

▷1　このような「困っていること」に着目する病気や障害の捉え方は，インペアメント（身体的差異）ではなくディスアビリティ（身体的差異に結びつけられた社会的不利益）に注目する「障害の社会モデル」の考え方と重なる部分が大きい。「障害の社会モデル」については，Ⅲ-8 を参照。

▷2　熊谷晋一郎「概念を作る，概念をつなげる」『リレーエッセイ　先端とは何か』東京大学先端科学技術研究センターウェブサイト。http://www.rcast.u-tokyo.ac.jp/research/sentan/relay016_ja.html（最終アクセス日：2016年4月18日）

中心とする精神障害のある人たちが，自分たちの抱える固有の生きづらさを，自分自身と仲間，そして医療者や支援者たちとともに研究する営みとして始まった。現在では，「べてるの家」だけでなく，全国の精神障害や依存症，発達障害などの当事者の間でも「当事者研究」が広まりつつある。

当事者研究も含め「研究」という営みの中心にあるのは，あるテーマに対して問いを立て，それに答えようとすることである。当事者が研究するということが大きな意味をもつのは，当事者自身が問いの対象（答えのありか）から問いを立てる側になるということにおいてである。当事者研究にはそのための工夫がたくさんある。たとえば「べてるの家」では「自己病名」を付ける試みがなされている。同じ統合失調症の診断を受けている人でも，「統合失調症サトラレタイプ」や「逃亡失踪症」のように，その人自身が抱える問題がわかるような病名をそれぞれが付けるのだ。医師から診断された病名や障害名を仮の出発点にして，自分たちで問題自体を立て直すということが，当事者研究においては重要なプロセスなのである。

また研究のなかでは日常的な規範からいったん距離をとって，それ自体を相対化しつつ思考を進めていく。これはあらゆる研究に必要な作業であり，当事者研究も例外ではない。障害や病気に関わる経験のなかには，何かができないとか，人に迷惑をかけたり，まわりから「問題行動」だと言われたりするものも含まれている。そうしたことは私たちが暮らす社会の規範のなかでは否定的に意味付けられる。否定的な意味付けのなかでは，人は言葉を失う。自分の経験の意味を探求し，捉え直すということはできないのだ。当事者研究はそうした規範からの意味付けをひとまず脇において，何が起きているのかを見ようとする態度から始まる。

❸ 言葉を生み出すことは社会を変えていくこと

当事者研究は当事者運動のように直接的に社会を変えていくことを目的とはしていない。しかし，当事者研究を通して経験を語るための言葉が生みだされるということの意味は大きい。言葉は仲間の間で共有され，コミュニティのなかに蓄積されていく。それは，同じ当事者たちが困っていることを表現するために使える言葉になったり，生きていくためのさまざまな決定を下すうえでの材料となったりする。分断された個人に責任を押しつけるのではない形の自己決定のためには，共同性の基盤としての言葉が必要になる。

そして何より，同じ社会のなかで生きる，自分とは異なった経験をした人の当事者研究を読んだり聞いたりすることは，別な角度から光を当てられた世界を学ぶことである。社会のなかに新たな言葉が生みだされ，共有されることで，その社会は変わっていく。当事者研究は，今の社会に問題提起をし，新たな社会を描くための言葉をつくりだす実践でもあるのだ。

（番園寛也）

▷3 向谷地生良「当事者研究とは――当事者研究の理念と構成」当事者研究ネットワークウェブサイト。http://toukennet.jp/?page_id=56（最終アクセス日：2016年2年15日）

▷4 当事者研究ネットワークウェブサイト。http://toukennet.jp/（最終アクセス日：2016年2月15日）

▷5 向谷地生良・浦河べてるの家（2006）『安心して絶望できる人生』NHK出版，162頁。

▷6 浦河べてるの家（2005）『べてるの家の「当事者研究」』医学書院，136-137頁。

▷7 石原孝二は，自己病名が医学的な診断名に対する全面的な否定ではなく，それをもじったりすることで，使えるものは取り入れながらその意味をずらしていることに注目している。石原孝二（2013）「当事者研究とは何か――その理念と実践」石原孝二編『当事者研究の研究』医学書院，35-39頁。

▷8 自己決定と自己責任をめぐる問題については，Ⅳ-5を参照。

おすすめ文献

浦河べてるの家（2005）『べてるの家の「当事者研究」』医学書院。

綾屋紗月・熊谷晋一郎（2010）『発達障害当事者研究』医学書院。

上岡陽江＋ダルク女性ハウス（2012）『生き延びるための犯罪』イースト・プレス。

Ⅲ 社会と身体

10 精神障害者運動と社会

1 日本の精神医療の特徴

　日本の精神医療は1900年に始まるが，その一つの特徴は精神病院への長期入院にある。統合失調症などの患者には20年や30年といった長期にわたって入院生活を経験する人も少なくない。日本は1988年からOECD加盟国で平均入院日数が最も長く（欧米先進諸国平均2週間，日本平均300日），人口10万人当たりの精神科病床数が最も多い（加盟国平均68床，日本269床）状態が続いている。▷1
　1950年代には統合失調症などの治療薬である向精神薬が開発され，寛解状態（症状が収まり，コントロールできている状態）まで回復する患者が増えはじめていた。▷2 しかし，患者が生活していくために利用できる社会資源はほとんどなく，治療上の必要性ではなく，退院後の行き先がないために退院できない「社会的入院」を余儀なくされる患者も多くいた。そしてまた，妄想や幻覚体験を語る患者は病識（自分が病気であるという自覚）がなく，そのことが疾患の特徴であると捉えられ，精神病院での入院は，患者たちにとって基本的な人権を侵害される場所であることも多かった。▷3 日本の精神障害者は，疾患に起因する苦悩だけでなく，偏見や差別，医療制度による社会的排除も経験してきた。▷4

2 地域で展開された〈かかわり〉と〈つながり〉の場

　日本の精神障害者の運動は，こうした歴史を抜きにして理解することはできない。運動のなかで，精神障害者たちや支援者たちが日常的に行ってきたことは，社会に受け入れられなかった人びとと仲間になり，可能な範囲の生産活動を行い，ともに過ごすことだった。そこで大切にされてきたことは個々の体験を尊重し，場を共有するということである。▷5
　私たちの社会では，精神障害者の言動が，社会的逸脱といった社会的規範や，症状悪化などの治療言説と結び付けられることが多い。とりわけ精神疾患と関わる体験や心の動きは，それ自体が症状とされてきたこともあり，多くの場合，相手が家族や主治医であっても理解しがたく，本人にとっても語りづらい。幻聴や幻覚，妄想といった本人の体験，その恐怖や不安，服薬の辛さ，青春時代を失った絶望感，家族との葛藤や不満，メディアや隣人たちの偏見への怒りと戸惑い，将来の不安，仲間を見つけた喜びや日常生活の新しい体験の新鮮さ……。これら表現することのできなかった体験や気持ち，日常の細やかな一つ

▷1　統計は2011年，OECD (2014) *OECD Health Data*.
▷2　秋元波留夫（2005）『99歳精神科医の挑戦──好奇心と正義感』岩波書店。
▷3　とくに1980年代は病院内の処遇が悪化。看護職員らによる折檻で二人の患者の死亡が発覚した宇都宮病院事件（1984年）などを機に，国際司法機関が日本政府に改善を命じた。
▷4　政府は医師一人当たりの患者数を他科の3倍に緩和させた。また医療金融公庫からの低利融資により，民間の精神科・精神病院の設立を補助した。診療報酬も長期入院を重視した体制に変更している。他方で，事件のたびに公安維持へ重心が移された。たとえば，1964年ライシャワー駐米国大使刺傷事件後には警察への届け出を補強する「精神衛生法一部改正」が施行され，措置入院率が倍増。
▷5　日本では，精神障害者（精神病患者）のみの運動体は少ない。海外の精神医療ユーザーや他の障害者運動で見られた社会への問題提起，既存概念を転換させた支援体制の提唱は，実践の場では継続していたが，運動体として明示し続けたところは僅かである。全国規模の当事者ネットワーク

ひとつの出来事を共有してきたのが，当事者による患者会や当事者運動である。

また，従来あまり注目されてこなかった側面に，疾患のために言語操作や意思決定，注意の持続が難しいこと，実際に体験しているにもかかわらず，それらを表現する言葉が身の回りになく，経験を言語化しにくいという精神疾患特有の事情があることも理解すべきである。

具体的な例を見てみよう。長期入院や，治療または病気の影響で，就学や就職の機会が少ない当事者も多い。また病気の現れ方，治療方法も個別性が高く，予測しにくい。精神障害者にとって地域での暮らしは，社会参加の場でもあり，未知の出来事が連続する場でもある。

生活のなかで精神障害者たちはさまざまな困難に直面するが，それを仲間や支援者との〈かかわり〉と〈つながり〉のなかでやりくりしながら地域で暮らしている。たとえば，集いの場にくると止まらなかった動悸が，仲間の心配りで部屋の柱時計をはずした後は少なくなった（柱時計の振子が心拍と重なっていた）というエピソードや，カラオケで何も言わずにじっとしていた人が「今日は歌えた」（他の人が歌ったことと重ねている）と喜んだというエピソードがある。

暮らしのなかで本人たちの気持ちや状態の示し方を知ろうとするとき，当事者団体に参加するメンバーやサポートしているスタッフが重視していることは，(1)本人の経験を想像し，認め，共有すること，(2)いざというときに安心できる場所とつながっていること，(3)細やかな振り返りによって，自らの病気，生活上の苦労，生き方の輪郭線を描いてゆくこと，の3点である。精神障害者の運動では，多くの集団がこうした〈かかわり〉と〈つながり〉の場を，患者，支援者分け隔てなく多層に醸成してきた。

3 精神障害者運動とこれからの社会

精神障害は後天性疾患であることが多いが，そうした背景には民族的あるいは性的マイノリティであること，経済的困窮，親世代の依存症，生活拠点の喪失など社会的周縁部での苦しい生活の経験があることが少なくない。また発症後は「精神病」に対する社会的偏見も非常に厳しく，暴力，社会的孤立，自傷などの経験をもつ者が多い。そうした「精神病」の体験は，かつては語ることもできなかったが，精神障害者の運動によって社会的にオープンなものに変化してきている。そして，「精神病」を経験した彼／彼女たちが語りはじめたことで，20世紀の日本社会に広まっていた医療の考え方や制度，精神疾患への社会的偏見は大きく変わった。そしてそれだけでなく「敗北」や「弱さ」の意味など，人が生きるなかで経験する普遍的な困難の捉え方にも影響を与えている。

幻覚体験を語る人と出会ったとき，みなさんはどうするだろうか。同じ地域の生活者として，私たちが経験する〈かかわり〉の積み重なりが，社会の方向性を定めているのである。

（間宮郁子・番園寛也）

が形成されたが，積極的な社会運動が広く展開されたとは言い難い。

▷6 個々の実践については以下を参照。べてるの家（北海道）については間宮郁子（2011）「精神障害をもつ人たちの隣へ」小國和子・亀井伸孝・飯嶋秀治編著『支援のフィールドワーク――開発と福祉の現場から』世界思想社，58-75頁。やどかりの里（埼玉県）については間宮郁子（2007）「精神障害者の働く場はどのように形成されているのか？」浮ヶ谷幸代・井口高志編著『「病い」と〈つながり〉の場の民族史』明石書店，69-97頁。

▷7 谷中輝雄（1996）『生活支援――精神障害者生活支援の理念と方法』やどかり出版。

▷8 外来患者ではうつ，入院患者では統合失調症が最多で，10歳代から40歳代に発症しやすい。先天性疾患にはてんかん，自閉症，発達障害などがある。

【おすすめ文献】

やどかりブックレット編集委員会編（2000）『やどかりの里におけるグループ活動爽風会（やどかりブックレット障害者からのメッセージ）』やどかり出版。

向谷地生良（2009）『技法以前 べてるの家のつくりかた』（シリーズケアをひらく）医学書院。

オーヘイガン，M.／中田智恵海・長野英子訳（1999）『精神医療ユーザーのめざすもの――欧米のセルフヘルプグループ』解放出版社。

コラム 3

湯治場のコミュニティ形成

1　湯治場のエスノグラフィー

　北海道北部に豊富温泉という小さな温泉街がある。[注1]ここには、全国各地から、アトピー性皮膚炎や乾癬で悩む人びとが湯治に訪れる。なかでも多いのが、ステロイドを用いた治療に頼ることなく症状を緩和させたい湯治客だが、その多くがステロイドの即効性と使用後のリバウンドの両方を体験し、ステロイド依存からの離脱（いわゆる「脱ステ」）を試みている。[注2]

　「脱ステ」は、医療従事者の間でも患者の間でも、意見が割れるテーマである。また、ステロイド系医薬品の開発と処方の背後にある医療現場と製薬業界との癒着も無視できない。さらに、「脱ステ」を始めた初期段階では症状の悪化（再発）が見られるため、陰口を叩かれることもある。

　豊富温泉は次の2点において、この複雑な問題に対応している。第一に、この温泉街が少数派を多数派に変換する共同体・共感の場を形成している点、第二に、「脱ステ」を語り、実践することが医療と社会の「近代化」を問い直す起点となること、すなわち「脱中心化」の実践となる点である。

2　少数派が多数派になる街

　「美肌」という記号的価値が浸透した結果、「素肌」は「見られるもの」「見せるもの」すなわち社会的なものとなった。「潤い」「すべすべ」といった記号が肯定的な価値をもち、対極に「肌荒れ」「がさがさ」といった否定的な意味の記号が配置されている。こうした価値体系に呼応するかのように商品開発も進み、肯定的なイメージを実現させる商品が店の陳列棚に並んでいる。

　しかし、アトピーや乾癬が一向に治癒しない人びとは、「美肌」の価値を共有しつつも、それとは裏腹に、社会的に否定された対極へと向かってしまう。ステロイドを使用しても、使用後のリバウンドは悪化の一途をたどるように見え、その治療法が対処療法にすぎないことを繰り返し思い知らされる。こうした人びとは全体から見れば少数なのだが、少数者であるがゆえの苦しみもともなう。

　豊富温泉の湯治客の多くは、ステロイド系医薬品がアトピーや乾癬の主原因だとは考えていないようだ。なかにはステロイドが薬害をもたらしたと考える場合もあるが、「脱ステ」が根本原因を取り除くといった単純な理屈ではなく、むしろ、これまでの生活習慣を抜本的に見直すことによって症状を緩和・改善させたいと考えているようだ。このことを端的に表す概念が「解放」である。

　その最たるものが日常全般のストレスからの解放であろう。このストレスは、私的な時空間で襲われる激しい痒み、掻き壊し、剝がれ落ちる表皮や皮膚の変色のみならず、他者との関係における「見た目の悪さ」、そこからくる憐みのまなざしや言葉、感じる無言の視線などを含む。否定的な意味で目立ってしまう少数者の精神的苦痛はストレス以外の何ものでもないが、ストレス自体もこうした皮膚疾患の遠因であることが悪循環を形成している。

このような少数者がここを訪れると多数派になる。その中心施設である「ふれあいセンター」には，同じような悩みを抱えた湯治客が集まり，たとえ一時的であっても一種の共感のコミュニティが形成される。このような場は，後ろめたさや隠しきれない「見た目の悪さ」をもつ自己，「異常者」として見られているかもしれない自己から解放され，症状の改善に自ら取り組む主体性を取り戻す一助になっている。またここでは，ストレスの多い社会環境から解放されるだけでなく，それまで施されてきたステロイドによる対処療法的な近代医薬・医療からも解放され，主体的に「脱ステ」を実践し，多くの同類者と共に症状を改善していくことが異常視されないのだ。

3 「近代化」の問い直しと「脱中心化」の実践

他の温泉施設と同様に豊富温泉も近代科学技術によって誕生した温泉街であるが，「近代化」を問い直す契機を与えてもくれる。湯治客は，恵まれた天然資源を活用するなかで，自然の一部である自分を取り戻し，湧き出る源泉の速度や泉質が一定でないように，ゆっくりと自身の自然治癒力を高めようとする。

一方，医療の「近代化」は即効性，すなわち直ぐ効くことを旗印に遂行された。この路線で労働習慣も形成され，労働の足かせとなる痒みや痛みは「速く効く」薬によって治すのが適切とみなされるようになり，この価値観を前提として医薬品開発も進められてきた。つまり，痒みや痛みは時間をかけた自然治癒よりも，効率的に無化することを中心とした治療文明が誕生したのである。

他方，豊富温泉の湯治コミュニティは，ステロイド医療が中心的方法とされていることに疑問を抱き，「脱ステ」後のリバウンドを湯治によって改善させようとすることで，近代医療の言説を「脱中心化」する。そして実際，症状が改善されたという多くの成果も報告されている。こうしたコミュニティ構築は中心／周縁という構造を解体する。それは，仲間を募って訪れる温泉旅行とは別の形，すなわち訪れると仲間ができるという新しい湯治ネットワークの形成なのだ。

（板場良久）

▷1 豊富温泉については以下のウェブサイトを参照。http://toyotomi-onsen.com/（最終アクセス日：2016年3月31日）

なお，本コラムは筆者が家族の湯治に同伴した過去3回の滞在経験にも基づいている。

▷2 本コラムはステロイドの医療的有用性を議論するものではないが，異議申し立てについては藤澤重樹（2013）『9割の医者が知らない正しいアトピーの治し方』永岡書店などを参照した。また，以下のウェブサイトも参考になる。

前国立名古屋病院皮膚科医師・深谷元継「書き残したこと」http://www.tclinic.jp/atopy/intro.htm（最終アクセス日：2016年3月31日）

▷3 長期滞在者が多く集まる「ふれあいセンター」の浴室と休憩室で顔見知りの関係が築かれていくだけでなく，センターのコンシェルジュに常駐する湯治経験者が各種イベントを企画・告示・運営していることも共感のコミュニケーションを可能としている。

▷4 近代医療を完全に排除した温泉施設ということではない。「ふれあいセンター」のコンシェルジュには保健師も常駐しており，必要に応じてスカイプなどの映像・画像・音声テクノロジーを利用して，東京の皮膚科医から遠隔診察や処方を受けることができるようになっている。たとえば，カポジ水痘様発疹症などの感染症に対応した処置（医薬品の提供を含む）や湯治指導が行われることもある。

▷5 痛みを無化する近代文明を「無痛文明」と呼ぶことがあるが，これに倣って，ステロイド依存の医療を主流とし，またそれを求める私たちの社会は「無痒(むよう)文明」と呼べるかもしれない。「無痛文明」については，森岡正博（2003）『無痛文明論』トランスビューを参照。

▷6 安藤直子（2008）『アトピー性皮膚炎患者1000人の証言』子どもの未来社を参照。

(おすすめ文献)

安藤直子（2008）『アトピー性皮膚炎患者1000人の証言』子どもの未来社。

森岡正博（2003）『無痛文明論』トランスビュー。

佐々木信行（2013）『温泉の科学　温泉を10倍楽しむための基礎知識!!』SBクリエイティブ。

Ⅳ　ジェンダー・セクシュアリティ

 ジェンダー

1　「わかる」ことは「分ける」こと

　「わかる」という言葉は，混沌とした物ごとの間に分割線を引き，「分ける」ことと同じ語源をもっている。私たちは日々，意識的にであれ無意識的にであれ，社会のさまざまなものごとに分割線を引き，区別・分類し，意味を与えることによってそれらを理解，識別している。同時にそれは，社会のなかで生きる〈わたし〉という存在そのものが「理解可能」なものとして認識されるために，常に分けられる「対象」であるということでもある。〈わたし〉を社会的な存在としてつくり上げるさまざまな分割線の一つに，ジェンダーやセクシュアリティをめぐる問題がある。病院のカルテや履歴書などの性別欄から，トイレや更衣室，「好きな異性のタイプはどんな人ですか」といった日常会話の隅々にまで浸透し，日々反復される「区分」のなかに私たちは存在している。

　ジェンダーという区分法

　ジェンダーという言葉は，「社会的・文化的な性のあり方」を意味する概念として，解剖学的な身体的性差を表すセックスという言葉と区別して用いられてきた。20世紀初頭の精神医学における「解剖学は宿命だ」という学説は，「女性と男性は解剖学的に異なる身体構造をもつのだから，社会における両者の扱われ方や担う役割が異なるのは当然だ」という考え方に表れるように，現代の社会においても今なお強い影響力をもっている。ジェンダーという概念は，性のあり方は身体において本質的に決定されているという考え方に対して異議を唱え，ある人が解剖学的にどのような身体をもつかということ（セックス）と，その人が社会のどこに配置され，どのように扱われるか，どのような役割を担わされるかという問題（ジェンダー）は明確に区別されるべきであり，性のあり方とは変更不可能な「宿命」などではないということを明らかにしてきた。フェミニストの歴史学者ジョーン・W・スコットがジェンダーを「身体的差異に意味を付与する知」と定義付けたように，身体的性差とは性のあり方を決定付ける「根拠」にはなりえず，「女」や「男」という性は，特定の社会や文化のなかで生きる人間が「意味を与える」ことによってつくり上げてきた構築物であることをフェミニズムは指摘し，その差別構造を問題化してきたのである。
　ジェンダーという言葉はしばしば，「男らしさ」「女らしさ」といった社会的

▷1　Scott, J. W. (1988). *Gender and the politics of history*. Columbia University Press, p.2 (= 1992, 荻野美穂訳『ジェンダーと歴史学』平凡社).

▷2　セクシュアリティが近代における社会的構築物であることについては，Ⅳ-2 も参照されたい。

▷3　ジェンダーは二元論的なセックスの「上に」構築される社会的性別であるという理解は，ジェンダーとセックスの連続性を前提とすることによって，ジェンダー・アイデンティティやジェンダー表現がセックスと合致しないトランスジェンダーの人びとを排除することにつながった。

につくられた「性質」を示す概念である，と説明されることがある。しかし，ジェンダーを「男らしさ」「女らしさ」として理解してしまうと，それらの「性質」が与えられるカテゴリーそれ自体——つまり，性のあり方には「男」と「女」という相容れない2項のみしか存在しないという前提——は問えなくなってしまう。むしろ，ジェンダーという概念が問題化するのは，特定の「性質」に限定されるものではなく，身体に意味を与えるために人間の身体を「区分」する方法であり，異なったカテゴリーをつくり出す一連の社会的・文化的なルールであると考えた方がいいだろう。

3 ジェンダー規範

　ジェンダーが社会的な意味付けの行為であり，そのために多様な身体を区分する方法であるならば，身体を「メス」と「オス」の二つに分類するという，解剖学的性差としてのセックスもまた，社会的な意味付けがなされる「まえ」に存在する自然な実体ではなく，むしろジェンダーという区分法の「結果」として認識されるものだということができる。数多くある身体器官のうち外性器・内性器の形状やホルモン，染色体といった特定の部位や組織を「意味ある差異」として取り出し，「メス」と「オス」の間に分割線を引いているのは他でもない人間であり，解剖学や生物学もまた，社会的・文化的な制度や規範のもとでつくり出されてきた〈知〉＝権力の体系であるからだ。

　ここで問われなくてはいけないのは，二つの対立的なカテゴリーとしての「女」と「男」という区分法が，どのように身体を「自然な基盤」としてつくり上げてきたか，という問題である。性器の形状を他の身体部位よりもより重要で根本的な差異であるとみなす考え方は，生殖と再生産を中心とした異性愛のセクシュアリティを「自然」なものとして特権化する性規範によって支えられている。つまりジェンダー規範とは，「女」というカテゴリーに入る人間が「メス」の身体をもつということだけでなく，その人が異性愛者であることを前提とすることで，セックス／ジェンダー／セクシュアリティの連続性をつくり上げる言説装置なのだ。そのような連続性を前提にした男女の二分法にあてはまらない人間を「逸脱者」として排除すると同時に，カテゴリー内部のさまざまな差異や権力関係を覆い隠しながら，ジェンダー規範は機能している。

　ジェンダーとは社会や文化がつくり出した区分法に他ならない。しかしそれは〈わたし〉が自由に選択できるということではなく，常に強制される「規範」であるために，ただその社会構築性を語るだけではその抑圧構造を揺るがすことにはならない。より重要なのは，ジェンダー規範が「どのように」作用しているか，そこで引かれ続ける分割線が，「誰」を認識不可能な存在として不可視化しているかを批判的に問い続けることではないだろうか。

（井芹真紀子）

▷4　ジュディス・バトラーは，このような連続性をつくり上げる性別カテゴリーを「異性愛のマトリクス」という概念で指摘している。バトラー，J.／竹村和子訳（1999）『ジェンダー・トラブル——フェミニズムとアイデンティティの攪乱』青土社，262頁。

▷5　二元論的な性別カテゴリーのつくり出す「〈排除〉と〈均質化〉」の作用については，竹村和子（2000）『フェミニズム』岩波書店，30-32頁を参照。

▷6　たとえば，近年の「女子力」という言葉の流行は，「気配り」や「共感力」などの特徴を，本質的な女性性というよりは社会関係のなかで獲得される「能力」や「スキル」として定義することで，その社会構築性を明らかにしているように見えるかもしれない。しかしその能力向上のための努力を要請され，「査定」される対象に女性が位置付けられるというジェンダーの非対称性は維持・反復されている。「女子力男子」という言葉の揶揄的な使用のされ方もまた，ジェンダー区分の解体ではなく再強化として機能していると考えるべきだろう。

おすすめ文献

　竹村和子（2000）『フェミニズム』岩波書店。

　サリー，S.／竹村和子他訳（2005）『ジュディス・バトラー』青土社。

　モハンティ，C. T.／堀田碧監訳（2012）『境界なきフェミニズム』法政大学出版局。

Ⅳ　ジェンダー・セクシュアリティ

セクシュアリティ

① セクシュアリティという発明

　セクシュアリティとは，性をめぐって人間が抱く欲望やファンタジー，あるいは実践を意味する概念である。「性的な欲望」を，食べることや眠ることのように人間が生きるために必要な「生存本能」だと理解している人がいるかもしれない。しかしセクシュアリティという概念が明らかにしてきたのは，「何が性的なものであるか」を規定するのは生物としての「本能」とは関係がなく，社会的・文化的な文脈のもとで人間が「発明」した，歴史的な構築物だということである。実際に，私たちが「性的である」と認識する事柄の多くは，「種の存続」をかけて子孫をより多く残すこととはまったく無関係な身体部位や服飾品，シチュエーションや関係性などさまざまな要素によって意味付けられている。特定の社会や文化の影響のもとに生きる私たちの頭のなかで，セクシュアリティは「発明」されてきたのである。

　セクシュアリティという用語が用いられるようになったのは18世紀末から19世紀初頭といわれている。それは，性行為をめぐる言説が宗教的道徳の問題から，医学や精神医学，心理学といった「科学」的なまなざしの対象へと移行する西洋近代という特定の歴史的・社会的な背景のもとで構築された歴史的産物なのである。

② 異性愛規範と身体の構築

　近代のセクシュアリティの言説のもとでエロスは「私的なものとして社会的に意味づけられ」，〈家庭内の生殖中心の異性愛〉のみが「正しいセクシュアリティ」として規範化された。一方で，婚姻と生殖をともなう異性愛の規範化は，そこに当てはまらないさまざまな性欲望や性実践をこと細かに分類し，名付け，管理することで，法的・医学的介入の対象としての「逸脱したセクシュアリティ」を同時に生産してきた。

　このような「正しいセクシュアリティ」と「逸脱したセクシュアリティ」の階層化は，医学言説を通じて，セクシュアリティの「原因」としての身体をつくり上げてきた。異性愛セクシュアリティの特権化は，生殖器に基づいた「女」「男」という二分法的な性別カテゴリーを「自然な起源」として構築した。他方，「逸脱したセクシュアリティ」は医学的観察のもと「倒錯」や「異常」

▷1　竹村和子 (2000)『フェミニズム』岩波書店，39頁。

▷2　セックスの構築性とジェンダー規範については，Ⅳ-1 を参照。

▷3　ミシェル・フーコーは，近代以降セクシュアリティが個人の根幹を構成するものとしてみなされることによって，それ以前は「実践」として捉えられていた男性間性行為が，同性愛「者」という「一つの種族」として構築されたと指摘する。フーコー，M.／渡辺守章訳 (1986)『性の歴史Ⅰ　知への意志』新潮社。また，1990年まで「同性愛」が世界保健機関 (WHO) の国際疾病分類に精神疾患として登録されていたことは，現代社会においてもなお，病理化という形をとった同性愛嫌悪が強力に機能していることを物語っている。

として病理化され，その「原因」が個人の身体の内部に組み込まれたのである。▷3

3 性的指向としてのセクシュアリティ

　セクシュアリティという概念は，性をめぐるさまざまな欲望や幻想，実践をその射程に含むものである一方で，ジェンダー概念のように，人間を区分するためのカテゴリーとして用いられることもある。たとえば，同性愛や異性愛，両性愛といったカテゴリーは「性的指向（セクシュアル・オリエンテーション）」とも呼ばれ，ジェンダーの枠組みに基づき，欲望の対象と欲望の主体の性別の組み合わせによって人間を分類する区分法としてのセクシュアリティである。▷4 この性的「指向」という概念が含意しているのは，性的対象選択がどの性別に向かうかということはその人の「意志（志向）」で変えられるものではないという不変性や，単なる「好み（嗜好）」ではない，その人の基本的な権利に関わるものであるということだ。▷5

　私たちがジェンダーを考えるときに異性愛規範というセクシュアリティをめぐる抑圧構造への視座を欠くことができないように，セクシュアリティを考えるときにもまた，二項対立的で階層化されたジェンダー規範の問題を切り離すことができない。竹村和子は，異性愛規範と性差別とは互いに不可分な関係にあり，近代社会の「〔ヘテロ〕セクシズム」の両輪として機能していると指摘する。異性愛規範と性差別，「その双方によって負の意味づけを与えられてきた女の同性愛」が「幾重にも沈黙させられてきた」ことからも，両者は相補的な抑圧装置として同時に問い直されなくてはならないのだ。▷6

4 日本は同性愛に「寛容」か

　近代以前の「男色」や「衆道」など男性同士の性行為の文化を根拠に，キリスト教の影響が強い欧州や北米の諸国に比べ，日本社会は歴史的に同性愛に対し寛容であったという主張がなされることがある。しかし，このような「同性愛寛容論」には大きな問題がある。堀江有里が指摘するように，これらの言説は同性愛を男性間の「性行為」に還元する一方で，女性の身体を「穢れ」として排除してきた女性嫌悪や，女性同士の性行為についてはまったく言及しないというジェンダー非対称性に貫かれており，女性の同性愛を存在しないものとして不可視化・抹消するものである。▷7

　私たちは，セクシュアリティという権力装置を「抑制と解放，抑圧と寛容という二項対立のもとで完全に理解できるという考えを捨てなければならない」。▷8 なぜなら，「寛容」もまた「差異に価値を十分に与えることなく差異と表向きの共生を可能にするような差別の一形態」だからだ。▷9 性の配置が誰に対してどのように機能しているか，そしてそこからどのような抵抗の可能性が見出せるかということが常に問われ続けなければならない。

（井芹真紀子）

▷4　両性愛については，同性と異性の両方に性的指向が向く場合と，性的対象選択が相手の性別に左右されず，それ以外の要素が大きく関わる場合とがある。

▷5　このような概念が生まれてきた背景には，非異性愛のセクシュアリティが病理化され「治療」の対象とされてきた歴史や，「その気になれば異性を好きになるはずだ」というような誤解が，異性愛を「自然」なものとして特権化する強制的異性愛体制のなかで多くなされてきたことにある。

▷6　竹村和子（2002）『愛について――アイデンティティと欲望の政治学』岩波書店，4頁。

▷7　堀江有里（2015）『レズビアン・アイデンティティーズ』洛北出版，200-204頁。

▷8　ウィークス，J.／上野千鶴子監訳（1996）『セクシュアリティ』河出書房新社，37頁。

▷9　河口和也（2003）『クィア・スタディーズ』岩波書店，25頁。

おすすめ文献

　ウィークス，J.／上野千鶴子監訳（1996）『セクシュアリティ』河出書房新社。

　ルービン，G.／河口和也訳（1997）「性を考える」『現代思想臨時増刊　レズビアン／ゲイ・スタディーズ』青土社，25 (6)，94-144頁。

　堀江有里（2015）『レズビアン・アイデンティティーズ』洛北出版。

Ⅳ　ジェンダー・セクシュアリティ

性的マイノリティと「健康」

1　待合室の恐怖

　受付に立つ。保険証を出し，問診票に記入する。多くの場合，具体的な問題はすでにここから生じている。法的に女／男であることを明記した証明書を見ること，提示することに苦痛を覚える人たちがいる。問診票にもたいてい「男・女」のどちらかに丸印をつける欄があるが，この記入も簡単なものではない。また待合室などでは戸籍名で，しかもフルネームで呼ばれることがあるが，外見と名前から想像される性別が食い違う場合は，周囲から驚きや奇異のまなざしで見られることがある。たとえば，ある性同一性障害の当事者は，スタッフの態度，小声での会話，笑い声などが，自分のことを「変な人」「気持ち悪い人」として話題にしているのではないかと気になってしまうと述べている。男女にしか分けられていないトイレには入りづらい場合もあるし，病棟が男女のみで区切られている場合には入院も困難，あるいは不可能となる。

2　強要される性別の選択

　女／男らしさとは異なるふるまい・外見を帯びる人びとのなかには，出生時に割り当てられた性別への違和感を強く覚える人がいる。それらの人たちは「トランスジェンダー」と総称される。とくに日本では「性同一性障害」という語が広く知られているが，性別違和をとりまく数多くの異なる経験やニーズがこの診断名でしか表現されていないことの問題性も指摘されている。
　トランスジェンダーの人が医療の現場で求める「治療」には，ホルモン治療を行うかどうか，性別適合手術を行うかどうか，カウンセリングのみを希望する，あるいはそもそも医療サービスを利用するかどうかといったさまざまな選択肢があるはずだ。しかしながら，「元の性別」に違和感があるなら「逆の性別」の身体，性器，女／男らしさ，戸籍を獲得したいはずだというまわりからの思い込みはいまだに強い。
　このことで，自らが望むあり方を「患者」当人が決定する以前に，医師によって手術を強く勧められる，ひいては手術を「やらないなんておかしいという風潮」すらあることを，石田仁は指摘している。また手術を望む場合であっても，精神科医から性同一性障害の診断を引き出すために，「逆の性別」に求められるふるまいを身に付け，それを日頃いかに実践しているかを医師にア

▷1　平辻みき（2007）「性同一性障害と自己申告しても，受診の際に不自由さはある」藤井ひろみ・桂木祥子・はたちさこ・筒井真樹子編著『医療・看護スタッフのためのLGBTIサポートブック』メディカ出版，52-53頁。
▷2　法的な性別への違和があっても，必ず異性装をしているとは限らない。また女／男らしい格好をする場を，時間や場所によって分けている場合もある。
▷3　性同一性障害の定義や治療法，関連する法制度については，石田仁（2008）「総論　性同一性障害」石田仁編『性同一性障害──ジェンダー・医療・特例法』御茶の水書房，3-35頁を参照。Ⅰ-7 も参照。
▷4　筒井真樹子（2007）「トランスジェンダーの医療化」藤井ひろみ他編『医療・看護スタッフのためのLGBTIサポートブック』メディカ出版，39-41頁。
▷5　石田仁（2008）「性同一性障害を抱える人びとの見解(2)──職場・病院，パートナーシップ，世代差に関して」石田仁編『性同一性障害』御茶の水書房，139-149頁。

ピールせざるをえないこともある。単純な性別二元論に落とし込むのではなく，本人の望みや揺らぎを聴くことが，医療の場には求められている。

3 尊重すべき一人ひとりが望む生／性のあり方

　再び話を問診票に戻すと，そこには性別欄の他にも回答が困難なものがある。その一つが「性交の有無」の項目で，女性であれば男性との「性交」を前提とした問いかけになっている場合が多い。あらゆる人に答えやすく，かつ正確な設問にするためには，「妊娠の可能性があるかどうか」「性感染症にかかった可能性があるか」などとするべきだ。たとえば女性とセックスをする女性がこの設問に「有」と回答した場合，相手が男性という前提で診察が進む。その場合しばしば問われるのは「コンドームの使用の有無」だが，これも「避妊をしたかどうか」を聞きたいのか「セーファー・セックスをしたかどうか」を聞きたいのか，質問の意図が明確ではない。または清潔さ，安全性を確保したうえで，コンドームの必要のないセックスをしたとしても，コンドームを使わなかったという一点だけで，医師から叱責を受けることもある。相手が男性だと偽らざるをえないような状況では，心身の不調を正確に訴え，適切な処置を受けることが困難になるだけでなく，医療への不信も増すことになってしまう。

　こうした問題が起こるのは，同性愛者の存在を想定していないことに原因があるといえる。その一方で，特定の病への偏見と，同性愛者への偏見が結び付く場合もある。とくにHIV/AIDSをはじめとする性感染症は，ゲイ・バイセクシュアル男性，MSMへの偏見と結び付き，それが医療機関への受診をより困難にさせるという状況がある。いずれにせよ，自らの性的指向やパートナーの性別は，自らの「健康」に大きく関わることであるにもかかわらず，開示することが難しい状況が続いているといえる。自らではなく同性のパートナーの付き添いであった場合でも，「家族」でないことを理由に面会や治療への同意が認められないといった問題もある。

　ここで取り上げたのは氷山の一角にすぎず，数え切れない問題がいまこの時も生じている。性的マイノリティの多くは生活のあらゆる場で，自らの望む〈生／性〉のあり方が否定的に扱われたり，不特定多数の第三者に広められるといった経験をしている。それは自尊感情の低下，セルフケアの難しさをもたらすものだが，医療機関においても同じ問題に苦しめられるということがあってはならない。性的マイノリティへの理解や支援を示すために，たとえば受付にレインボーの旗や，関連団体のリーフレットを置くのも，ハードルを下げるための重要な一手となる。だがそれ以上に必要なのは，差別や偏見のない対応・設備のための情報を得ること，そのための教育や研修の場が増えることだ。病は気から，生活習慣から，そして何より社会通念や無知からも，もたらされるのだから。

（佐々木裕子）

▷6　この問題の詳細については，鶴田幸恵（2009）『性同一性障害のエスノグラフィ——性現象の社会学』ハーベスト社の第5章をとくに参照。

▷7　レズビアン女性が医療機関の利用にあたって直面する困難については，▷4の44-47, 55-56頁をとくに参照。ただし女性とセックスする女性が「レズビアン」だけに限らないこと，「セックス」とは男性器を女性器に挿入する行為を指すとは限らないことも，ここで指摘しておきたい。

▷8　MSM
men who have sex with men（男性とセックスをする男性）の略称。

▷9　詳しくは，Ⅵ-1を参照。

▷10　Ⅶ-8を参照。

▷11　レインボーの旗
性的マイノリティの運動において用いられてきたシンボル。性の多様性やLGBT（Ⅶ-8を参照）への理解を示す目印として使用されることが近年増えている。

おすすめ文献

藤井ひろみ・桂木祥子・はたちさこ・筒井真樹子編（2007）『医療・看護スタッフのためのLGBTIサポートブック』メディカ出版。

石田仁編（2008）『性同一性障害——ジェンダー・医療・特例法』御茶の水書房。

原ミナ汰・土肥いつき（2016）『にじ色の本棚——LGBTブックガイド』三一書房。

Ⅳ　ジェンダー・セクシュアリティ

オルタナティブな「健康」の創出

▷1　第二波フェミニズム
1960年代後半以降に盛り上がった女性解放運動。女性の抑圧が単に個人的な経験や私的な場にとどまるものではないこと（「個人的なことは政治的なこと」），男性による女性の支配が政治的，社会的，経済的なさまざまな領域を貫いて存在している制度（「家父長制」）であることを告発し，女性差別的な社会の根本的な変革をめざした。奥田暁子・秋山洋子・支倉寿子編著（2003）『概説フェミニズム思想史』ミネルヴァ書房の，とくに第11章「第二波フェミニズムの始まり」を参照。

▷2　ロウ判決
女性の中絶の選択を米国憲法で保障されたプライバシーの権利として認めた判決。詳細については，荻野美穂（2001）『中絶論争とアメリカ社会』岩波書店の第2章「ロウ判決と中絶の合法化」を参照。

▷3　荻野美穂（2014）『女のからだ——フェミニズム以後』岩波書店，44-64頁。

▷4　そのような知や技術は，ボストン女の健康の本集団『私たちのからだ・私たち自身』（初版1970年）と後に呼ばれるようになる一冊に記されている。この本はその後多くの増補・改訂・翻訳を生みだした。詳しくは，荻野美穂（2014），

1　女性たちの「健康運動」

　何が健康なのかは，ジェンダー・セクシュアリティの規範と結び付けて語られることが多い。女／男らしく生きることや，異性との間に子孫を残すことを前提に決定される。医療もまた特定の人にとっては，時に自らの望む生き方を阻むもの，ひいては自らをより不健康にするものとして立ち現れる。フェミニズムや性的マイノリティの運動のなかでは，このことを問題化し，批判や抵抗や生存のための言葉を紡ぐこと，自らの「健康」のために必要な技術を編み出し普及していくことが，常に重要な課題であった。

　1960年代からのいわゆる「**第二波フェミニズム**」のなかでは，女性たちの身体がいかに男性中心の社会・文化，そして医学や医療制度によって管理されているのか，子どもを産む／産まないをはじめとした自らの身体に関わる決定権がいかに奪われているのかということが問題化されるようになった。

　たとえば米国では1973年の「**ロウ判決**」まで中絶は犯罪行為であったが，法改正を訴える運動と同時に，「非合法に」中絶サービスを提供する草の根の運動も展開されていた。このなかで女性たちは，自分の手で簡単に女性器を見ることのできるスペキュラム，月経吸引や初期中絶のためのデル・エムなどの器具を開発し，それらの安全な使い方に加え，自らの心身をケアする方法を編み出した。専門書や男性医師たちによってではなく，女性たち自身が自らの身体を知り，ケアするための知や技術を洗練させ，普及させてきたのである。

2　エイズ危機と「セーファー・セックス」

　1981年に「初の」症例が報告されて以来，当初は男性同性愛者たちの間で急速かつ広範囲の感染が確認されたことから，エイズは「ゲイの癌」などと呼ばれていた。政府や医療機関の反応も鈍く，必要な救済策が十分になされていない状況であった。

　これに対してゲイ・コミュニティは，正しい情報の周知や啓発，ケアシステムの確立，政府や医療機関への訴えかけ，メディア対策など，実に多岐にわたる分野で草の根の運動を展開してきた。それは単に病の拡大への対処であるだけでなく，差別や偏見との闘いでもあった。とくに，同性間の乱交的なセックスは激しい糾弾の対象となり，ゲイ・コミュニティのなかからも，特定のパー

トナーをもち，禁欲を徹底するべきだという主張がなされるようになった。

　これに対してゲイ・セックスを擁護し再評価する議論が展開されるようになる。たとえばダグラス・クリンプは乱交的なゲイ・コミュニティが，性器の挿入だけに価値をおく，いわば異性愛主義的な快楽のモデルではなく，さまざまな快楽のあり方を探求してきたことを強調し，そのような土壌がむしろ「セーファー・セックス」の技術の発展に貢献してきたこと，そしてそれはセックスに不安をもつ異性愛者に対しても恩恵をもたらすものでもあることを主張する。同性愛者への偏見と強く結び付いた病の流行のなかで，支配的な性の規範に寄り添い，自らが望む性のあり方を放棄するのではなく，不健康あるいは危険とされるものにポジティブな価値を見出し，スティグマをはね返していったのである。

❸ オルタナティブな知や実践のために

　このように，自分たちの望む性のあり方や身体との付き合い方を阻むものに対抗する運動は，オルタナティブな知や実践を編み出してきたが，反省すべき点もある。まず，❶の「健康運動」は，女性が身体にまつわる知識を獲得することで自己決定を可能にした点は評価できるが，中絶の権利だけが前景化されたことには注意を要する。たとえばベル・フックスは，女性の「健康」や身体に関わるさまざまな問題のなかでそこだけが焦点化されたのは，白人の中産階級の女性の利害を反映したからであり，有色人種をふくむ貧困層にとっての現実は異なるものであったことを指摘している。男性とセックスをしない女性やトランスジェンダー女性にとっても，この問題だけが最重要課題になることのデメリットは大きい。

　❷については，エイズ・アクティビズムがともすれば白人・中産階級のゲイ男性の利害を代表するものであったことについて多くの批判がなされている。レズビアン活動家でありエイズ活動家のシンディ・パットンによれば，「セーファー・セックス」の啓発や，ゲイ・セックスへのポジティブな意味付けは評価できるものの，レズビアンのコミュニティにおいては，女性同士のセックスや関係性についてのさまざまな議論が，「ゲイ男性の感性」による「安全なセックス」の話題に集約されてしまった側面もあったという。

　「健康」や医療の体制を問い直す運動は，広くはメインストリームの人たちの生きがたさを解消することにも寄与するものであった。しかし，時にそのなかで，人種，階級，ジェンダー・セクシュアリティなどに基づく差異が見落とされてしまうことがある。一つの差別解消の主張が，また別の差別軸を強めることのないような洞察が必要である。そしてそのために参照しうる知もまた，数多く提出され，磨かれてきたことを忘れてはならない。

（佐々木裕子）

「地球を旅する本――『私たちのからだ・私たち自身』の軌跡」を参照。

▶5　Crimp, D. (1987). "How to have promiscuity in an epidemic." *October*, 43, 237-271（＝1993, 竹村和子訳「エイズの時代にいかに乱交を続けるか」田崎英明編『エイズなんてこわくない』河出書房新社, 73-108頁).

▶6　フックス, b./堀田碧訳 (2003)『フェミニズムはみんなのもの――情熱の政治学』新水社, 54-56頁。

▶7　Patton, C. & O' Sullivan, S. (1990). "Mapping: lesbians, AIDS and sexuality: An interview with Cindy Patton by Sue O'Sullivan." *Feminist Review*, 34, 120-133.

【おすすめ文献】
荻野美穂 (2014)『女のからだ――フェミニズム以後』岩波書店。
リチャードソン, D./翻訳工房「とも」訳 (1987)『女性とエイズ』新水社。
Crimp, D. (1987). "How to have promiscuity in an epidemic." *October*, 43, 237-271（＝1993, 竹村和子訳「エイズの時代にいかに乱交を続けるか」田崎英明編『エイズなんてこわくない』河出書房新社, 73-108頁).

Ⅳ　ジェンダー・セクシュアリティ

マイノリティと多様性言説

1　多様性を強調する語り

　2015年3月，東京都渋谷区で「男女平等及び多様性を尊重する社会を推進する条例」が成立した。この渋谷区の条例は，性的少数者への差別禁止や人権擁護を求めるとともに，同性カップルに対し「同性パートナーシップ証明」を発行するもので，「日本初の同性婚条例」などと国内外で大きく報道され注目を集めた。「同性パートナーシップ条例」の提案者である長谷部健渋谷区長（2016年8月現在）は，「目指す先はダイバーシティ（多様性）」と語り，マイノリティを「活用」することで東京・渋谷をより「クリエイティブな街」にするのだという。このように，多様性を尊重することの重要性が，近年，行政や企業を中心としたさまざまな場で強調されるようになってきた。

　しかし，ここで注意深く考えなければいけないことは，「多様性を認め合おう」という一見するともっともらしいメッセージが，実際のところ，「誰が，誰を，誰のために，何のために認める」ことを前提としているのか，という問いである。「『人権，人権』と強く主張するというよりも，それが『普通』のことだという空気にしたい」と語る長谷部区長は，多様性の大切さと同時に，LGBTや障害者がいかに「普通」の人たちであるかということを強調する。このように，「人権」問題を棚上げにして「普通」という既存の社会秩序を保持したままで多様性を称揚する身振りには，多くの問題点が潜んでいる。

2　マイノリティの差異の主張

　「人びとが多様である社会」をめざそう，という主張自体に問題があるわけではない。というよりも，行政や企業が認めようと認めまいと，社会の主流派の人たちが好むと好まざるとにかかわらず，私たちはすでに同じ社会のなかで多様な生を生きている。多くのマイノリティの社会運動において，自らの差異を強調することは，同質性や均質性を前提とした社会に対する異議申し立てであり，マジョリティ側に占有されていたその意味付けを取り戻すための重要な役割を果たしてきた。

　とりわけ，科学や医学といった「客観性」を装った言説によって身体が管理や強制的治療の対象となってきた人種や民族，ジェンダーやセクシュアリティ，そして障害や病といった領域においては，身体的差異に与えられたさまざまな

◁1　実際には，婚姻関係において保障されている多くの権利が，渋谷区の「同性パートナーシップ証明」では認められない。その具体的な内容と「多様性条例」の問題点については次の記事を参考。竹内絢（2015）「"多様性"として利用される性的少数者」『ふぇみん婦人民主新聞』第3089号（5月25日号），4頁。

◁2　Ⅶ-8 を参照。

◁3　1990年代のクィア・ムーブメントは，男性同性愛者に対して用いられてきた「クィア」という侮蔑語をあえて自称として用いることで異性愛主義社会への同化を拒否し，挑発的な差異の主張をすることによって既存の意味付けを変容させてきた。

意味付けだけでなく，自らの身体のあり方に関する決定権を取り戻すことが重要なテーマの一つであった。「わたしのからだは，わたしのもの」と宣言したフェミニズムや，障害者を「あってはならない存在」とする社会に対して強烈な批判をした障害者運動の主張は，特定の身体がどのようにあるべきか，社会のどこに配置されるべきかという決定権をめぐり，国家的・経済的な権力や文化的な規範による介入に対して，異議申し立てを行ってきたのである。

こうした身体の自己決定権をめぐる問題と重なる形で，マイノリティの社会運動の多くは，自らが「普通であること」を主張するのではなく，社会のマジョリティとは「異なっていること」を強調する「差異の主張」を行ってきた。重要なことは，これらの主張が「平等であるためには同一であることが必要だ」という，平等と差異を二者択一的な選択肢として突き付ける既存の社会構造を問い直し，差異をつくり出す仕組みそのものを明らかにしてきたということである。そもそも「普通」という曖昧な，しかし強制力をもった枠組みは，「普通ではない」とみなされるものとの間に線引きをすることによってつくられている。マジョリティを「普通」や「自然」とみなす枠組み自体が，特定の人びとを差異化・他者化することによってつくり出されているということを「差異の主張」は問題化し，その排除のシステムを批判してきたのである。

③ 「自己責任化」される差異

一方で，近年の多様性の重要性をうたう言説の多くが，差異をあくまでも個人的なものとして位置付けながら，マジョリティを「普通」とする枠組み自体は問わないものであることに，私たちは注意を向けるべきだろう。多様性を称揚するなかでしばしば発せられる「あなたらしく，自分自身を好きになろう」というメッセージは，差異を個人化し，特定の差異が社会においてどのようにつくり出され，不均衡な力関係のうえに置かれてきたかという事実を覆い隠してしまう。このように差異を個人的なものとみなす言説は，自己決定と自己責任を強く結び付ける新自由主義的な経済体制と連動して機能している。

再び，渋谷区の「多様性条例」を考えてみよう。同性カップルやパラリンピック選手といった特定のマイノリティは，マジョリティが想定する「普通」を脅かさない程度に「普通の人」であると同時に，クリエイティブな能力を秘めた資源であり，街に華やかな「彩り」を提供するかぎりにおいてのみ，承認される存在となる。個人化された差異に基づく「多様性」の推進は，他方で，「自己責任」の名のもとに野宿者を公園やストリートから物理的に排除し，「いなかった／いてはいけない」存在とすることによって，街に経済的効果と社会的名声をもたらす象徴として語られる。差異を考えるということは，その差異化がなされるプロセスと，そこで生じる不均衡な力関係に目を向け，「普通」を構成する規範そのものを問い直すことではないだろうか。

（井芹真紀子）

▷4 ジョーン・W・スコットはフェミニズムによる差異の強調の重要性を，「平等を差異の対立物として捉えることによって構築されている権力関係をあばくこと，およびその結果として二分的に構築されている政治的選択を拒否すること」と指摘する。スコット，J. W./荻野美穂訳（1992）『ジェンダーと歴史学』平凡社，258頁。

▷5 新自由主義体制においては，「自由」の擁護と追求の裏側で，医療や福祉といった国家が担うべき役割は最小限に縮小され，社会構造のなかで弱い立場に置かれた人たちの切り捨てが生じてしまう。ハーヴェイ，D./渡辺治監訳（2007）『新自由主義──その歴史的展開と現在』作品社，10頁。

▷6 LGBTの権利と，それをとりまく現代の多様性言説の問題性については，川坂和義（2015）「『人権』か『特権』か『恩恵』か？」『現代思想』43(16), 86-95頁を参照。

おすすめ文献

スコット，J. W./荻野美穂訳（1992）『ジェンダーと歴史学』平凡社。

清水晶子（2013）「『ちゃんと正しい方向にむかってる』──クィア・ポリティクスの現在」三浦玲一・早坂静編著『ジェンダーと「自由」──理論，リベラリズム，クィア』彩流社，313-331頁。

川坂和義（2015）「『人権』か『特権』か『恩恵』か？」『現代思想』43(16), 86-95頁。

Ⅳ　ジェンダー・セクシュアリティ

性的マイノリティの子育て

1　結婚と子育ての結び付き

「授かり婚」「できちゃった婚」という言葉を聞いて，何を思うだろうか。「子どもができたから結婚しなくちゃだめだよね」「結婚の前に子どもをつくるなんてけしからん」。こんな声が聞こえてきそうだ。どちらの意見も結婚と子づくり，そして子育てが強く結び付いていることに変わりはない。

今日，子育てのスタート地点には「子ども（子づくり）のために結婚するのが良い」「好きな人とセックスして，子どもができたら結婚するのが良い」というパッケージが用意されている。この「常識」は少々やっかいだ。なぜなら，「常識的」に考えると結婚しているのに子どもがいない夫婦が「不思議」に，両親が離婚すると子どもが「かわいそう」に見えてくるからだ。もっと踏み込むと，この「常識」にはさらなる大前提が横たわっている。勘のいい人はもうお気づきだろう。そう，結婚は生殖を期待される男女のものとされているのだ。

性的マイノリティの子育てというテーマを考える前に，彼女／彼らがどの社会のどの世代のなかにも存在することを知っておいてほしい。なぜなら，彼女／彼らを「いない者」としていては，性的マイノリティが子どもを育てている現実がすっぽりと抜け落ちてしまうからだ。

ただ「性的マイノリティがいるのはわかったけれど，生殖とは無縁に見える性的マイノリティの子育てを，どうやって理解したらいいのかわからない」という疑問は湧いてくるかもしれない。では，私たちの「常識」を縛っている三つの糸である，(1)「男女性別二元論」，(2)「ヘテロノーマティビティ」，(3)「親の人数は二人」という考えを紐解きながら，この疑問に答えていこう。

2　「常識」を縛る三つの糸

まず，社会に「女」と「男」の二つの性別しかないとみなすことを，「男女性別二元論」という。「二元論メガネ」をかけた人の目には，女から男になる人，男から女になる人，どっちでもない人は社会にいないか，「色物」として映ってしまう。人はいろいろな形で自分の性別を認識しながら，子どもを育てている。身体は男性だが「女性」として生活し子どもを育てる人，非配偶者間人工授精によって産まれた子どものFtMの「父親」，異性と結婚し子どもを産んでから性別違和感に気づく人など，親の性別はさまざまである。

▷1　FtM
Female To Male のこと。生まれたときに与えられた性別（出生証明書などに記載される）は女性であるが，自らを男性と認識している人を指す。

次に取り上げるのは、同性愛を「不自然」とし異性愛を「普通」と配置する規範、「ヘテロノーマティビティ」である。これは「同性愛」を非難すればするほど、「異性愛」が「普通」に見えてくる不思議なコンビネーションで成り立つ。例として考えたいのは、同性同士の結婚に反対する意見のなかに、「同性カップルは子どもをつくれないから」というものである。夫婦のなかには生物学的に不妊体質である人や、生殖年齢を過ぎた高齢者もいる。だからといって彼女／彼らが法的に結婚できないわけでも、離婚しなければならないわけでもない。にもかかわらず、同性カップルだけが「子どもがつくれない」というレッテルを貼られ、結婚できないといわれてしまうのである。

同様に異性愛の親が「普通」と感じられるのは、同性愛の親が「不自然」「普通じゃない」とされているからである。たしかに、同性間の性交渉では二人と生物学的つながりのある子どもは産まれない。しかし、子育てには必ずしも生物学的なつながりは必要ではない。男女が離婚後、再婚相手の子どもを一緒に育てるように、異性と別れた後に同性パートナーと「連れ子」を共同で育てる人がいる。異性とは結婚せず最初から性的指向を自覚し、同性パートナーと子育てをしている人もいる。もちろんひとり親だっている。

最後に親の人数について述べたい。性交渉で産まれた子を育てる男女だけを親とする見方は、親の数を「二人」に限定してしまう。性的マイノリティの場合、同性間性交渉では子どもが産まれないがゆえに、子どもの誕生と子育てには二人以上の大人が関わることが多い。女性カップルが知人のゲイ男性から精子提供を受けて子どもを出産し、男性は子育てには参加しないけれど、親戚のおじさんのようにたまに会うケースや、元パートナーとも一緒に子どもを育てているケースは、私たちが前提とする「親」とは何かを問い返している。

3 「子どもがかわいそう」が子どもを悲しませる

先行研究が指摘しているように、子育て能力は性的指向や性自認によって測ることはできない。性的指向・性自認を基準に親の育児能力をみる姿勢は、彼女／彼らの喜びや苦悩を不可視化し、家族以外の人びととのつながりの形成を妨げ、助けが必要なときのSOSを発しにくくしてしまう。

「結婚した男女が子どもをつくって二人で育てるもの」という子育ての「常識」の影で、子どもを育てる性的マイノリティは居心地の悪い思いをしている。彼女／彼らがとくに戸惑うのは、親の性自認や性的指向を理由に、「子どもがいじめられるからかわいそう」だと言われることである。むしろ、私たちは性的指向や性自認を理由とするいじめや差別を助長する社会のほうこそを問題とすべきである。社会を構成する一人ひとりが「常識」の紐を少しでも緩めることができれば、彼女／彼らがより生きやすい社会となるだろう。　（三部倫子）

▷ 2　Stacey, J. & Biblarz, T. (2001). "(How) does the sexual orientation of parents matter ?." *American Sociological Review*, 66(2), 159-183.

【おすすめ文献】

Green, J. (1999). *The velveteen father : An unexpected journey to parenthood*. Cynthia Cannell Literary Agency (=2001, 伊藤悟訳『男だけの育児』飛鳥新社).

江川広実作画、文藤間紫苑原作監修 (2015)『ゆりにん——レズビアンカップル妊活奮闘記』ぶんか社。

中村キヨ(中村珍) (2015)『お母さん二人いてもいいかな!?』ベストセラーズ。

Ⅴ 言語・非言語

言語・非言語メッセージ

1 言葉の選択

「今日はどうされましたか」。病院やクリニックを受診すると，まずこうした問いかけがなされる。かりにそれ以外の尋ね方をされると，誰もが少し返答に戸惑ってしまうだろう。この例からもわかるように，私たちは自由に言葉を選んでいるかのようにふるまっているが，実は決められた慣習に従ってある一定の言葉を選ばされている場合が圧倒的に多いのだ。その場にふさわしいとされている表現が何となく決められていて，ほとんどの会話がそれで成り立っていることを私たちは知っている。

そうした当たり前のように選んで使っている言葉を問題としなければならない理由の一つに，意図したわけではないにもかかわらず，ときにそれが相手を傷つける場合があることがあげられる。たとえば医療や介護現場では「赤ちゃん言葉」が今でも使われているが，それを快く思わない高齢者が多いという研究結果が多数報告されている。

▷1 Ⅴ-2 参照。

▷2 ソシュール, F. de／小林英夫訳（1972）『一般言語学講義』岩波書店。

言葉とは，意味をもつ事象のかたまりを切り取る行為である。そうした行為が，ある特定の人たちをはじき出す，つまり「他者」をつくり出すことに加担してしまう場合もある。コミュニケーションの重要な要素である言語のこうした側面は，その技術的な面が重視されてきたヘルスコミュニケーション分野においてはこれまであまり取り上げられてこなかった。

2 非言語メッセージの種類

では，言語以外のメッセージについてはどうだろうか。非言語というと顔の表情や身振り手振りなどの身体動作を思い浮かべる人が多いかもしれないが，それ以外にも表Ⅴ-1に示されているようにさまざまな種類がある。たとえば医療者が身に着けている服装は，患者に与える印象を左右するだけでなく，ある一定の接し方を患者に求める傾向がある。このように，服装はコミュニケーションを制御する力をもっているのだ。

にもかかわらず，この分野ではこうした広い意味での非言語メッセージについてこれまでほとんど注意が払われてこなかった。とくに，「時間」「空間」に関してはまったくといっていいほど

表Ⅴ-1　非言語メッセージの種類

種類	具体的な内容
身体動作	顔の表情，身振り，手振り，姿勢，眼差しなど
外見的特徴	体つき，髪・肌の色，服装など
身体接触	抱擁，握手など
におい・香り	香水，デオドラントなど
準言語	声の出し方や性質など
時　間	時間の捉え方や使い方など，沈黙
空　間	空間の捉え方や使い方など

出所：末田清子・福田浩子（2003）『コミュニケーション学――その展望と視点』松柏社を参考に作成。

関心が示されてこなかったように思える。たとえば，一見すると何もメッセージが発せられていないかのように思える沈黙も多様な意味を生み出す。何も言わないことで相手への拒絶を示したり，逆に思いやりの気持ちを伝える場合もある。沈黙が破られる瞬間があるからこそ，そこに意味が生じるということもある。

3 時間・空間との関わり

○ 時間の認識

機をうかがうとか，タイミングを計ることは，相手との良好な関係を築くためには必要なことである。相手のペースに合わせられるのか，あるいは合わせすぎるとどうなるのかも，たとえば看護・介護する／される関係にとっては大きな意味をもつ。また，時計が指し示す「時」に忠実にことを運ぼうとすると，そうではない生活のリズムを身に付けた人にとってはある種の「暴力」として捉えられかねない。皆が同じような「時」の感覚をもっているわけではないし，同じ人であっても置かれた環境によっては異なる場合もあるだろう。共同生活を強いられる病院や介護施設では，時間に対する認識の違いを理解することがとくに重要となる。

○ 空間の認識

空間をどのように認識するのかも一様ではない。広がりのある空間を開放感のあるものとして捉える人もいれば，味気ないとかさみしいと感じる人もいる。たとえば介護施設がいくらきれいに整えられた空間であっても，入居した高齢者はこれまで慣れ親しんできた居住空間とのさまざまな点での対比で心地よいとは捉えることができない場合が少なくない。空間とは見えるものだけではなく，聞こえてくる音，漂ってくるにおいなど，さまざまな五感を通して認識されるものなのである。

4 「線を引く」という行為

体の不調を訴える者すべてが「患者」というわけではない。医療機関に足を踏み入れ，診察を受け，病名を告げられた瞬間から「患者」になるのである。そして，「患者」になったとたんに，薬が処方され通院し，場合によっては入院といった，「患者」にふさわしいふるまいを強いられる。その人にとってこれまでとは異なる日常が始まるのだ。

このように，「患者」とみなされるということは，時間と空間に線が引かれるからなのだが，いったい誰がそれを判断し，その線を引くのだろうか。もっと違う引き方はないのか，はたしてそれが唯一の方法なのだろうか。そこには考えなければならない要素がいくつもあるはずだ。ヘルスコミュニケーション分野で言語・非言語コミュニケーションを考える際には，こうした線を引くという行為そのものを問うていく必要があるのではないだろうか。（池田理知子）

▷3 V-11 を参照。

▷4 V-10 を参照。

▷5 目が見えない人は空間の認識ができないという誤解も，空間とは奥行きと広がりをもち，目で確認するものだという思い込みによるところが大きい。白杖から皮膚に伝えられる振動の変化は，全盲や弱視の人たちにとって空間を認識するうえで重要なメッセージとなる。伊藤亜紗（2015）『目の見えない人は世界をどう見ているのか』光文社を参照。

おすすめ文献

カラー，J.／川本茂雄訳（2002）『ソシュール』岩波書店。

トゥアン，Y.-F.／阿部一訳（1993）『個人空間の誕生——食卓・家屋・劇場・世界』せりか書房。

橋本毅彦・栗山茂久編（2001）『遅刻の誕生——近代日本における時間意識の形成』三元社。

V 言語・非言語

 ## 医療／介護現場で交わされる言葉

1 高齢者とのやりとり

「まつ毛を抜いてやんなさい」「もう抜くまつ毛は残っとらんがねぇ～」。これは，福岡市にある「宅老所よりあい」代表の村瀬孝生が以前勤めていた老人ホームの医務室で聞いた会話である。迫っているのは，逆さまつ毛に悩まされていた90歳を超える入居者の女性だった。そして答えているのは看護師の女性である。医務室を頻繁に訪れては，こうした会話が二人の間で繰り返されていたようだが，はたしてこれは「無駄」な会話なのだろうか。

私たちは普段，「暗黙の了解」のもとに会話を進めている。「私の所在はどこでしょうか」と聞かれたら，それにふさわしい答えがあることを私たちは知っている。「ぜんざいが欲しいとなぁ」と答えたら，この会話は成立していないとみなされる。また，「暗黙の了解」が不在で会話が続かないことから，この人は認知症の可能性があるとの判断がなされるかもしれない。しかし，ここで問われなければならないのは，「話が進まないことが不都合なのは誰にとってなのか」である。いったい誰が「無意味」とか「問題あり」だと判断するのだろうか。

2 「適切」な話し方

「おばあちゃん，昨夜はよく眠れたみたいでよかったね」。医療や介護を提供する側の判断で多くの場合使われているのが，こうした「赤ちゃん言葉」と一般的には呼ばれている，**パトロナイジング・スピーチ**である。高齢者の多くがそうした表現をネガティブに捉えていることが報告されているにもかかわらず，いまだに使われ続けている。相手を思いやってのことだと反論されるかもしれないが，高齢者に対するネガティブなステレオタイプがそこに反映されていないとは言い切れない。パトロナイジング・スピーチとは，対等な関係のもとになされるやりとりではないのだろう。

「適切」な話し方のマニュアルなどないし，あったとしても非常に限定的な意味しかもたない。何が適切なのかは，お互いの関係性やそのときどきのコンテクストによって変わってくるはずだ。医療者や介護者がたとえ命令調で言ったとしても，それがその場では相手を思いやった親身な言葉として受けとられる場合もあり，パトロナイジング・スピーチがすべて否定されるわけでもない。

▷1 村瀬孝生 (2013)「うんこの水平線」『ヨレヨレ』1, 48-49頁。

▷2 実際にこのやり取りをした二人は，このあとも長い会話を続けている。村瀬孝生 (2013)「十二次元『対談』三好健治×下村キヌ」『ヨレヨレ』1, 44頁。

▷3 板場良久 (2011)「隠された了解」板場良久・池田理知子編『よくわかるコミュニケーション学』ミネルヴァ書房, 19頁。

▷4 **パトロナイジング・スピーチ**
「相手の負のステレオタイプに基づいた，不要な言語調節」だと定義されている。Ryan, E. B., Giles, H., Bartolucchi, G. & Henwood, K. (1986). "Psycholinguistic and social psychological components of communication by and with the elderly." *Language and Communication,* 6(1/2), 1-24.

▷5 野中昭彦 (2004)「高齢者は赤ちゃんに戻るのか──幼児言葉に対する高齢者の反応」『スピーチコミュニケーション教育』17, 71-88頁。

▷6 たとえば，乳がんの告知の際，「髪を切りなさい」と命令調で言われた医師の言葉がありがたかったというエピソードが次の本のなかでは語られている。伊勢みずほ・五十嵐紀子

❸ 慣習としての言葉やふるまい

これほど否定的に捉えられているパトロナイジング・スピーチなのに、それが医療・介護の現場で繰り返し使われるのはなぜなのか。コミュニケーションとはお互いに情報を共有することであるとし、❶で登場した高齢者二人のやりとりが「会話」とは呼べないと判断されがちなのはなぜなのか。それは、慣習としてなされていることや、言われていることに対して私たちが疑問をもつことなく、それを自明のものとしたコミュニケーションに「参加」しているからではないのか。

しかもそこに「参加」していれば、ともかく安心感が得られるのである。そのため、そうしたコミュニケーションが慣習として維持・継続されることになってしまう。普段、無意識に使っている言葉やふるまいが、本当にその場に「ふさわしい」ものなのかを考えてみる必要があるのではないだろうか。

❹ 「ふさわしさ」とは何か

手のしびれがひどくなり、医師に新薬を処方してもらった高齢の水俣病患者は、しばらくその薬を服用したあと、再びその医師のもとを訪ねた。薬が効いたかどうかを尋ねられた彼女は、「うん、効いたよ」と答える。それを聞いた医師は、「そんならみんなに使わんば（使わないと）」と彼女に言ったという。その医師はいつも自分の体で新薬を試しているのだということを彼女は筆者におもしろそうに語ってくれた。医師が彼女の体を実験台のようにしているのではないかとの懸念を抱いた人もいるかもしれないが、公私にわたる長年の付き合いで彼女がその医師に信頼を寄せているからこそ、笑い話としてそのエピソードを語ってくれたことは明らかだ。

どういったコミュニケーションがふさわしいのかは、その場に参加する者同士の関係性によって変わってくる。それは、コミュニケーション能力の代表的な定義に示されている「ふさわしさ」とは異なる。そこでは、コミュニケーターが目的を果たすためにその場にふさわしい対応がなされなければならないとされており、たとえば前述の例だと、新薬を最初に試したいのであるならば、その理由や効能の詳細が説明されなければならず、経過観察のフィードバックも必要であり、それがふさわしい対応ということになるだろう。しかし、長い間に築き上げた二人の信頼関係を考えると、高齢の彼女に長々と難しい説明をすることがふさわしい対応だったとはいえないのではないだろうか。

「適切」な話し方の万能マニュアルがないのと同様に、何がその場にふさわしいコミュニケーションなのかをあらかじめ決めることはできない。コミュニケーションとは常に可変的であり、関係性によって変わりうるプロセスだということを忘れてはならない。

（池田理知子・野中昭彦）

(2015)『"がん"のち、晴れ──「キャンサーギフト」という生き方』新潟日報事業社。

▶7 Spitzberg, B. H. & Cupach, W. R. (1984). *Interpersonal communication competence.* Sage.

【おすすめ文献】

大井玄 (2008)『「痴呆老人」は何を見ているか』新潮社。

鹿子裕文 (2015)『へろへろ──雑誌「ヨレヨレ」と「宅老所よりあい」の人々』ナナロク社。

湯本香樹実 (1992)『夏の庭──The Friends』新潮社。

V 言語・非言語

 医療通訳の現場

▷1 法務省調べ（2015年末現在における在留外国人数）。http://www.moj.go.jp/content/001178165.pdf （最終アクセス日：2016年3月26日）を参照。

1 医療の現場の言語ニーズ

日本に在留している外国人の数は2015年末現在，約223万人に上る[1]。2007年以降，9年連続で200万人を上回っており，国籍数は190を超える。在留外国人の約半数は永住資格をもっており，日頃の生活においては，言葉の面で不自由はないという人も多い。しかし，いったん病気やケガに見舞われると，細かい症状を伝えたり，医師の説明を理解したりする際に，言葉の壁が顕在化することとなる。

医療の現場で最もトラブルが多いのは，こうした，日本語が多少理解できる患者のケースだと言われている。日常会話で必要な言語能力と，医療の専門用語を理解するための言語能力は大きく異なるにもかかわらず，外国人が日本語を話せるとわかったとたん，日本人と同じように医学用語を用いた複雑な説明をしてしまう医師や看護師は少なくない。患者側も，わからないと言い出せずに，理解したふりをしてしまうことで，十分に納得しないまま治療が進められてしまうケースもある。そもそも，病気やけがで精神的なストレスがかかっている状態では，人間は普段通りの理解力や判断力を発揮しにくい。ゆえに，日本語が母語ではない患者を受け入れる可能性のある医療機関においては，患者の潜在的な言語ニーズに敏感になる必要がある。

2 医療通訳の担い手

医療の現場には，医師や看護師だけでなく，受付や会計を担当する職員，各種の検査を行う検査技師，リハビリを指導する理学療法士や薬を調剤する薬剤師など，多くの医療提供者が介在する。こうした多様なコミュニケーションの参与者と，日本語を十分に解さない患者の橋渡し役を担うのが，医療通訳者だ。日本では長らく，外国人が急な病気やけが，あるいは出産や定期検診などで医療機関を受診する際は，家族や友人がその場限りの「アドホック通訳[2]」を務めたり，医師や看護師が片言の外国語で説明したりといった，ケース・バイ・ケースの対応が一般的だった。その後，誤解に基づく判断や不適切な治療選択に対する危機感が高まり，2000年ごろから専門の医療通訳者の育成が徐々に広がりはじめた。しかし，現状では医療通訳者の国家資格は存在せず，行政やNPOによる医療通訳の育成・派遣制度をもつ自治体もまだ少数派だ。加えて，

▷2 水野真木子・内藤稔（2015）『コミュニティ通訳——多文化共生社会のコミュニケーション』みすず書房。

通訳料も国際会議の通訳などと比べると数分の1から10分の1程度で、多くの医療通訳者は半ばボランティアとして活動している。このため、医療通訳の担い手は不足しており、とくに少数言語においてはその傾向が顕著となっている。

③ 異文化への理解とアドボカシー

　医療の現場におけるコミュニケーションで言語とともに重要視されるのが、文化の違いに対する理解と配慮だ。たとえばカンボジアでは、コインや金属の蓋などを使って、皮膚をこする治療法が広く行われているが、その知識がなかったことから、子どもの肌に残されたコインの摩擦跡や内出血を医師が虐待の跡と勘違いしたという事例も報告されている。ここまで極端ではなくても、日本ではもはや一般的となっているがんの告知ですら、他の文化圏ではいまだタブーとされているところも多く、医師によるがんの告知を、そのまま患者に伝えると、想像以上の心理的ダメージを与えてしまうこともある。このように、医療通訳者には異文化についての幅広い知識が求められることから、医療通訳者の倫理規定には、文化的差異に対する認識や配慮の必要性についての項目が盛り込まれているものが多い。

　もう一つ、医療通訳に特徴的な考え方に「アドボカシー（擁護的行為）」がある。全米医療通訳協議会（NCIHC）の倫理規定は、「患者の健康、福利、尊厳がリスクにさらされている場合、通訳者がアドボケート（擁護者）の役割を担うことが正当化されることがある」としたうえで、アドボカシーを「健康上のよい結果をもたらすために、コミュニケーションの仲介をこえて、個人の代わりに取る行動」と説明している。通訳者といえば、舞台の上の「黒衣」のようにけっして出しゃばらず、言われたことをただ右から左に訳出する機械のような存在と思われることも多いが、医療の現場のように、コミュニケーションの参与者の間で、もっている情報と知識の格差によって生じる「力関係の不均衡」がある場合には、患者の代わりに通訳者が「擁護者」としての役割を担うべきとの考え方が広まりつつある。

　ただ、通訳者の側にためらいがあるのも事実だ。たとえば、腹痛を訴えている外国人患者と診察の順番待ちをしている最中に、患者の容体が悪化し、いざ診察となったら一言も話せなくなったとする。医師としては、診断のために少しでも多くの情報を得たいため、通訳者にいろいろと訊ねるが、通訳者は本人ではないので、痛む部位や痛みの性質について、正確な情報を提供できるとは限らない。もし、自分の伝えた情報が原因で、誤った治療を受けることになってしまったらどうしようという気持ちから、積極的な情報提供に二の足を踏む通訳者は少なくない。医療提供者や患者が医療通訳者に期待する役割については、さらなる研究と認識の共有が不可欠だといえそうだ。

（松下佳世）

▷3　松下佳世（2016）『通訳になりたい！ゼロからめざせる10の道』岩波書店。

▷4　The National Council on Interpreting in Health Care（NCIHC）のサイト。http://www.ncihc.org/assets/documents/publications/NCIHC%20National%20Code%20of%20Ethics.pdf（最終アクセス日：2016年2月16日）を参照。

▷5　中村安秀・南谷かおり編（2013）『医療通訳士という仕事——ことばと文化の壁を超えて』大阪大学出版会。

おすすめ文献

中村安秀・南谷かおり編（2013）『医療通訳士という仕事——ことばと文化の壁を超えて』大阪大学出版会。

松下佳世（2016）『通訳になりたい！ゼロからめざせる10の道』岩波書店。

水野真木子・内藤稔（2015）『コミュニティ通訳——多文化共生社会のコミュニケーション』みすず書房。

Ⅴ 言語・非言語

4 手話ということば

1 聴覚障害をめぐる言語状況の変遷

　普段，聴覚障害者と会話をする機会がなくても，手話を知らないという人は，おそらくいないだろう。では，手話には**日本手話**と**日本語対応手話（シムコム）**の2種類があり，テレビなどで目にする手話の多くが後者であることを知っている人は，どのくらいいるだろうか。ここでは，ろう者の使用する手話が日本手話という独立した言語であるにもかかわらず，それが学校教育や社会生活のさまざまな場面で日本語という言語の介入を受けてきた状況に目を向けてみたい。

　聴覚障害者をとりまく言語状況は，これまでにさまざまな段階をたどってきた。学校教育においては，長いあいだ**口話法**が用いられ，日本語を身に付けることを第一目標とする教育のなかで手話の使用は退けられてきた。ろう者の批判を受けて教育における手話の活用が認められるようになった後も，そこで使用される手話とはあくまで日本語対応手話であり，結局，ろう者に日本語の習得を求める考え方が変わることはなかった。このような状況の背景には，聴者の文化や日本語を重視する一方で，聴覚障害者の文化や言語を聴者のそれに従属的なものとみなす認識が少なからず介在してきたといえる。要するに，聴者の文化が支配的な社会において，聴覚障害者の文化は抑圧を受けてきたのである。それに対して，**バイリンガル・バイカルチュラル教育**のような考え方では，言語としての手話の位置付けやろう者の文化的なアイデンティティを重視しようという立場が次第に強調されるようになっていく。

2 言語としての手話，文化としてのろう

　手話への社会的な抑圧に対する抵抗の意識が強まるなかで，1995年に木村晴美と市田泰弘によって発表された「ろう文化宣言」は大きな意味を担っていた。ろう文化宣言によれば，「ろう者とは，日本手話という，日本語とは異なる言語を話す，言語的少数者である」と定義される。このような主張は，ろう者を長い間「障害者」としてのみ捉えてきた社会において，言語的・文化的側面からその位置付けを問い直そうとするものであった。

　その一方で，ろう文化宣言にはいくつかの批判の声もあがった。その一つが，日本手話を使用しない難聴者や中途失聴者の位置付けに関するものである。日

▷1 「聴覚障害」という言葉には，聞こえの程度や失聴時期の差異によって定義される「ろう」「難聴」「中途失聴」といったさまざまな状況が含まれる。また，それらの呼称の差異は単なる医学的区分としてのみ捉えられる問題ではなく，当事者のアイデンティティに関わる問題でもある。

▷2 **日本手話**
日本語とは異なる言語体系をもつ手話。

▷3 **日本語対応手話（シムコム）**
日本語の語順や文法に対応した手話。

▷4 **口話法**
読話と発語によって音声でのコミュニケーションをめざす方法。

▷5 口話主義に基づく教育は1900年代から戦後まで続くが，教育成果の不振や手話の禁止に対する批判から，その後はトータルコミュニケーション（手話を含むあらゆる手段を用いるべきだとする理念）や聴覚口話法（可能な範囲の聴力を利用して音声語を習得する方法）による教育が注目されるようになる。

▷6 **バイリンガル・バイカルチュラル教育**
手話やろう者の文化を習得したのちに，日本語（書きことばや話しことば）を学習する教育方法。

▷7 『現代思想』（1995年

本語という言語を使用していた経験をもつ難聴者や中途失聴者が手話を使用する際，そこでの手話とは日本語対応手話を指している。だが，ろう文化宣言は日本手話を「完全な」言語とする一方で，日本語対応手話についてはそれを「不完全な」言語と位置付けている。そのため，これに対して難聴者や中途失聴者から多くの批判が寄せられたのである。

また，難聴者のなかには手話を母語とせず，自らのアイデンティティをろうコミュニティに求めない，あるいは自ら聴者への同化を望む人びとも多い。その背景には，すべての聴覚障害者が必ずしもろう学校や難聴学級に通うわけではなく，普通学級での教育を選択することも多いといった事情がある。聴覚障害を言語的・文化的側面から捉える視点には一定の意義があるものの，言語の境界と文化の境界を必ずしも同一視することはできない。さらにいえば，その言語や文化，あるいは聴覚障害者と名指される人びととのあり様は，けっして一括りにはできないのである。

3 デフ・ユーモアが意味すること

聴覚障害者の文化を考えるうえで，「デフ・ユーモア」は多くのことに気づかせてくれる事例である。笑いやユーモアは社会的・文化的なコードの共有を前提として成り立つ事象であるが，デフ・ユーモアは「（ろうという）少数派の文化が抑圧に対抗する一つの方法」としての側面をもっている。その点で，デフ・ユーモアにおいては，それが何を扱ったユーモアであるのかということ以上に，誰によって発信されたユーモアであるのかということが重視される。だからこそ，ときにデフ・ユーモアは明らかに聴者には理解できないものとして立ち現れることで，ろう者と聴者の間に横たわる断絶を浮き彫りにするのである。そのような役割を果たすとき，デフ・ユーモアはろう者のアイデンティティに関わる事象として位置付けることができる。ただし，それはろう者としてのアイデンティティを強調する一方で，ろう者のなかにさまざまな人びとが含まれることを後景化させてしまう可能性もはらんでいる。

最後に，このようなデフ・ユーモアの役割を踏まえたうえで，難聴が「ほほえみの障害」と呼ばれる意味を考えてみる必要がある。この表現は，聴者とのコミュニケーションにおいて，相手との関係を保つためにつくり笑顔を絶やすことのない難聴者の状況を表している。この場合，難聴者にとって笑いやほほえみは，聴者との融和的な関係の構築や，ある意味での同化を実現するための手段になりうる。これは聴者との断絶や異化を表明するデフ・ユーモアとは対照的である。このことからもわかるように，聴覚障害者の文化は，聴者／聴覚障害者という単純な構図によってのみ位置付けられるわけではなく，ろう／難聴／中途失聴といった障害の差異や，個人の置かれた状況の違いによってさまざまな様相をもつのである。

（塙　幸枝）

3月号）に掲載。
▷8　木村晴美・市田泰弘（2000）「ろう文化宣言——言語的少数者としてのろう者」現代思想編集部編『ろう文化』青土社，8頁。

▷9　上農正剛（2000）「ろう・中途失聴・難聴——その差異と基本的問題」現代思想編集部編『ろう文化』青土社。

▷10　ビエンヴニュ, M. J.／鵜野ひろ子訳（2000）「デフ・ユーモア」現代思想編集部編『ろう文化』青土社，198頁。

▷11　ラザフォード, S. D.／鈴木清史・酒井信雄・太田憲男訳（2001）「〈ろう〉者には面白くても，聴者には面白くない」ウィルコックス, S. 編／鈴木清史・酒井信雄・太田憲男訳『アメリカのろう文化』明石書店。

おすすめ文献

入谷仙介・林瓢介（1975）『音から隔てられて——難聴者の声』岩波書店。
ウィルコックス, S. 編／鈴木清史・酒井信雄・太田憲男訳（2001）『アメリカのろう文化』明石書店。
現代思想編集部編（2000）『ろう文化』青土社。

Ⅴ　言語・非言語

病名の恣意性

1　病名に振り回される私たち

　夜のゴールデンタイムに放送されているある健康番組では，「名医のセカンドオピニオンSP」という特集が定期的に放送されている。最初の診断で下された病名に合わせた治療を行ってもなかなか治らない人を「名医」が再診し，実は別の病であったことを発見するという内容なのだが，ここから見えてくるのは，診断を下すということがいかに難しいのかということと，医師の思い込みによる間違いも起こりうるのだということである。

　同じ病名であったとしても，個人差があり，そのために出てくる症状は異なる場合もあるだろう。これまでのその人の病歴や健康状態が関係してくるのだろうし，加齢による影響も避けられない。こうして考えると，病名とは症状の組み合わせによって付けられたある程度の枠でしかないことがわかる。

　確かに，何らかの病名が付けられることで漠然とした不安からとりあえず人は解放される。だが，逆に名付けられることで，のちに現れるかもしれない症状に不安を覚えたりもする。症状とその病名の結びつきが時代によって変わったりするものであるにもかかわらず，病名に振り回されてしまうのだ。また，病像がはっきりしない場合でも，病名だけが独り歩きすることもある。つまり，病名とは社会的要因に左右される，恣意的なものでもあるのだ。

2　「ハンセン病」という名前

　病名の付け方は恣意的である。ただし，一定のパターンがあることも確かで，発見者の名を冠した病名が多いのもそのためであり，ハンセン病もその一例である。しかしこの病名が日本で定着するまでには長い時間を要しており，この病の名前の変遷からさまざまなことが読み取れる。

　もともとハンセン病の病原菌は感染力が極端に弱かったにもかかわらず，正しく認識されていなかったために，長い間隔離政策がとられていた。また，1947年には画期的な治療薬であるプロミンの試用が始まり，完治する病になったはずなのに，相変わらず患者に対する差別や偏見は続いていた。その要因の一つとして考えられていたのが，「癩病（らいびょう）」という病名であった。その名が差別や偏見と密接に結び付いていると見なされていたため，1952年にその病名を現在のものに変えてほしいという要求が「全国国立癩療養所患者協議会」から出

▷1　たとえば，アルツハイマー病やパーキンソン病，ダウン症。

▷2　ハンセン病に関しては，Ⅶ-6，Ⅷ-11を参照。河瀨直美監督映画『あん』(2015) も参考になる。

されたのだった。しかし当時の厚生省は、その翌年、「癩」から「らい」と漢字をひらがなに修正しただけで、ハンセン病という呼称を使うことが正式に決まったのは、要求が出されてから40年以上も経ってからだった。「らい予防法の廃止に関する法律」が施行され、厚生省が「らい病」を「ハンセン病」に改めた1996年のことである。

❸ 「水俣病」事件が教えてくれるもの

　病気が「発見」されてから半世紀以上も経つのに、いまだにその病像をめぐる議論が続いているのが「水俣病」である。患者認定に際し、感覚障害のみで「水俣病」と認められるのか、あるいはそれ以外の症状との組み合わせがなければならないのか、司法判断と行政判断の間で多くの被害者はこれまで苦闘し、今でも困難な状況に置かれている。

　「水俣病」が公式に確認されたのは1956年である。それから12年後の1968年にようやく厚生省により公害認定されるのだが、そのころ水俣では病名変更運動が市民のなかから出てくる。「水俣病」という病名で市民が差別や偏見の目に晒され迷惑しているから変更してほしいという要求が、市長をはじめ医師会や商工会議所、漁協、農協など50もの有力団体から出され、何万という署名が集まったのだという。つまり、ここに「オール水俣」と水俣病患者・患者支援者という対立の構図が露呈したのである。

　水俣病患者に長年寄り添ってきた医師の原田正純は、そのときのことを次のように話す。「もし自分が水俣病になっていたとした時に、周りが水俣病という病名で迷惑しているから病名を変えてくれという署名運動が起きたら、いったいどうするだろうと思ったですね。もう、いたたまれなくなって逃げ出すでしょう」。病名を変えたとしても何も問題が解決するわけではない。差別や偏見がなくなるわけではないし、むしろ地域での対立構造はますます混迷を深めるのではないだろうか。

　さらに原田は、「水俣病」は有機水銀による中毒症ではあるが、単純にそう呼べないのであり、だからこそ「水俣病」という名を残す必要があるのだと言う。「水俣病」は環境汚染と食物連鎖によって引き起こされる。原因企業であるチッソが流した廃液に含まれる有機水銀を魚介類が取り込み、それを食べた人間が健康被害を受ける。それは、人類史上例のないものだった。「水俣病」は、こうした発病の複雑なメカニズムを私たちに示しているのである。

　このように、病名変更の問題は私たちに多くのことを教えてくれる。病名を変えたところで、実態が変わらなければ何もならない。むしろ変わらなければならないのは私たちの意識であり、社会そのものである。2003年に起こったハンセン病元患者の黒川温泉ホテル宿泊拒否事件などを考えると、そのことを痛感せざるをえない。

（池田理知子）

▷3　「癩」・「癩病」・「らい病」を「ハンゼン氏病」と改めるように要望。濁音が入ったのは、「ハンゼン」の英語読みからきている。

▷4　Ⅶ-5 を参照。

▷5　原田正純（2015）「いま、『水俣』を伝える意味」「水俣」を子どもたちに伝えるネットワーク・多田治・池田理知子編『いま、「水俣」を伝える意味——原田正純講演録』くんぷる、18-19頁。

▷6　水俣市民のほとんどが患者に冷たい視線を向けていた一方、全国から多くの支援者が集まった。なかには今でも水俣で支援活動を続けている人がいる。

▷7　原田（2015：19）。
▷8　原田（2015：21-22）。
▷9　ホテルに宿泊予約を入れていた菊池恵楓園の入所者が、ハンセン病の元患者であるという理由で宿泊を拒否された事件。詳しくは、Ⅷ-11 を参照。

おすすめ文献

　栗原彬他（2000）『内破する知——身体・言葉・権力を編みなおす』東京大学出版会。
　丸山定巳他編（2004）『水俣の経験と記憶——問いかける水俣病』熊本出版文化会館。
　森達也（2006）『東京番外地』新潮社。

Ⅴ 言語・非言語

公衆衛生とコミュニケーション

コミュニケーションの致死性

　公衆衛生はコミュニケーションから切り離すことができない活動である。なぜなら，公衆衛生が必要となる原因を生みだすのもコミュニケーションであり，公衆衛生を効果的に進めるために不可欠な説得もまたコミュニケーションによって行われるからである。

　Communication は，「共通のものにする」という意味のラテン語 commūnicāre から派生した言葉である。コミュニケーションは，自分と他者との間に共通のもの，たとえば commune, communion, community といった，社会や共同体を作りだす活動，と定義することができる[1]。コミュニケーションによって，思想や想いを他者に伝え，人間関係を構築することが可能になる。しかし，同時に他者を傷つける原因をも共通のものにしてしまう。*Oxford English Dictionary* が「感染」を，病をコミュニケートすることと説明しているように，コミュニケーションは「細菌」を共通のものにする活動でもある。

　「感染」というコミュニケーションは未曾有の悲劇をもたらす。たとえば，1520年に一人の奴隷がもち込んだ天然痘により，アステカ帝国の人口の約半分が死亡，そして1618年には2000万の人口が160万人に激減した。スペインが「新大陸」を発見したとされる1492年，イスパニョーラ島には約800万人もの先住民が生活を営んでいたが，スペイン人がもつ細菌が蔓延し1535年には死滅している[2]。医学が発達した近代ではどうだろう。南アフリカ・ボツワナに住む成人人口の約39％が HIV に感染し，61歳だった1986年の平均寿命が，2003年には37歳になった[3]。厚生労働省によれば，2009年に新型インフルエンザが猛威を振るい，203人が命を失った。発症から死亡までが平均5.6日，入院を要すると判断されてから死亡するまでの期間も，平均で3.7日という非常に短い間に死をもたらすほどの致死性を有していた。この悲劇は，カナダでの短期留学から帰国した高校生二人と教員一人が感染していたことが原因として特定されている。これほどまでの破壊力をもたらす communication に対し，公衆衛生を徹底するためにどのような説得法に効果があるのだろうか。

2 「戦い」というモチーフ

　2014年，エボラ出血熱の流行によって，感染者は約6万5000人，死亡者は

▷1　妹尾剛光 (1986)『コミュニケーションの主体の思想構造──ホッブズ・ロック・スミス』北樹出版。

▷2　ダイアモンド, J.／倉骨彰訳 (2012)『銃・病原菌・鉄』(上・下) 草思社。

▷3　国際連合広報センター (1999)「国際人口開発会議資料」。

3000人を超えた。国境なき医師団インターナショナルの会長ジョアンヌ・リュー医師は，西アフリカで激増する感染者を視察し，恐怖感が覆い混乱する現場を「戦争状態」だと表現した。リュー医師が用いた「戦争」という言葉に留意する必要がある。

リチャード・M・ウェイバーはことばを devil term と god term に分類し，その影響力を説明した。「神のことば」は，人びとに祝福されることばである。社会に氾濫している「エコ」は，現代の「神のことば」だといえる。若干高額で，不便でも，「エコ」を主張することによって，その必要性が否定できなくなる。対照的に，「悪魔のことば」とは，「ハラスメント」のように，人びとに嫌悪感を抱かせることばである。また，人びとは「悪魔のことば」を排除するために団結する。リュー医師は「戦争状態」ということばを使用することによって，エボラがもたらした壊滅的で悲惨な状態を表しているだけではなく，エボラという「敵」との戦いを正当化し，戦いに勝利することを神聖化しているのだ。エボラが悪魔になり，戦う医師や人びとが神々となるわけである。「病」という敵に対する「戦い」という構図が形成されたとき，公衆衛生の正当性は確固たるものになる。そのため，公衆衛生の説得は「戦い」というモチーフによって語られる場合が多い。

③ 「戦／闘い」もしくは「義務」

「病」という「敵」と議論し交渉する必要はなく，徹底的に「戦い」，勝利をおさめる必要がある。「闘病」はまさしく「闘い」である。「戦／闘い」が大規模であればあるほど，「戦／闘い」の正当性も確立しやすい。誰もインフルエンザ予防に異をとなえないだろう。しかし，「戦／闘い」とは本質的に，力によって勝者と敗者を決定する行為であることを忘れてはならない。なぜならば「病」を患った人びとに，「戦／闘い」の矛先が向けられるときがあるからだ。たとえばスーザン・ソンタグが指摘しているように，「病気」ということばは差別的かつ暴力的意味を含意し使用される。がんや AIDS といった未知の「病」がもつ負のイメージや，またハンセン病や水俣病といった公害病の犠牲になった患者が不当に受けた差別からも，「悪魔のことば」としての「病」の影響力が理解できるだろう。ソンタグは，このような理解を批判し，「病」は人生の一部であり，やっかいなものではあるが市民の義務の一つであると強調している。公衆衛生は病を掃滅する「戦／闘い」ではなく，他者と共存するために重要な市民の義務をその根幹として論じられる必要がある。すなわち，公衆衛生とは，他者との共存を主軸として，「病」への対処方法を議論し，説得し，行動に移していく義務なのだ。Communication がもたらす問題を，どうして communication によって消滅させることができようか。

（平野順也）

▶4 詳しくは http://www.cbc.ca/news/health/ebola-outbreak-compared-to-wartime-by-doctors-without-borders-1.2737367（最終アクセス日：2016年6月1日）を参照。

▶5 Weaver, R. M. (1970). *Language is sermonic*. Louisiana State University Press.

▶6 ソンタグ, S.／富山太佳夫訳（1992）『隠喩としての病／エイズとその隠喩』みすず書房。

おすすめ文献

バーク, K.／森常治訳（2009）『動機の修辞学』晶文社。

大谷藤朗（1993）『現代のスティグマ――ハンセン病・精神病・エイズ・難病の艱難』勁草書房。

杉野昭博（2007）『障害学――理論形成と射程』東京大学出版会。

Ⅴ 言語・非言語

「病」を語ること

1 病を語るとは

　「黙して語らず」「多くを語らない」。これは黙っていることこそが美徳とされる日本に古くからある考え方の一つである。そして，障害や病など「健全」でないことが「家族の恥」として隠されてきた社会はそう昔のことではない。がん経験者である筆者の知人が，姑に「うちの嫁ががんだと知られるのは恥ずかしいこと。親戚や近所の人たちには言ってはならない」と言われ，人に言えない苦しさをネットの仲間に打ち明けていたと語っていた。平成になってからの話である。

　しかし，病を公の場で語ることを受容する社会に移行しつつもある。近年，芸能人などの著名人が病を公表することが多くなってきたが，一般の個人が自身や家族の闘病生活をSNSやブログなどネット上で綴ったり▷1，闘病記を自費出版することも増えてきている。自身の病による苦しみや悩みを打ち明けたり，日記として記録するにとどまらず，自分と同じように病と共に生き，闘っている人たちへの支えとなるべく語る人も多い。その病は，がんであったり，難病であったり，不妊であったりとさまざまではあるが，その体験をしたことがない人であっても，そして家族が闘病中ではない人にとっても，病の語りというものは臨場感をもって伝わってくるのは確かである。

　また語る側も，体験や思いを話したり活字にするという経験を通してその出来事と改めて対峙すると，以前は見えていなかったものや及ばなかった考えに驚くこともあるだろう。ジュディス・L・ハーマンは，著書の「ストーリーの再構成」という章において，起こった出来事を一つひとつ洗い出す作業の重要性を指摘している▷3。そうすることで，もともと感じていたその出来事に対する考えや思いを違った形で捉えることができたり，その体験に異なる意味付けをすることができるのだという。

2 聴き手が承認する語り手の存在

　自身の経験を語るという行為は，目の前にいる聴き手の存在によって，さらなる経験の捉え直しや自己の発見を促す。あるがん患者のエピソードを紹介しよう。自らのがん体験について話をする講演会の壇上で，彼女は話している最中に泣きはじめてしまう。講演会の聴衆は，医療現場にいる人たちだった。

▷1　闘病体験を共有することを目的に開発された，闘病ドキュメントの専門検索サイトTOBYOによると，2016年2月現在，Web上で公開されている日本国内の闘病記は5万2000件を超えるという。「TOBYO」http://www.tobyo.jp/（最終アクセス日：2016年2月28日）

▷2　闘病記専門古書店「パラメディカ」のWebサイトには出版された闘病記のデータベースが収録されている。http://homepage3.nifty.com/paramedica/（最終アクセス日：2016年2月28日）

▷3　ハーマン，ジュディス・L／中井久夫訳（1992）『心的外傷と回復』みすず書房．

「医師や看護師さんたちの熱心に聴いてくれるまなざしやうなずきに，つい感情が高まってしまった」とのことである。病を患う以前からアナウンサーとして人前で話すことを生業としていた彼女は，仕事中に図らずも泣いてしまった自分自身について，「以前はアナウンサーとして講演活動をしていたけれども，病気を公表して以来，講演のテーマが自身の病を通して見えたものといったように，自分という一人の人間について語ることに変わった。アナウンサーという肩書きの鎧を脱いで弱みを見せて語っても大丈夫ということがわかって安心したら，つい涙が出てしまったのだと思う」とのちに自己分析していた。

病を語るとき，その先には聴き手の存在があり，語り手と聴き手の間にはさまざまな相互作用が生まれる。話し手が聴き手に影響を与えるのはもちろんのこと，聴き手も話し手に対して大きな作用をもたらすのだ。患者の内なる声を聴きたいと願い，講演会に足を運んだであろう医療者たちは，真摯に聴くという行為によって語り手である彼女の存在を承認した。彼女は，ネットでのうわさなど世間からの目に見えない視線や，自身の病について語ることによる仕事への影響に怯え，しばらく沈黙した時期もあった。それだけに，真剣に耳を傾ける聴き手の姿を前にして呼び起こされた思いとは，単なる自己開示によるカタルシス（精神浄化）ではなく，存在を認められた安心感であり，自由を得た開放感だったのかもしれない。

3 がん告知をめぐる社会の変化

ここで，冒頭で紹介した，姑に病は恥であるとされた女性の例に戻ろう。彼女ががんと診断されたのは二十数年前である。しかし，当時は本人にがんであることを告げるのは一般的ではなく，彼女自身，自分の病名を知らなかったため，がんについて語るということ自体ありえなかった。また，うすうすがんであることはわかってはいたが，家族に確かめることは憚られる「空気」があったという。ネット社会になりさまざまな情報に自らアクセスできるようになって，初めて自身ががんであったということを知ったのだそうだ。

今日では，がんはもはや「不治の病」ではなく治せる病気となった。医師が患者本人に告知ができるのは，医学が進歩し治療の選択肢が多く存在するからである。また患者の知る権利への意識の高まりやインフォームド・コンセントという概念の導入があったことも本人告知を推し進めた。その一方で，社会でのがん患者受け入れ態勢はどうだろうか。二人に一人ががんに罹患する時代とはいえ，いまだに就労差別を受けたりする例が後を絶たないなど，がん患者であることへの偏見は根強く，がん患者が生きづらい社会の克服にはまだまだ時間がかかりそうだ。しかし，自身の病を語る行為がそうした社会を変えていく可能性は小さくないはずだ。

（山口典子・五十嵐紀子）

▷4　アナウンサーとしてのイメージに自分自身が縛られていたことへの気づきについて著書のなかでも語っている。伊勢みずほ・五十嵐紀子（2015）『"がん"のち，晴れ──「キャンサーギフト」という生き方』新潟日報事業社，115頁。

▷5　がんと就労の問題に関する情報については，厚生労働省がん対策推進総合研究事業によるWebサイト「がんと就労」を参照。http://www.cancer-work.jp/（最終アクセス日：2016年4月1日）

おすすめ文献

門林道子（2011）『生きる力の源に──がん闘病記の社会学』青海社。

樋野興夫（2016）『がん哲学外来へようこそ』新潮社。

森明子・浜崎京子・まさのあつこ（2007）『あなたらしい不妊治療のために──カウンセラーと経験者からのメッセージ』保健同人社。

Ⅴ　言語・非言語

「死」をめぐる語り

経験したことのない死への畏れ

　古代ローマにおいて，"memento mori" という言葉があった。「いつか死に逝くことを忘れるな」という意味である。また，仏教を開いたブッダは，町の四門にある「生老病死のありさま」を見て，すべての人が死に逝くという当たり前のことから目をそらしてはならないと諭した。それでもなお，私たちが「自分」の死について思いをはせることは難しい。

　生まれ，やがては死ぬという事実について，私たちはどれほど考えたことがあるだろうか。私たちが「死」を身近に感じるのは，自分にとって大切な者の死を経験したときであろう。医師や看護師などの医療関係者であれば，仕事のなかで患者の死を経験するだろうが，いずれにせよそれらは私自身の「死」ではない。私たちが「死」を身近に感じることがあるのは，大病を患ったり，大きな事故に遭ったときかもしれない。しかし，回復するといつの間にかその「死」は背後に退いていく。とはいえ，「死」への不安は漠然とではあるが，常に私たちの脳裏にあるように思われる。

　それではなぜ，私たちは経験したことのない「死」を畏れるのであろうか。それは，人間が動物と違い，自分が死ぬことを皆知っているからではないのかとフィリップ・アリエスは言う。▷1

▷1　アリエス，P./成瀬駒夫訳（1990）『死を前にした人間』みすず書房，273頁。

「死」をめぐる語りと傍らにいて聴くということ

　大病やがんなどで余命いくばくもないと宣告された人にとって，「死」は強い不安と共に突然やってくる。まさに死に逝くプロセスを直接的に経験していることになる。このような直接的経験は，その人に耐える力がどれほどあったとしても簡単なことではない。それを慰めることも同様に困難である。しかし，アーサー・クライマンが述べるように，死に逝く人の苦痛と共に歩むことはできるかもしれない。▷2　その一つとして，人の語りを聴くという方法がある。すなわち，ナラティブ・アプローチである。

　ナラティブは，「語り」や「物語」と訳されるが，そこには「語り」を聴くことと同時に，そこから新たな「物語」が生まれるという意味も含む。なぜなら，「死に逝く者」の語りを聴くという行為は，語る者が聴く者と共に過去に思いをはせたり，現在置かれている状況について振り返りを共にするというこ

▷2　クライマン，A.・江口重幸・皆藤章／皆藤章編・監訳（2015）『ケアすることの意味』誠信書房，920頁。

▷3　野口裕二（2002）『物語としてのケア』医学書院。

とでもあるからだ。つまり，語るという行為によって，今まで漠然と自分のなかに押し込められていたかつての思いや行為・選択が，自分にとってどのような意味をもち，はたしてそこで行われた判断・決定が妥当なものであったのか，またそれらがどのような意味をもっていたのかが，聴き手との相互作用のなかで明らかになっていくのである。

さらに「死に逝く者」は，語りながら自身の今までの人生を秩序立てて整理するなかで，「やり残したこと」や「無念なこと」「取り返しのつかないこと」「あやまりたいこと」など，さまざまな思いが湧き出てくるようだ。ある者はそれらを語りながら「やり残したこと」をしかたのないこととして受け止め，またある者は残された時間で実現しようとする。さらにある者は，「無念なこと」に折り合いをつけ，「取り返しのつかないこと」や「あやまりたいこと」などを吐露することで，心から謝罪したいという思いに至る。その状況やプロセスに共鳴しながら，「死に逝く者」と共にいることで，私たちは孤独や恐怖の同行者になれるのだ。

3 「残された者」の語り

大切な者の死を覚悟していても，「死に逝く」ことと「死ぬ」ということには，あまりにも大きな違いがある。大切な者を失うということは，幼い時期の愛着対象を失うということと同じくらいの不安と情緒的反応をもたらすといわれている。それはつながりが失われ，深い悲しみに襲われた状態である。

看取りにおいて，愛する者の「死」への予期不安をもちながら危機的状況を経験し疲弊するなかで，「もっと何かしてあげられなかったのか」という思いをもつ人は多いだろう。大切な者を失ったあと，罪悪感や無力感に押しつぶされ，故人との思い出に浸り，ときには抑うつ感に襲われ，その人自身の時間が止まって生活が正常に営まれないこともしばしばある。まるで自身の一部を失ったかのような喪失感のなかで，これからの生活に向けて歩んでいってもらうには，「残された者」の語りに私たちが耳を傾けることも重要であろう。

「残された者」は語ることによって，どれほど故人と深く関わっていたかという事実が明らかになっていくであろう。ある時間や空間に点在していた故人の断片どうしが線を結び，ついには自身のなかで新たな輪郭を形づくる。そして故人との口論や対立といったことがらもなつかしい思い出となるように，両者の関係性が肯定的に捉え直されるのだ。

故人との関係性を反芻(はんすう)し，そこに意味を見出せたとき，「残された者」は新たに構築された「物語」と共に人生を送ることができる。　　　　（金谷光子）

▷4　ボウルビィ，J.／作田勉訳（1981）『母子関係入門』星和書店。人は生まれてから強い情緒的結びつきを特定の人（多くは母）に対してもつ。それ故に望まない別離や喪失によって，不安・怒り・憂鬱・情緒的苦悩などのさまざまなことが引き起こされる。これらは成人になってももち続けるといわれている。

(おすすめ文献)

クライマン，A.・江口重幸・皆藤章／皆藤章編・監訳（2015）『ケアすることの意味』誠信書房。

アリエス，P.／成瀬駒夫訳（1990）『死を前にした人間』みすず書房。

野口裕二（2002）『物語としてのケア』医学書院。

Ⅴ 言語・非言語

 障害者と「コミュニケーションの補助」

1 障害補償と情報保障

　東日本大震災における障害者の死亡率は全体の死亡率の2倍にものぼったというが，その背景には障害者が緊急時の情報にアクセスしにくいという状況がある▷1。このような障害者のための「情報保障」は，「障害補償」と並行して重視されるべき問題である。

　障害補償とは，障害から派生する生活上の問題を軽減させるための支援を指す。たとえば，身体障害に対する車いすや義肢，視覚障害に対する点字ブロック，聴覚障害に対する補聴器や人工内耳などが，わかりやすい例としてあげられる。日常の行動をサポートするためのこのような支援機器は科学技術によるところが大きい。一方，情報保障とは，障害者がさまざまな情報にアクセスするための支援を指す。

　情報保障の問題は，しばしば視覚障害や聴覚障害など感覚にまつわる障害の領域で議論されてきた。たとえば，視覚障害に対する点訳や音訳，聴覚障害に対する手話通訳や要約筆記，あるいは知的障害に対する情報表記の簡素化などである▷2。障害補償と情報保障において，後者の重要性が前景化されるようになったのは比較的最近のことであるが，誰もが情報にアクセスできるようにすることは障害者の権利に関わる重要な問題である。

2 アクセシビリティと文化的背景

　災害のような緊急時以外にも，障害者のアクセシビリティ（情報やサービスの利用のしやすさ）はさまざまな場面で求められる。たとえば，聴覚障害者がテレビや映画のようなメディアにアクセスするにあたって，音声を文字に変換するために日本語字幕を付与する試みなども，その一つとしてあげられる。とくに聴覚障害者のためのアクセシビリティをめぐる環境が十分に整っていない日本において▷3，そのような試みは重要な意味をもっている。しかし，アクセシビリティとは障害者が情報にアクセスできさえすれば，達成されたといえるのだろうか。たとえ情報の取得が可能になったとしても，そこに介在する文化的な「段差」によって情報理解や情報参加が困難となるケースはないだろうか。

　聴覚障害者のための字幕付与に関しては，少なくとも二つの側面（技術的側面と内容的側面）において，その難しさが生じている。たとえば，話しこと

▷1　たとえば，聴覚障害者についていえば，防災無線が聴者を前提とした情報形態であったことや，メディアの緊急情報に手話や字幕が付与されていなかったことなどによる弊害が指摘されている。

▷2　各障害に対するさまざまな支援の詳細については，小川喜道・杉野昭博編著（2014）『よくわかる障害学』ミネルヴァ書房を参照。

▷3　全日本難聴者・中途失聴者団体連合（2011）「日本の文化芸術のバリアフリー化要望」；全日本ろうあ連盟（2011）「聴覚障害者の情報アクセスに関するガイドライン」。他方で米国では，1990年に成立した障害をもつアメリカ人法（Americans with Disabilities Act）により字幕対応放送が義務付けられている。

ばをそのまま書き起こすと字幕の字数が膨大になってしまったり，聴者を前提とした映像構成が字幕化を難しくさせてしまったりすることは，技術的な側面に関わる問題である。他方で，内容的な側面については，聴者の言語とろう者の言語のあいだに生じることばの意味の違いが考慮されていないことがとくに重大な問題を引き起こしている。たとえば，日本語の話しことばとして使われる「すみません」ということばは，謝罪の意味のみならず呼びかけの意味をもつが，ろう者の言語では前者の意味しかもちえないという。また，そこに映しだされる状況設定そのものが，聴覚障害者にとっては理解しにくい場合もある。

なぜこれらの問題が生じるのだろうか。おそらくその要因は，字幕付与が聴覚障害者のアクセスを目的としたものであるにもかかわらず，そこでの字幕が聴者社会の常識や音声言語としての日本語に基づいて作成されていること，さらにいえば聴者の文化と聴覚障害者の文化のあいだに存在するコードの差異がまったく想定されていないことにある。

アクセシビリティをはじめとする情報保障は，そもそも「コミュニケーションからの疎外」を解消するために要求されてきた経緯をもつ。上記の事例からも見えてくるように，それを実践するためには，コミュニケーションの背景に身体，言語，文化といったさまざまなファクターが介在していることに注意を向ける必要があるだろう。

３ 「コミュニケーションの補助」とは

「コミュニケーション」といったとき，私たちは狭義の意味でのコミュニケーション，すなわち情報伝達や情報共有といった意味でのコミュニケーションを想定しがちである。それにともなって，「コミュニケーションの補助」といったとき，そこでの補助とは，しばしば言語的な情報交換をめぐる手段の補助，とくに情報保障に関わる問題として捉えられている。

しかし，本書で提起されているコミュニケーションの定義に従うのであれば，それを「他者との関係性」としてより広い観点から考えることが可能になる。そのとき「コミュニケーションの補助」とは，障害者が他者や社会と関係を結ぶ際に生じる問題や弊害を削減するためのサポートと捉えることができる。

福島智は盲ろう者としての自らの経験について，「人は本来，他者の有形・無形のサポートをうけなければ生きていけない存在」であるとしたうえで，それを媒介するものが広義のことばであり，コミュニケーションであると述べている。障害者の補助について考える際に，コミュニケーションという観点にたってみると，さまざまなことが見えてくる。そこでの「補助」とは単に障害者個人のインペアメントを補うという意味合いにとどまらず，人と人との関係性，あるいは障害者と社会との関係性のなかで，障害者をめぐる環境を捉え直していく過程であると考えてみることもできるだろう。

（塙　幸枝）

▷4　画面に映された人物と発言している人物が異なるようなシーンでは，聴者は映像と音声を同時に受けとることで状況を理解できるが，音声が字幕という視覚情報として映像に重ねられた場合，そこに表示された字幕が誰のセリフを指すのか瞬時に見分けることは難しい。

▷5　たとえば，電話でやりとりをするという状況は，聴者にとっては日常的な行為であるが，聴覚障害者にとっては馴染みがない。しかし，それに付与される字幕は，聴覚障害者に対してそこで話されている内容以上のことを説明してはくれない。

▷6　Ⅰ-4 を参照。

▷7　福島智（2011）「盲ろう者と障害学」松井彰彦・川島聡・長瀬修編『障害を問い直す』東洋経済新報社，398-399頁。

▷8　Ⅲ-8 を参照。

おすすめ文献

小川喜道・杉野昭博編（2014）『よくわかる障害学』ミネルヴァ書房。

中邑賢龍・福島智編（2012）『バリアフリー・コンフリクト──争われる身体と共生のゆくえ』東京大学出版会。

松井彰彦・川島聡・長瀬修編（2011）『障害を問い直す』東洋経済新報社。

Ⅴ 言語・非言語

施設という空間

1 「家庭的」な施設

　老人ホームなど高齢者福祉施設の広告で，「家庭的なサービスを提供します」「家庭的な雰囲気のなかで……」といった「家庭的」な施設であることを強調する文言を目にすることはよくあるだろう。そして，日の差し込む明るいホールのなか，満面の笑みでレクリエーションを楽しむ入居者とスタッフの写真などが添えられることも多い。しかし，家庭のリビングルームで，定期的にレクリエーションが計画され，繰り広げられるということはあるだろうか。日常的に自宅の居間で赤の他人と一日の大半を過ごすだろうか。食事の時間以外も，ダイニングテーブルとイスに座り続けるということはあるだろうか。数え上げればきりがないほど，施設には実際の家庭では不自然なことが多く展開されている。私たちはそれらの不自然さを，「家庭的な施設らしさ」として無自覚に受け入れてしまってはいないだろうか。

　なじみのある暮らしというのは，その人の生活史そのものである。しかし，介護が必要となり長年暮らした家庭から引き離され施設に入居したとたん，見知らぬ場所での集団生活を強いられ，なじみのない暮らし方に適応することを余儀なくされる。そういった生活環境の変化に対して高齢者が抱える不安やストレスへの想像力なしに定義された「家庭的」な時空においては，よかれと思ってつくった「家庭的」な雰囲気も，逆にストレスとなってしまう。介護職員は，現場での経験が長くなればなるほど，知識や技術を実践的に修得し，専門性を身に付けていく。専門職として一人ひとりに寄り添う質の高い介護を実践するためには，一方で通常の感覚が麻痺してしまってはいないかどうか，立ち止まり考えてみることも重要だろう。

2 老人ホームという空間

　筆者がフィールドワークをしている特別養護老人ホームで出会ったある入居者が，「ここは廃校になった学校」と語っていたことが印象深い。もともと田んぼだったところに新築された老人ホームで，廃校になった学校を再利用しているわけではない。広い廊下を挟んで規則的に並んだ個室や，共同で使用するトイレなど，学校を連想させる構造が「ここは学校だった」と言わしめていたのだろう。

▷1　老人ではなく高齢者が一般的に適切とされるが，老人福祉法という法令のなかで老人という言葉が使われている。ここでは，特別養護老人ホーム，有料老人ホームなどを総称し「老人ホーム」と呼ぶこととする。

▷2　外山義（2003）『自宅でない在宅――高齢者の生活空間論』医学書院，18-22頁。

▷3　認知症になっても，介護の仕方で"普通に生きる姿"を支え続けられる。NHK出版（2013）『プロフェッショナル　仕事の流儀　介護福祉士　和田行男の仕事　闘う介護，覚悟の現場』NHKエンタープライズ。

老人ホームには、学校と同様に、法律で定められた構造と設備というパッケージが、多少のレイアウトの違いはあってもほぼ同様に配置されていることが多い。この入居者のように、施設を「学校」と認識するケースはよくあることのようだが、学校という施設と、老人ホームという施設が根本的に異なる点に注意する必要がある。児童・生徒の場合は、それぞれの家庭から学校に出かけ、そしてまた家庭に戻っていく。しかし、老人ホームの入居者にとって、老人ホームという施設は出かけていくところではなく、そこは「家」であり、さらに卒業することもなく、おそらく終生住み続ける場所なのである。「学校」のような場所で暮らしているという現実に対し、「施設だから仕方がない」と諦めるしかないのだろうか。

3　新たな時空を創造する施設

施設であっても入居者がその人らしく生き続けることをいかに支えるかという課題に、施設運営によるアプローチで取り組んでいるところがある。熊本県球磨郡相良村にある社会福祉法人が経営する高齢者施設には、従業員専用の保育所が併設されている。単に同じ敷地内に併設されているというだけであれば、近年大手企業が社内に託児所を設けていることとさほど変わりはない。特徴的なのは、従業員の福利厚生という枠組みを超えて、従業員、子ども、入居者、さらに近隣の住人にとっても、そこが新たなコミュニティとして機能するための要になっているということである。

写真にあるように、高齢者施設と保育所は廊下でつながっており、戸は開いたままで行き来自由で、子どもたちが高齢者施設の方に入ってくることも珍しくない。社会はさまざまな世代で構成されているものなのに、高齢者施設というのは、高齢者と職員という大人しかいない不自然な空間であると、ここの施設長は指摘する。そこでは、親が近くにいる保育所を子どもたちにとっての「もう一つの家」として位置付けているが、それは同時に親である職員にとっても、施設は子どもたちやそこで暮らす入居者たちと共に過ごす「もう一つの家」となる。さらに、その施設は塀で囲われておらず、敷地内の道を近所の小学生が通学路として使っていたり、近所の人たちが行き交ったり、施設主催の夏祭りなどのイベントには近隣の住人が多く集ったりするなど、地域の人びとの拠り所としての空間がそこには築かれているのだ。

施設は自宅ではない。その前提を覆すことはできないという現実を了解しつつも、施設だから仕方がないと諦めることなく、入居者にとっての「もう一つの家」という時空を創造しようとする取り組みから学べることは多いのではないだろうか。

(五十嵐紀子)

▷4　厚生労働省（2015）「特別養護老人ホームの設備及び運営に関する基準」。

▷5　外山（2003：25）。

▷6　特別養護老人ホーム、グループホームなどの施設運営と、デイサービスや通所リハビリテーションなどの介護サービス提供を行う社会福祉法人ペートル会。

▷7　ペートル会の運営する施設内。手前が高齢者施設で奥が保育所。

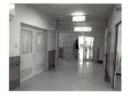

出所：筆者撮影。

▷8　「子どもの声が騒がしい」「認知症の人が近所をうろついたら嫌だ」などと保育施設や高齢者施設を迷惑視する住民トラブルが話題となっているが、ペートル会は多様な世代が暮らすコミュニティ形成に成功している。

おすすめ文献

川床靖子（2013）『空間のエスノグラフィー——文化を横断する』春風社。

外山義（2003）『自宅でない在宅——高齢者の生活空間論』医学書院。

Ⅴ　言語・非言語

患者の時間

1　主観的時間と客観的時間

　生きとし生けるものは，すべて時間的存在であるといわれる。▷1 それは私たちが誕生し，そして死にゆく存在であるからだが，それだけでないことはいうまでもない。私たちは外界からの働きかけに応じて，その都度判断し行動する。また，ときには自ら働きかけてその環境を変えていくことさえある。これらの行為は日々の営みのなかでほとんど刹那に行われていることである。つまり，外界からの刺激に対して反応（決断・行動）していくというように，私たちの営みが時間のなかで生じては消えていくということから見ても，私たちが時間的存在であることが理解できる。

　私たちが一般に「時間」というとき，その意味するところは二つある。一つは規則や常識に従って過ごす時間，つまり私たちが社会生活をするために便利なようにつくられた時間枠であり，「客観的時間」といわれるものである。もう一つは，私たちが感覚的に捉えるものである。たとえば，親しい友人との語らいはあっという間に過ぎるのに，嫌な人と一緒にいなければならない時は長く感じる。これが「主観的時間」といわれるものである。

2　患者にとっての時間

○診療時間の短さ

　日本の病院における診療時間は，「3分診療」と揶揄されるほど極端に短い。その3分の間に患者が自分の健康状態についてどれほど話せるというのだろうか。平均診療時間が10分といわれている米国でさえそのなかで患者が話せる時間はわずか19秒だと報告されている。▷2 また，患者は自分にとって最も気になっていることは最初に言わないという結果も出ている。▷3 つまり，わずか19秒の間に患者は実質何も伝えられていないことになる。

　患者が苦痛だと感じている直接的経験そのものを語る時間が与えられないということは，医療が病をもつ人の言葉を軽く見ているということになる。病気について患者自身が感じていることが共有されないまま治療が始まっているのである。患者は苦痛を伝えようとしているのに，医師はそれを聞かずに患者の症状を説明するというすれ違いが起こっているのだといえる。

▷1　ハイデッガー, M.／細谷貞雄・加盟裕・船橋弘訳（1993）『存在と時間』（上）理想社。

▷2　クライマン, A.・江口重幸・皆藤章／皆藤章編・監訳（2015）『ケアすることの意味』誠信書房, 56-57頁。

▷3　クライマン（2015：57）。

○寝返りの時間

看護師の仕事をしていたある患者から「患者は体位を変えてもらってもしばらくするとまた苦痛が始まることが身をもってわかった。看護は本当に安楽を提供しているのか」と問われた。一般に看護教育のなかでは，動くことができない患者の安楽を保つために1時間半から2時間おきに体位を変えるようにと教育されるが，医療者にとって合理的と考える時間枠で行われるケアは，患者にとっても納得できるものなのだろうか。

私たちは一晩に20回ほど寝返りをうつといわれている。睡眠時間が6～8時間だとすると，約20分に1回は体位を変えていることになる。それほど私たちの身体は楽な体勢を欲しているのである。つまり，自分で寝返りをうてない患者にとって体位交換直後のほんの数分以外，患者は苦痛のさなかにあるということだ。

○慢性疾患患者と時間

慢性疾患は治癒の見込みがほとんどない。そうすると慢性疾患をもちつつ今を生きている患者にとっての未来はどのように現われてくるのだろうか。[4]

病によって人間関係や日常生活，経済活動に変更を迫られるような事態になったとき，思い通りにならない状況に人は「なぜ自分がこのような病にかかったのか」とか，「つらい思いをしながらなぜ生きるのか」といった問いを発せざるをえなくなる。これらは「何のために生きるのか」という哲学的問いでもあり，過去にまでさかのぼってこの問いに対する答えを探そうとするのだろうが，容易に答えが見つかるはずもない。このような苦しみを「意味喪失」とパトリシア・ベナーらは呼んでいるが，慢性疾患をもつ患者は生きる意味を失ったまま過ごさなければならない時間が長い。[5]

しかし，人は自身の生きる意味を問わずにはいられない存在である。つまり，病のさなかで「つらい思いをしながらなぜ生きるのか」と日常性の無効から出発するのだが，その内省のなかで病をもつ意味を見出し，日常を組み立て直すという転倒した状況が生じていく。すなわち瞬間瞬間の内省や判断と行動がその人の未来を引き寄せていく。このように，病をめぐって内省する時間は先が見えなかった患者が新しい物語をつくっていくための充電的意味をもつ。[6]

③ 患者の主観的時間とケア

ここであげたさまざま事例からもわかるように，患者の主観的な世界／時間を知らずしてケアは成立しない。しかし，もし仮に患者の固有な経験を言葉や身振りを通して直接的に知覚できたとしても，患者が「こうありたい」と感じている主観的な世界／時間とどう向き合ったらいいのだろうか。それはおそらく，患者の生きる可能性や新たな世界／時間を開く可能性を考えながらケアをすることしかないだろう。

(金谷光子)

▷4 糖尿病や心臓病，がん，喘息，リウマチなど慢性病をかかえている者にとって，疾病にともなう痛みや息切れ，虚弱性，疲れやすさなどの症状の変化がたとえ10％のものであったとしても，患者の日常生活に影響を及ぼすといわれている。つまり10％の機能が低下するだけでも活動の時間や範囲が狭められ，ある者は仕事を失うことになり，ある者は入院となり家族とも離れなければならないこともある。クライマン (2015：93)。

▷5 ベナー，P.・ルーブル，J.／難波卓志訳 (1999)『現象学的人間論と看護』医学書院，5-7頁。

▷6 村上靖彦 (2013)『摘便とお花見』医学書院，203，378頁。

おすすめ文献

クライマン，A.・江口重幸・皆藤章／皆藤章編・監訳 (2015)『ケアすることの意味』誠信書房。

ベナー，P.・ルーブル，J.／難波卓志訳 (1999)『現象学的人間論と看護』医学書院。

コラム 4

「公害/公害病」について語ること

1 四日市「公害資料館」開設

2015年3月,四日市市によって「四日市公害と環境未来館」(以下,「公害資料館」と略す)が開設された。四大公害訴訟といわれ,他のそれぞれが「水俣」「新潟」「富山」に公立の資料館を有していながら,「四日市にだけはない」といわれ続けて久しかった。四日市公害訴訟で1972年に原告(被害者)側全面勝訴の結果を得ながら,40年以上にわたって被害者・市民の資料館設置の要望は叶えられてこなかった。

紆余曲折を経ながらもようやく開館した「公害資料館」は,1年余で入館者が7万人を超え展示内容の評価も悪くはない。四日市市の直営となっているが,館内スタッフとして市民参加が実行されている。一つは「解説員」であり,もう一つが「語り部」である。いずれも開館前の「養成講座」を受講して登録されている。私自身もその一員である「語り部」についてふれてみたい。

2 「語り部」活動

「解説員」が展示スペースでの案内係として土・日あるいは学校の長期休業中に務めるのに対して,「語り部」は平日に学校等団体の入館者に経験などを語って聞かせる役割を担っている。したがって,公害が激甚だった時期あるいは訴訟の進行していた時代を体験していた者に限定されてくる。年齢的には60歳代後半以上ということになる。

四日市公害の「語り部」といえば20年以上も前から澤井余志郎[注1]によって提唱され,原告患者である野田之一(ゆき)やコンビナート労働者であった山本勝治らによって継続されてきた前史がある。しかし,残念ながら昨年12月,澤井は病に倒れ87歳の天寿を全うし四日市にとって大きな傷手となっているが,彼の功績は膨大な記録として残されている。

開館以前は「語り部」が小学校に出向いての「出前授業」が多かったが,現在は市の支援もあって「公害資料館」での研修が主体となっている。2階「展示場」での見学と1階「研修室」での聴講によって構成され,前者は市職員が担当し後者を「語り部」が任されている。時間的には質疑も交えて30~60分程度となっている。話の内容はとくに制約されておらず野田の場合だと患者あるいは原告としての苦労話などが語られる。労働現場の話もあれば地域の歴史に絡めて語る場合もある。私自身の語りの内容を少し紹介したい。

1969年に四日市市近くの桑名市内の高校教員となった私は,それ以来「四日市公害と戦う市民兵の会」へ参加をしながら四日市公害について,今日まで関わってきているが「患者」でもなければ「研究者」でもない。私が「語り部」を担当するときは「公害反対運動に参加した」との紹介を受ける。公立の施設では珍しい立場であるとは思うが,視点に独自性をもたせながら語るようにしている。具体的な事例をあげてみたい。

3 中国からの高校生

四日市市は中国・天津市と友好都市提携を結んでいるが,それだけでなく市内に「国際環境技術移転セン

ター」が設置されていることから，開館以前より中国からの研修員は度々訪れている。私が対応した高校生は旅行社が企画し，上海など各地の高校から選抜された36名だった。今回は私自身の経験を語るよりは，四日市の歴史を大気汚染の進む中国の現状と重ね合わせてみることにした。四日市の写真はコンビナートからの排煙と近接した住宅街，それに1960年代に行われていたマスク通学の小学生の登校風景を使用した。そして，時あたかも（2015年11月中旬）中国各地に「紅色警報」が出されるという苛烈な状況があった。TVが報じた北京市内にはマスク姿の市民が往来し，病院には子どもを含めたくさんの被害者が押しかけていた。その映像をスライドにして交互に映して見せたのである。

一通り話した後の質疑では数人の高校生が挙手をする。基本は「公害はどうして起きたのか」「どういう人が裁判を起こしたのか」「どのようにして公害はなくなったのか」「中国でも公害はなくせるのか」という内容だった。とくに具体的に技術的な問題や法による規制などを繰り返し問い直す生徒がいた。彼女／彼らのまなざしは真剣だった。現実の「PM2.5」などに苦しむ切実さがそうさせるのだろう。閉会してからも帰りがけに日本語の堪能な女生徒が「公害を出さないための考え方」に関して質問してきたのが印象的だった。

私は「利益を優先することの危険性」を伝えておいたが，はたして中国の現実のなかで彼女／彼らは何をなすことができるのか。「反対運動」を強調できないのはなかなか歯がゆいところがある。「お国の事情もいろいろあるだろうけれど，しっかり勉強して努力してください」と結ぶのが精々だった。

4　未来を展望しつつ語り継ぐ

「公害資料館」での語りの対象はもちろん高校生だけではなく，小中学生・大学生から高齢の社会人に至るまで幅広いが，基本的には団体で「研修」のかたちをとっての参加である。そこにはいくつかの課題が垣間見える。

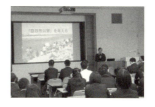

先に中国の高校生の例をあげたが，日本の高校生の場合にはさほどの積極性が見られない。おそらく日常の切実感の違いからくるのだろうが，こうした機会を通じて意識の掘り起こしも大切になってくる。

四日市市内の小学生は教育委員会の指示によって，全校に来館が義務付けられている（2016年度からは中学校も参加）。子どもたちは熱心に受講していくが，学校現場との連携は明確にされていない。社会見学の一環としてプラネタリウム（同館5階に併設）とのセットが多いが，事前学習もないままでの単なる日程消化に終わるケースもみうけられる。社会人の場合も似たようなことはあって，わずか数十分のやり取りでは質疑の深まりは難しい。

さらに四日市の場合，患者自ら語ることがほとんどない。前述のように澤井を亡くし，患者としての体験を語れるのは公害訴訟の原告だった野田のみである。彼とてもすでに84歳の高齢者であり，他に語ろうとする患者は今のところ現れてこない。

開館一周年で入館者が7万2000人という数字の裏には多難な前途が待ち受けているといっても過言ではない。患者ではない私が「当事者」として語ることができるのは何か。澤井や野田たち先人の体験を引き継ぎながら，「反公害」の意志をもつことの大切さを語り継ぐこと。あるいは，「公害は四日市の問題」ではすまされないということをどう示していけるのか。環境破壊の現実に向けていかに視野を広げていけるのか。「四日市公害と環境未来館」を拠点にしながら，息の長い「語り部」活動を続けていきたいと思っている。

（伊藤三男）

▶1　澤井余志郎（2012）『ガリ切りの記』影書房参照。

Ⅵ 表象と文化

 「病」の表象

1 「病」の登場とイメージ形成

「病」への対処方法としては「隠喩がらみの病気観を一掃すること」が最も正しい,とスーザン・ソンタグは著作『隠喩としての病い』の冒頭で述べている。自身が癌と向き合う体験をベースに1978年にこの作品を書いて10年余りのち,ソンタグは『隠喩としての病』を書いた動機を「癌にかかった人々がスティグマを押しつけられるという発見」であったと記したうえで,「癌の背負っていた重荷が,はるかに大きなスティグマを押しつけられ,しかもはるかに大きなアイデンティティ損傷力をもつ病気の出現によっていささか軽減された」と著した。1989年の著作『エイズとその隠喩』である。ソンタグは癌を恥ずべきことだと受け止める人びとがいることに対し,エイズについては「恥ずかしさと罪の意識がひとつになる」と述べている。

エイズは1981年に,ゲイ男性の免疫不全による症例として米国で報告され,翌1982年までには血友病の患者からの報告や女性患者の報告も入っている。では同時期に日本の週刊誌がエイズを報じた際の見出しはというと,次のようなものであった。「アメリカで猛威をふるうホモがかかる奇病で死者が続々」「業病の恐怖は快楽を超えるか　AIDSのおかげで貞操復権」。

こうしたセンセーショナルな報道を背景に,当事者にとっては自業自得の病であるという印象を植え付けるとともに,非当事者の間では自分たちとは異なる人びと,つまりセクシュアリティの異なる人びとであったり,性的な"業"をもつ人びとの病と捉える役割を果たしたと考えられる。

そして1987年に,神戸で日本人女性の第一号患者が亡くなったとの報道がなされた際には,男性同性愛者の病気という切り分けは通用しなくなり,この女性はセックスワーカーであるかのごとく報じられ,さらには実名と顔写真（遺影）を伝えるメディアまで現れた。ある週刊誌は「不特定多数の男性が相手だった　死のエイズ女性患者発生でああ港・神戸破れたり」とまるで死の病が神戸で猛威をふるったかのような見出しを掲げたが,もちろん爆発的な死者を記録した事実はない。ただこのような報じられかたによって人びとに認知されることになったがゆえに,日本でもHIV／エイズはきわめて重いスティグマを背負った病となっている。

▷1　スーザン・ソンタグ／富山太佳夫訳（2012）『隠喩としての病い／エイズとその隠喩』みすず書房, 5頁。

▷2　ソンタグ（2012：102）。

▷3　ソンタグ（2012：106）。

▷4　ソンタグ（2012：115）。

▷5　種田博之（2003）「雑誌記事見出しで見るエイズ認識」輸入血液製剤によるHIV感染問題調査研究委員会編『輸入製剤によるHIV感染問題調査研究第一次報告書』101-111頁。

▷6　種田（2003：101-111）。

2 病の表象はどのように使われるのか

2015年6月，宝塚市議会での性的少数者への支援に関する一般質問において，「宝塚がHIV感染の中心になったらどうするのか」とある議員が発言したことが報じられて大きな批判を浴びた。

HIV／エイズに関するマイナスイメージは，ときにHIV感染のハイリスク層の人びとへの敵対心や排除を正当化するために使われる。その対象はセクシュアルマイノリティであったり，外国人であったりするが，たとえば女性に多い病気があるからといって女性を排除しようという意見が出るかということを考えてみれば，おかしな理屈であることは明らかである。

病のもつネガティブなイメージに特定層の人びとを当てはめるという視点は，その層のすべての人にネガティブなラベリングをする行為であることから，女性や子どもといった規模では難しいが，より小さな集団が対象であると安易に行われてしまう危険性がある。

3 当事者にとっての疾病イメージ

HIV Futures Japan プロジェクトは，HIV陽性者を対象とした大規模Web調査である。20名ほどの当事者がアンケートの設計などに関わり，1000近い有効回答が集まった。その結果によれば，「HIVに感染していることは恥ずかしいことである」という設問にイエスの回答をしたのは48.2%，また「HIV陽性になったのは自分自身がいけないからだと周囲の人に言われたことがあった」という設問では39.3%がイエスと回答している。まさしくソンタグが述べた「恥ずかしさと罪の意識」がその著作から30年近く経っても変わっていないことが示されていると考えられる。

長期の治療やある程度の費用が発生する慢性疾患の場合，万が一のために患者が家族や周囲の人に病気のことを伝えておくことを勧めているケースは多いと思われるが，病に恥や罪のイメージを重ねている患者の場合にこうしたアドバイスはかえって患者を追い込む結果になることもある。同じ調査で実体験としてHIV陽性を伝えたところ，相手に距離を置かれたことがある陽性者は43.2%だが，「一般に人々はHIV陽性者であることを知ると拒絶するものである」と考える陽性者は81.3%に及んでいる。

ときとしてこうした病に対するイメージ，意味付けが治療へのモチベーションを阻害することもある。また，当事者自身はこうした恥や罪の意識がなくとも，周囲に伝えたときに伝えられた側がそうしたイメージに囚われていたためにトラブルになる可能性もある。ヘルスコミュニケーションにおいては，社会的な問題だけでなく，スティグマを抱いた状態でこの病の当事者になることがある，という個々の疾病観もまた重要なポイントであろう。

（桜井啓介）

▷7 HIV Futures Japan プロジェクト（2014）「Futures Japan 調査結果サマリー 8. 心の健康」http://survey.futures-japan.jp/result/（最終アクセス日：2016年6月25日）

おすすめ文献

ぷれいす東京編（2013）「Living with HIV 身近な人から HIV 陽性と伝えられたあなたへ」http://lwh.ptokyo.org/index.html（最終アクセス日：2016年6月25日）

池上千寿子（2011）『思い込みの性，リスキーなセックス』岩波書店。

ドブスン, M.／小林力訳（2010）『Disease 人類を襲った30の病魔』医学書院。

VI　表象と文化

2　「障害」の表象

❶　メタ障害者表象としてのコメディ映画

　知的障害を題材にしたコメディ映画『リンガー！替え玉★選手権』[1]は，ある意味で異様な作品といえる。というのも，この作品には従来の障害者表象において回避されてきたいくつかの試みが認められるからである。

　本作品では，金儲けのために知的障害者を装って**スペシャル・オリンピックス**[2]に不正出場する主人公の姿がコメディータッチで描かれている。この「障害者を演じる健常者を（映画を通じて）演じる」という二重構造は，非常に重要な意味をもっている。映画には，『フォレスト・ガンプ』や『アイ・アム・サム』といった映画を見て主人公が知的障害者を装うための「大げさな演技」を習得する場面が登場するが，これは多くの映画が描いてきた障害者像に対する揶揄として受けとることもできる。そして，主人公の演技が周囲の人びとを騙すことはできても，知的障害者の仲間たちには見破られてしまうという展開は，社会による障害者像と当事者による認識の差異，あるいは障害者表象を視聴する私たちの態度を映し出しているかのようでもある。また，本作品では実際の知的障害者のアスリートたちがスペシャル・オリンピックスの選手役を演じている。彼女／彼らが演じる役柄が「困難を克服する健気な障害者」ではなく，意地悪な部分や気の強い部分をもち合わせていることは，障害者の一様な描かれ方に対するアンチテーゼであるともいえる[3]。

　本作品は，障害者表象のあり様や，障害者を演じるということの意味について，表象を通じて提起するというメタな視点を備えている。それと同時に，本作品もまた表象の水準においてその意義を発揮するものであるという点には考慮が必要である。

❷　可視化されるものと不可視化されるもの

　視覚メディアにおいて障害を表象するということは，障害を可視化するということでもある。しかもその可視化には，多くの場合に「わかりやすさ」や「読みやすさ」が求められる。その際，身体的な可視性は，もっとも利用されやすい要素であるといえるだろう。障害ごとに身体的な特徴や独特な身振りを割り当てることでステレオタイプ化された障害者像は，さまざまな作品を通じて繰り返し再生産されることで，もはや違和感のないものとして受け入れられ

▷1　ファレリー兄弟製作，ブラウスタイン，バリー監督，2007年に米国で公開。

▷2　スペシャル・オリンピックス
知的障害者によるスポーツ競技会。

▷3　ただし，本作品には指摘すべき点がまったくないわけではない。細部の演出とは裏腹に，全体的なストーリーが「友情や恋愛の達成」といった結末に回収されてしまうことは，本作品が批判しようとする他の障害者表象と類似している。

るようになっていく。▷4

　また，可視性・可読性の問題は，障害者表象をめぐるキャラクター設定の水準においても認められる。多くのメディア作品は，障害者を視聴者にとって共感可能な「いい人」として描くか，そうでなければ，障害者を登場させないという方法を選択してきた。「共生」のスローガンのもとに障害者の多様性がうたわれる現代社会においても，メディアのなかにはほとんど「わるい障害者」や「ダメな障害者」が登場しないことは，それを裏付けているようでもある。

　可視化するという行為は，同時に何かを不可視化することによって，すなわち「わかりにくいもの」や「細部」を削ぎ落とすことによって成立している。メディアによって生成される可視的・可読的な障害者像は，障害者を理解可能な存在として位置付けようとする人びとの態度とも調和するものであるといえる。

❸　障害をとりまく視線の変遷

　写真や映画，テレビといった視覚メディアは，あるがままの現実を映しだすと信じられてきた一方で，それを受容する人びとの欲望を映しだす装置としての一面ももっている。それは視覚メディアが扱う障害者表象についても例外ではない。だとすれば，メディアにおける障害者の描かれ方を考察する作業は，社会的な障害認識のあり様を探るきっかけになりうるはずである。

　障害者表象の変遷には，社会が障害をどう認識してきたのかということが大きく関わっている。医学的・福祉的観点における障害概念が誕生する以前，障害者の身体は「異常なもの」として，しばしば人びとから一方的に視線を注がれる対象であった。見世物小屋やフリークショーにおける「異常な身体」の展示は，単に人びとの好奇心に応えるだけでなく，反転して「正常な身体」とは何かを知らしめる契機にもなっていた。しかし，長い間「異常なもの」として認識されてきた身体は，20世紀の医学の発展によって，さらには戦後の福祉理念の発展によって，治療されるべき身体，保護されるべき身体へと変化していったといえる。▷6

　そのような障害認識や障害者観の変化にともなって，現代のメディア表象は障害者を「他者」ではなく「同胞」として映しだす。それを見る私たちもまた，そのような表象のあり方に同意し，それを違和感なく受けとめている。しかし，そこには視線をめぐる不均衡が形を変えながら残存する。そもそも被写体／視聴者という非対称な関係が，あるいはメディアを通じて一方的にまなざしを差し向けるという行為自体が，ある種の権力性を帯びてはいないだろうか。

（塙　幸枝）

▷4　たとえばドラマや映画における聴覚障害は，しばしば「手話で話す」という行為を通じて視聴者の前に可視化されている。そこに描かれる聴覚障害者が人工内耳を施し，発話によってコミュニケーションを行っていたら，それは表象としての「わかりやすさ」を失うことになりかねないし，場合によっては，それが「聴覚障害」として視聴者に受容されることの妨げになるかもしれない。

▷5　クルティーヌ, J.-J.／三浦直希訳（2010）「異常な身体——奇形の文化史と文化人類学」クルティーヌ, J.-J.編／岑村傑監訳『身体の歴史Ⅲ——20世紀　まなざしの変容』藤原書店。

▷6　長谷川潮は児童文学における障害者像を分析するうえで「偏見・差別の障害者観」「憐み・同情の障害者観」「共生の障害者観」という三つの段階が存在することを指摘しているが，そのような流れは他のメディアにおける障害者表象にも共通する。長谷川潮（2005）『児童文学のなかの障害者』ぶどう社。

おすすめ文献

　鵜飼正樹・北村皆雄・上島敏昭編（1999）『見世物小屋の文化誌』新宿書房。
　クルティーヌ, J.-J.編／岑村傑監訳（2010）『身体の歴史Ⅲ——20世紀　まなざしの変容』藤原書店。

Ⅵ 表象と文化

「傷」が意味するもの

1 是認／逸脱の線引き

自傷行為[1]といえば主に精神の疾患や機能不全と結び付けられて語られることが多い。しかしながら自らの身体をあえて傷つけるという行為の背後には，実にさまざまな歴史や文化が広がっている。

精神科医のアルマンド・R・ファヴァッツァは古今東西の神話や宗教儀式，特定の地域や集団における実践を調査し，その詳細を著書『自傷の文化精神医学』で報告している[2]。ファヴァッツァはそのような「文化的儀式」においては「身体的な癒しと社会の安定」「何らかのスピリチュアリティの獲得」などが企図されていることが少なくないと述べ，身体を傷つけることは「たんに精神疾患の一症状」であるにとどまらないと強調する[3]。そのうえで自傷行為の類型化を行い，まず最初に「文化的に是認されている自傷行為」と「逸脱した／病的な自傷行為」とに大きく二分する[4]。

留意したいのは，是認されうるか／逸脱的かという線引きは，文化的・社会的背景や価値観によって異なることだ。たとえばピアスやタトゥーはいまだタブー視する風潮も強いが，個性の表現やファッションスタイルとして定着しつつもある。一方で自傷行為によって身体上に模様や文字をつけることは，単純な傷をつけるよりも「重篤な心理的苦痛」を反映しているとされ，「精神病性の過程」と結び付けて語られることもある[5]。もし自傷行為が病や逸脱とされなくなったら，そのような模様もファッショナブルなものになるのだろうか。

2 性差という指標

自傷行為への偏見は，しばしば性の規範と密接に関連する。たとえばサラ・ナオミ・ショウによれば，自傷行為とは「女性達が文化的規範を逸脱するしかたで，自分自身の身体への支配権を握り，客体化する」行為である[6]。女性にはそもそも，自らの身体を自らの意志で加工したり破壊することは許されていない。許されるのは，それが他人によって，それも「美の理想」や「男性達の性的満足」にかなうようになされる場合であるとショウは説明する。

自傷行為は，そのように女性の身体を管理してきた男性中心的な文化の暴力性を，女性自らが再現する「力強い行為」であるとショウは述べる[7]。その不当性を身体上に表出させ，突きつけるからこそ，自傷は人を悩ますのであり，結

▷1 **自傷行為**
自殺の企図なく，自らの身体に切傷，熱傷，挫傷などの損傷を加えること。損傷の方法や深さや意図，また定義の仕方もさまざまである。一般的には「リストカット」が想起されることが多いが，それだけにとどまらない概念である。

▷2 ファヴァッツァ，A. R.／松本俊彦監訳（2009）『自傷の文化精神医学——包囲された身体』金剛出版。

▷3 ファヴァッツァ（2009：4-5）。

▷4 ファヴァッツァ（2009：20, 304-350）。

▷5 ウォルシュ，B. W.／松本俊彦・山口亜希子・小林桜児訳（2007）『自傷行為治療ガイド』金剛出版，113-115頁。

▷6 Shaw, S. N. (2002). "Shifting conversations on girls' and women's self-injury：An analysis of the clinical literature in historical context." *Feminism Psychology*, 12, 206.

▷7 Shaw（2002：208）。

▷8 たとえば1976年にマ

果として無視されあるいは病理化されてしまうのだという。

　自傷行為についての是非は，単に健康を損なうからという点だけでなく，望ましき身体とはどのようなものかという文化的な規範や価値観を深く反映する。安易に善悪を評価したり，性急に精神病理を見出していくことは，実のある対話の成立をさまたげるだけでなく，自傷をする人の自尊心を傷つけることにもつながることを忘れてはならない。

3　自殺と自傷の境界

　自傷行為への先入観で根強いものの一つが，自殺との混同である。精神医学の分野では，とくに1960年代から自殺との区分が積極的に進められ，自傷は行為以前の精神的苦痛や緊張に対し，一時的な回復をもたらすものとして捉えられてきた。このような研究の蓄積を踏まえ，2013年に発表されたDSM-5では「非自殺的な自傷行為」という独立した項目が設けられ，その目的として「緊張，不安，自責のような陰性の情動を減らすこと」「対人関係の困難さを解決すること」があげられている。自傷には生へと向かう動きがあるのだ。

　「リストカット」という用語もまた誤解を招く。手首を切ることを表すこの言葉はしばしば，手首以外，また切る以外の方法の自傷行為についても広く用いられている。この状況について松本俊彦は，「自傷患者の多くは，リストカットをしていない」と指摘し，「アーム＝腕（前腕・上腕）を切っている」のが大半だと述べる。用語に基づいて手首だけに注目するならば，それ以外の場所を傷つける人を見落としてしまうことに注意が必要だ。

　手首かそれ以外かという区別を，自殺かそうでないかという判断の基準にすることにも留保が必要である。傷つける部位や深さを変えないという人もいれば，時や場所によって異なったしかたで自傷する人もいる。傷のある身体部位，損傷の程度，自殺企図の有無などによってのみ一方的に判断を下すのではなく，行為者が何を望んでいるか，どのような心的苦痛を感じているかを適切に聴くことが何よりも必要である。

　最後にヘレンという自傷の経験者の語りを参照したい。ヘレンは自傷行為者に対しての最良の方法は「耳を傾け，感情を語らせ，コントロール権を与え，自分自身を信じさせること」だと呼びかける。だが最も助けとなるのは，自分と同じ経験をもつ人たちがヘレンを「自傷があるものとして，またはそれがないものとしても受けとめる」ことだと述べる。病名のラベルを貼りつけようとする医師，怒りや敵意に満ちた家族の態度とは異なり，そのことは「希望」をもたらしてくれるのだという。これは，自傷をする人をただ自傷行為者としてだけ捉えるのではなく，それが「ない」状態も含めてすべてその人として受けとめることの重要性を示唆している。それは偏見や先入観のない対話のための第一歩となるだろう。

（佐々木裕子）

イケル・A・シンプソンは，自傷行為者たちは自殺とはまったく異なる「反自殺（anti-suicide）」といえるものを行っており，それは「現実や生への確固たる回帰」の手段となると主張している。Simpson, M. A. (1976). "Self-Mutilation and suicide." In S. E. Shneidman (ed.), *Suicidology : Contemporary developments*. Grune & Stratton, p. 297.

▷9　DSM-5
アメリカ精神医学会による『精神疾患の診断・統計マニュアル』。1952年の第1版以来改訂を重ね，2013年に第5版が出版された。

▷10　アメリカ精神医学会／高橋三郎・大野裕監訳（2014）『DSM-5精神疾患の診断・統計マニュアル』医学書院，796頁。

▷11　松本俊彦（2011）『アディクションとしての自傷――「故意に自分の健康を害する」行動の精神病理』星和書店，2頁。強調は原文による。

▷12　Pembroke, L. R. (1996). *Self-harm : Perspectives from personal experience* (2nd ed.). Survivors Speak Out, p. 24. 強調は原文による。

おすすめ文献

ファヴァッツァ, A. R.／松本俊彦監訳（2009）『自傷の文化精神医学――包囲された身体』金剛出版。

林直樹監修（2008）『リストカット・自傷行為のことがよくわかる本』講談社。

Pembroke, L. R. (1996). *Self-harm : Perspectives from personal experience* (2nd ed.). Survivors Speak Out.

VI　表象と文化

 病院のパンフレットが表象するもの

1　親しみやすいパンフレット

「結核の常識」と題された結核予防のためのパンフレットに使われているのが，かわいらしいキャラクターである。15センチ四方の表紙の3分の2を占めるほどの，目立つつくりになっている。情報提供用のパンフレットには，このようなキャラクターがよく使われている。たとえば，高知県が作成した歯の健康促進をうたったものには漫画家やなせたかしの「ハハハ3兄弟」が，熊本県では「くまモン」がよく登場するといった具合である。読み手に親しみやすい印象を与えようとしているためなのだろうか。

また，マンガやわかりやすいイラストを使ったものも多い。情報提供が目的なのであれば，限られた紙面をこうしたものに割くよりも，より多くの情報を伝えたほうが合理的なはずだが，ここから見えてくるのは内容よりもイメージ重視の戦略である。

2　記号の恣意性

フェルディナン・ド・ソシュールは，記号とはシニフィアン（記号表現）とシニフィエ（記号内容）の結び付きによって生まれる概念だとする。たとえば「ネコ」という記号は，〈ネコと発話された音やネコが示された像＝記号表現〉と，〈ネコという概念＝記号内容〉の結び付きによって成り立つ。しかし，英語では「cat」，スペイン語では「gato」という記号表現がネコという記号内容と結び付いていることからもわかるように，両者の結び付きに必然性はなく，恣意的である。しかしそこには，女性用トイレのシンボルマークがスカートをはいた人物となっているように，ある一定の方向に導くような結び付きがあることにも留意する必要がある。

3　記号に隠されたメッセージ

ソシュールの記号論的手法で病院に置かれたパンフレットを読み解くと，たとえば未受精卵子の凍結保存を望む，造血肝細胞移植や抗がん剤治療を予定している女性を対象とした基金の案内用パンフレットからは，次のような図式が見えてくる。イラスト化された子を運ぶ「折鶴」（＝記号表現）（図VI-1）には，出産の願いや祈り（＝記号内容）といった意味が指示されている。一方で，こ

▷1　筆者らが都内および熊本県水俣市の医療機関の受付に置いてある数十例のパンフレットを調査・分析した結果に基づく。インターネット上で入手可能なパンフレットも参照した。
▷2　http://www.jatahq.org/headquarters/index1.html（最終アクセス日：2016年3月18日）
▷3　たとえば https://www.jda.or.jp/publicity/newspaper/pdf/h25/40kouchi.pdf（最終アクセス日：2016年3月23日）
▷4　たとえば熊本県健康福祉部健康局医療政策課が作成した「Yes! my Doctor」。
▷5　ソシュール, F. de／小林英夫訳（1972）『一般言語学講義』岩波書店。

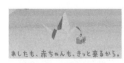

図VI-1　シンボルマーク

出所：http://www.marrow.or.jp/supports/post_53.html（最終アクセス日：2016年3月15日）

の基金の名前とシンボルマークに描かれている鳥から，その「折鶴」はコウノトリであることは明確であり，そこには新生児を運んでくるという外来神話の意味が重ね合わされている。ただし，そこに描かれている四羽すべてが子を運んでいるわけではないことから，生殖技術の発達による恩恵がすべての女性にもたらされるわけではないことが暗示されているようにも思える。

　このパンフレット全体から読み取れるのは，子どもをもつことが幸せへとつながるという「健全な家庭」言説である。たとえば出産だけが子どもをもつための選択肢ではないといったことに，それを手に取った者が思い至ることはおそらくないだろう。したがって，このパンフレット自体が規範を維持・強化するものとなってしまっているのである。

　エイズ予防財団のHIV/AIDSに関するパンフレットも同様である。たとえば，「セックスで感染することが一番多い？」という質問への応答として3組のカップルが載せられているが，その表現の「比重」には差がある。まず登場するのが，ピンクのハートに包まれた若い男女が笑顔で向き合い固く手を握り合う姿である。そのあとに男性同士，女性同士と続くが，同性同士の2組は小さなピンクのハートをはさんで横に並んで立っているだけである。ハートの大小（＝記号表現）には，幸せの程度の差（＝記号内容）が指示されているように見えるし，ハートが配置される場所（＝記号表現）も3組のカップルの社会的認知の差（＝記号内容）を示しているように思える。3組のカップルを載せることで多様性に配慮しているかのような印象をも与えてはいるが，結局，「異性愛規範性（heteronormativity）」が強調される結果となってしまっている。

4　「啓発」の対象

　こうしたパンフレットは，社会的な規範を維持・強化させると同時に，読み手をある一定の方向に「啓発」しようとする。しかもそれらを手に取る者の多くは，そうした「啓発」行為を比較的素直に受け入れてしまうのではないか。最近はがんに関する無料相談室を設置している総合病院が多く，待合室にはその利用を勧めるパンフレットが置かれているが，それを手にすることで補完代替医療も含めた多様な選択肢はおそらく排除されることになるだろう。

　医学的な話題は科学的データに裏付けられた「客観的」なものとして淡々と語られると思われがちだが，情報提供用のパンフレットから見えてくるのは，そうしたメッセージが中立なものではありえないということだ。それは親しみやすい情報提供を装いつつ，ターゲットとする読者をある方向に導くための，特定の「啓発」を目的としたものだということがわかる。

　病院の待合室にさりげなく置かれたパンフレットが，誰にどのようなメッセージを発しているのかを注意深く読み解く必要がある。

（カレン，ベヴァリー・池田理知子）

▷6　認定NPO法人全国骨髄バンク推進連絡協議会が行っているこうのとりマリーン基金。

▷7　Ⅶ-7 を参照。

▷8　養子縁組など。

▷9　http://www.jfap.or.jp/enlightenment/pdf/hatena.pdf（最終アクセス日：2016年3月15日）

▷10　Ⅳ-6 を参照。

▷11　Ⅷ-4 を参照。

おすすめ文献

ウィリアムスン，J.／山崎カヲル・三神弘子訳（1985）『広告の記号論1――記号生成過程とイデオロギー』柏植書房。

石田英敬（2003）『記号の知／メディアの知――日常生活批判のためのレッスン』東京大学出版会。

池田理知子・松本健太郎編（2010）『メディア・コミュニケーション論』ナカニシヤ出版。

Ⅵ 表象と文化

 介護の表象とステレオタイプ

1 「介護イケメン／介護美人」というキャリアモデル

　「"ステキすぎる"介護イケメン，"かわいすぎる"介護笑顔美人グランプリ」なるものが介護情報誌の特集として掲載されていた。介護施設に勤務する職員の写真が投稿され，Web上で人気投票が行われるという写真コンテストである。介護職に就いたきっかけにはじまり，趣味や好みの異性のタイプなどプライベートな情報がインタビュー形式で掲載され，最後は彼女／彼らが勤務する介護施設の紹介ページに誘導するという構成になっている。

　高齢者人口がピークを迎える2025年にむけて介護を必要とする人の数は増加していく一方で，介護人材不足への不安は大きく，人材確保のため，主に若者をターゲットに介護職のいわゆる"3K"とされるネガティブイメージを払拭し，その魅力をアピールする戦略が国によって推し進められている。この介護情報誌の写真コンテストはその一例であり，求人情報も多少含まれてはいるが，想定される主な読者は介護サービスをこれから利用しようとする人びとである。介護職への入職者を増やそうとする取り組みであるのに，なぜ介護サービス利用者がターゲットの雑誌にこのような企画が掲載されるのだろうか。

　それには職業選択に与える家族など身近な人の影響があるだろう。家族が介護の仕事をしていたり，介護が必要な家族がいたりするなど介護が身近に感じられる状況にあることを，介護職をめざす動機としてあげる学生は多い。写真コンテストの特集は，介護サービスを利用することに明るいイメージを抱いてもらうだけでなく，家族が購入した情報誌を偶然手にした家族の構成員である若者世代に対して，明るく肯定的なキャリアモデルを示すことで，将来の職業選択に結び付けようとする意図があったのかもしれない。

2 伝えたい魅力と発信する魅力のギャップ

　介護福祉士を対象に行われた調査で最も多くあげられた介護の仕事の魅力は「経験と知識，技術及びコミュニケーション能力等の総合力が必要な高度な専門職である」ことであった。しかし，魅力発信事業の多くで「やりがいがある，成長できる，感謝される」といったことは強調されても，専門職としての介護福祉士のイメージの訴求はほとんど見られないことが指摘されている。

　魅力発信事業の多くで発信している魅力と，介護の現場が伝えたいと考える

▷1　新潟県介護ご用聞きネット（2015）『新潟の介護がよくわかる　介護施設・サービス・高齢者向け住宅　総合ガイド2015年度版』ドットコム・マーケティング，6-47頁。

▷2　第一次ベビーブーマーが後期高齢者とされる75歳を迎える2025年には，介護人材需給推計によると，現在推進されている地域包括ケアシステムの構築に必要な人材が約37.7万人不足するとされている。厚生労働省（2015）『2025年に向けた介護人材にかかる需給推計（確定値）について』http://www.mhlw.go.jp/stf/houdou/0000088998.html（最終アクセス日：2016年5月6日）

▷3　3K
バブル経済全盛期に労働環境や仕事の内容が「きつい（Kitsui），汚い（Kitanai），危険（Kiken）」である職業はその頭文字をとり3Kと称された。

▷4　2014年度より厚生労働省の政策「老人保健健康推進等事業」の一部として進められている。

▷5　渡辺三枝子・ハー，E. L.（2001）『キャリアカウンセリング入門』ナカニシヤ出版。

魅力との間にギャップが存在するように，冒頭で紹介した写真コンテストでも，専門職として仕事に熱中する姿や，仕事にどう向き合っているかという姿勢より，休日の過ごし方や異性のタイプといった「身近である」ことのアピールの方が目立っている。こうした表面的な身近さや明るい職業イメージのアピールという段階を経て，これからは，一人ひとり異なる利用者の生活や人生に関わることができるクリエイティブな仕事であるという介護職の魅力を発信する段階にきているのではないだろうか。

3 職業ステレオタイプの克服

「美人すぎる市議」が話題になって以来，一般的に地味なイメージのある職業名を「美人すぎる」などの言葉と組み合わせ，そのギャップによって注目を集めるという手法がよくとられてきた。「"ステキすぎる"介護イケメン／"かわいすぎる"介護笑顔美人」もこれと同様に，連想されるであろう介護職へのイメージを逆に利用して，介護に関心のない層の注目も集める効果があるかもしれないが，「ステキ」や「かわいい」という主観的な尺度もステレオタイプ化されて組み込まれてしまっている。つまり，ステレオタイプによってステレオタイプを克服しようとする手法にはステレオタイプをかえって強化したり，新たなステレオタイプを生む危険性があるのではないかとの懸念が残る。

しかし，ステレオタイプをあえて利用した新しい取り組みもある。「介護男子スタディーズプロジェクト」という介護をする男子の写真とオピニオンリーダーたちによる論考によって，介護についての議論を巻き起こそうとする活動である。介護は女性の家庭内の仕事とされてきた長い歴史のなかで「介護男子は歴史的な存在」であり，快活に働く介護男子の姿は「介護に対する既成概念や印象，評価を変えるきっかけとなる」と期待する。そして，「もし氾濫する〇〇男子（〇〇女子）という言葉に陳腐さが滲むとすれば，それは，もはや介護男子に注目するまでもなく，仕事（または，職業）に対する近代社会のジェンダー規範に転換が起きていることを意味しているのかもしれない」とステレオタイプ議論を生むためにあえて前面に出しているのだ。

介護の分野のみで職業観やジェンダー規範がつくられるわけではなく，それらは社会の変化のなかで生まれ，変化をするものである。「介護男子スタディーズプロジェクト」は介護の問題について介護業界のみで策を見出そうとするのではなく，「介護男子」を社会的な議論の可能性を生み出すものとして表象している点で，これからの魅力発信事業のあり方として参考になるだろう。ただし，男子／女子という二分法からはじきだされる人たちもいるという留保付きではあるが。

（五十嵐紀子）

▶6 公益社団法人日本介護福祉士会（2015）『「介護の仕事の社会的な意義と魅力」の整理とイメージアップ戦略のあり方についての調査研究報告書』公益社団法人日本介護福祉士会。http://www.jaccw.or.jp/pdf/chosakenkyu/H26/H26_hokoku.pdf（最終アクセス日：2016年5月5日）

▶7 介護福祉士が主役となるドラマや映画の制作も注目されている。厚生労働省とのタイアップで制作され2016年3月に公開された犬童一利監督の『つむぐもの』はその一つである。

▶8 介護男子スタディーズプロジェクトが2015年に出版した『介護男子スタディーズ』はWebと連動しており，写真や論考は随時追加・更新されている。http://www.kaigodanshi.jp/（最終アクセス日：2016年5月5日）

おすすめ文献

NHK出版（2013）『プロフェッショナル 仕事の流儀 介護福祉士 和田行男の仕事 闘う介護，覚悟の現場』NHKエンタープライズ。

介護男子スタディーズプロジェクト編（2015）『介護男子スタディーズ』介護男子スタディーズプロジェクト。

公益社団法人日本介護福祉士会（2015）『「介護の仕事の社会的な意義と魅力」の整理とイメージアップ戦略のあり方についての調査研究報告書』公益社団法人日本介護福祉士会。

VI 表象と文化

6 「ホムンクルスの絵」から はじまった脳の可視化

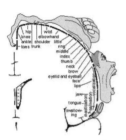

図VI-2 ホムンクルス の絵

出所：Malmivuo, J. & Pronsey, R. (1995). *Bioelectromagnetism : Principles and applications of bioelectric and biomagnetic fields*. Oxford University Press.（電子版）http://www.bem.fi/book/in/dw.htm（最終アクセス日：2016年4月30日）

▷1 世界保健機関（WHO）は，脳腫瘍の悪性度を4つの「グレード」に分けており，グレード1・2は良性腫瘍，対してグレード3・4は悪性脳腫瘍となる。さらにWHOは病理分類に基づく約120の区分を設けている。Louis, D. N. et. al. (2007). "The 2007 WHO classification of tumors of the central nervous system." *Acta Neuropathol*, 114, 97-109；中里洋一 (2014)「脳腫瘍WHO分類の歴史」『Neuro-Oncologyの進歩』21(2), 1-9頁。

▷2 Berger, M. S. et. al. (1989). "Brain mapping techniques to maximize resection, safety, and sei-

1 人の頭に住む小人

図VI-2のこの奇妙な絵は「ホムンクルスの絵（cortical homunculus）」と呼ばれている。カナダ・マギル大学の脳外科医ウィルダー・ペンフィールド（Wilder Penfield）によるこの絵は，人の頭にはホムンクルスという小人が住み，私たちはみなそれに操られているという古い言い伝えに，分化・局在化した脳機能の地図を組み合わせたものだ。

人間の脳は「分業制」をとっており機能は脳神経のあちらこちらに局在している。たとえば，中脳，延髄などから構成される脳幹部は，呼吸・体温保持・心臓の制御といった重要な役割を担う唯一無二の存在だ。また，大脳には「運動野」「体感覚野」「視覚野」「聴覚野」などの機能区分があり，さらに運動野のなかでも，右手親指はここ，手首の神経はそこ等々，機能は高度細分化・局在化している。そしてそれらの機能は，原則，代替が利かない。

脳の病の一つに脳腫瘍がある。これは脳の神経細胞ががんに冒される病（神経膠腫）であり，なかでも原発性は10万人に12人の割合で発症があるとされる比較的珍しい病気である。▷1

2 「最大限の摘出，最小限の機能障害」

脳腫瘍（とくに悪性）の治療は，外科手術による腫瘍切除・摘出に化学（いわゆる抗がん剤）療法や放射線療法を組み合わせたものが現在標準である。そして治療方針を決定する際，腫瘍の悪性度や病理分類と共に重要なファクターとなるのがその発生箇所である。

まず，腫瘍の発生個所により，外科手術が困難な場合がある。たとえば，脳幹部に発生した悪性腫瘍の外科手術による摘出は基本的には不可能である。脳幹部は生命維持活動の中枢であり，脳幹部の切除は患者を脳死状態に至らしめるからだ。また，大脳に発生した腫瘍についても，再発を防止すべく，がんに冒された箇所を含んだ機能領域を大きく取り去ってしまっては，術後の患者のQOL（生活の質）が大幅に低下してしまうことになる。

つまり脳腫瘍の治療でめざすべきは，「最大限の腫瘍摘出」により腫瘍の再発防止を最大限にすると同時に「最小限の機能障害」でもあるのだ。▷2

もちろん，QOLは各々の患者の価値観に依る部分が大きい。たとえば「命

のためには半身不随になってもよい」という患者に対してなら，ある程度の機能障害は止むなしとの前提での外科手術は可能だろう。しかし患者が「半身不随になるくらいなら死んだ方がましだ」と考えるのであれば，障害を起こす手術を無理には行えまい。

3 アナログな表象，デジタルなメディア

　頭蓋骨という固い鎧に覆われ，通常は見ることも，ましてや触ることもできない脳の「見える化」は，脳腫瘍の治療に不可欠である。どの辺りにどのような腫瘍があるかの診断なしに治療方針を決めることは当然できないし，また，外科手術の要否や放射線照射の決定なども，頭蓋骨のなかにある，機能分化・局在化した脳の可視化なしには行えない。

　冒頭にあげたホムンクルスの絵は，機能分化・局在化した脳の可視化の初期の試みであった。検体で得たサンプルから脳神経の構造を調べたり，血管から造影剤を注入しレントゲン画像に写る「影」から腫瘍を手描きで表象化するといった「アナログ」な試みを経て，現在の可視化は「デジタル」メディアに負う部分が大きい。

　1980年末に導入されたCT（コンピュータ断像撮影）は，脳のより客観的な描写に大きな貢献を果たした。しかし医療現場に革命をもたらしたのは，何といっても1990年代，急速に普及したMRI（磁気共鳴画像法）だろう。水の原子核を含む組織であれば基本的に何でも画像化できるMRIは，CTではうまく映らなかった浮腫や腫瘍の浸潤の境界の可視化を可能にした。ただし，あまりに見え過ぎてしまう故，導入当初それまでCTの画像しか見たことがなかった外科医にとっては，MRIの画像に「どこがどう映っているのか……何を見ているのかがよくわからなかった」とのことだ。

　また，頭蓋骨内部の「よりよく見える化」は外科手術の際にも重要となる。悪性腫瘍は神経組織に浸潤するため，どこまでががんに冒されており，どこからが正常な細胞であるかどうかの判断が難しい。そこで脳外科医は，「脳機能マッピング」「術中ナビゲーション」といった最新のデジタル手術支援システムの助けを借り，境界線ギリギリのところで摘出を行う。

　興味深いのは，「5-ALA（5-アミノレブリン酸）」という光増感剤の使用で，患者がそれを飲むことで腫瘍部分が赤く蛍光する。脳外科医は，デジタル化された手術環境で，この「赤い光」というはなはだアナログな表象も活用し「最大限の腫瘍摘出，最小限の機能障害」を試みるのだ。

（青沼　智）

zure control in children with brain tumors." *Neurosurgery*, 25, 786-792.

▷3　Kumabe, T. et. al. (2013). "Treatment results of glioblastoma during the last 30 years in a single institute." *Neurol Medico-Chirurgica*, 53, 786-796；隈部俊宏他（2010）「鈴木二郎・高久晃教授の低悪性神経膠腫記録から学ぶべきこと」『脳神経外科ジャーナル』19, 549-556頁。

▷4　小泉英明（2011）『脳の科学史——フロイトから脳地図，MRIへ』角川マガジンズ，Kindle版，lo1265。

▷5　大西丘倫他（2006）「悪性グリオーマの手術——統合ナビゲーション導入後の治療成績」『脳神経外科ジャーナル』15, 680-687頁。

▷6　宮武伸一他（2006）「悪性脳腫瘍に対する手術治療——5-ALAおよびナビゲーションシステムを用いた工夫」『脳神経外科ジャーナル』15, 706-714頁。

おすすめ文献

小泉英明（2011）『脳の科学史——フロイトから脳地図，MRIへ』角川マガジンズ。

寺本明（2013）『脳腫瘍（インフォームドコンセントのための図説シリーズ）』医療ジャーナル社。

山登義明・大古滋久（1994）『もう一度，投げかった　炎のストッパー津田恒美・最後の闘い』日本放送協会出版。

VI 表象と文化

 バーチャル患者という教材

1 バーチャルリアリティの光と影

いまや，大人も子どももスマートフォンを片手にいとも簡単にバーチャルな世界に入り込み，限りなく現実に近い世界を体験することが可能になった。しかしこのバーチャルという言葉は「仮想の」と訳されることが一般的であるが，バーチャルリアリティ学会（VR学会）によればそれは誤訳であり，的確な日本語はないとしている。「バーチャル」とは本来は「実質的な」という意味であり「実体のない仮想」ではなく「見た目は違うがほとんど実物」を表している。あえて訳すならば「人工現実感」となるが，無理に訳さず表現することを勧奨している。ここでは以後「バーチャル」または「VR」を用いる。

VRはエンターテイメントだけではなく，宇宙開発や医療，教育の分野においても多大な貢献をもたらした。宇宙科学の分野ではバーチャル宇宙ステーションを使った技術開発が進められ，医学の分野でも**バーチャルホスピタル**における**シミュレーション教育**など，体験型医学教育での活用は基礎医学から臨床医学に至るまであらゆる技術訓練がVRで可能となった。肉体だけではなく神経症の**脱感作療法**にまで応用されている。このように医療における，とりわけ技術教育の分野でのVRのもたらす恩恵は，サービスを受ける患者にとっても大きいといえる。しかし，医療の進歩が多くの人類を救ってきたことに間違いはないが，それはまた多くの犠牲のうえにもたらされていることを忘れてはならない。ITの進歩にともない，医療は高度化し飛躍的に進歩したが，同時に患者を危険にさらすことにもなった。

2 患者役としての模擬患者（SP）

医療が患者を救うばかりではないことを最初に報告したのは1991年のHarvard Medical Practice Study（HMPS）であった。HMPSは医療事故・過誤の頻度の多さを示し全米に大きな衝撃を与え，米国の医療の光と影として紹介されている。そうしたなか，世界保健機関（WHO）は患者安全教育のカリキュラム指針多職種版を作成し，患者はただ単に医療を受ける存在ではなく，治療を選択しよりよいサービスを受ける中心的存在であることを明示した。また，学生に対して患者の安全教育を徹底し，可能であれば学生が実際に現場に出る前に，シミュレーション学習を通じて患者の安全について考える機会を与える

▷1 舘暲・佐藤誠・廣瀬通孝 監修（2011）『バーチャルリアリティ学』日本バーチャルリアリティ学会。

▷2 バーチャルホスピタル
実際には病院の建物などはないが，その機能が部分的にでもあるもの。

▷3 シミュレーション教育
人体の構造と機能を再現したシミュレータやバーチャル教材でトレーニングを行う教育のこと。

▷4 脱感作療法
行動療法の一つで不安神経症や強迫神経症などに対して筋肉弛緩を行うことによって不安，恐怖の消去を行う方法。

▷5 Brennan, T. A. et al. (1991). "Incidence of adverse events and negligence in hospitalized patients : Results of the Harvard Medical Practice Study 1." *New England Journal of Medicine*, 324, 370-376.

▷6 李啓充（2000）『アメリカ医療の光と影——医療過誤防止からマネジドケアまで』医学書院。

▷7 World Health Organization (2011). "WHO patient safety curriculum guide : Multi-professional edition."

必要があるとした。とくに患者とのコミュニケーションが重要とされ，患者役となる**模擬患者（SP）**[8]も近年多く養成されはじめた。

SPは1960年代に米国で医学教育に導入された。日本でSP養成が始まったのは1992年といわれる。医学部・薬学部教育のなかで臨床実習の前に客観的臨床能力試験（OSCE）に「医療面接」が取り入れられ，その患者役として本格的に養成されるようになった。SPは患者を演じるために訓練を受けたあと一人の患者になりきり，面接した学生に患者として受けた印象を伝え，面接の評価をフィードバックする役割を担っている。人間対人間であるため傾聴や受容，共感といった信頼関係を築くための会話などが可能であり，また表情や声の大きさなどで非言語的コミュニケーションが取り入れられることもメリットだ。しかし，訓練を要するため成人に限られ小児のSPは基本的に存在しない。

❸ バーチャル患者（VP）の可能性

一方で，医療系教育におけるシミュレーション教育で近年活用されはじめたのがバーチャル患者（Virtual Patient：VP）である。システム開発は米国のピッツバーグ大学が最初であり，**問題志向型教育（PBL）**[9]を採用している医学部を中心に広がり，オンラインによるPBL実施のために，データベース化された症例としてVPが生まれた。学生がオンラインのシナリオ上で多様な疾患の患者と出会い，対話を通して意思決定し，いくつかの方策を選択しながら問題解決をはかるシミュレーション教材となっている。選択肢は分岐（図Ⅵ-3参照）と呼ばれ，選択を繰り返しながら次の段階に進む。臨床で出会う症例は限られ，診断や治療を誤ると患者に直接影響し結果的に死に至らしめる危険をともなうため，繰り返しいつでも練習できるVPは学生にとってメリットがあるといえよう。

しかし，学生はロールプレイングゲームのストーリーのなかに入り込み，患者を適切だと思う方向に導いていくが，どの選択肢をたどっても結果は準備されておりマニュアル通りの行程を学んでいるといってもよい。結果が悪ければ簡単にリセットできるので，やや真剣さを欠くのがデメリットだ。

VP教育が盛んな英国では，救急救命を学習する教材を利用し，街角や地下鉄の駅，病院などさまざまな場所で遠隔地の学生がVPによる協働学習を行っている[10]。複数の学生が事故現場に遭遇し音声チャットなどを使って周囲の状況を確認・判断し，短時間にお互いのコンセンサスを得ながら正しい方法を選択することで患者を救出する。そのあと**ディブリーフィング**[11]による振り返りを繰り返し，なぜその判断が間違っていたのかなどを全員で話し合う。ディブリーフィングの実施は学生チームに相乗効果をもたらし，個人，集団双方の今後のパフォーマンスのレベルを上げることができる。したがって，これからもVPによる学習の可能性をさらに探っていく必要があるだろう。（松井由美子）

▷8 **模擬患者（SP）**
Simulated Patient（模擬患者）またはStandardized Patient（標準模擬患者）。標準模擬患者はシナリオ通りに演じるもので客観的臨床能力試験（OSCE）でのSPはこれに該当する。

▷9 **問題志向型教育（PBL）**
少人数グループにより問題を発見し解決する学生主体の学習方法の一つ。

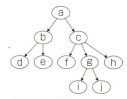

図Ⅵ-3　分岐（Branching tree）

▷10　セカンドライフ（米国のリンデン・ラボ社が開発）を使って，ロンドン大学セント・ジョージ校で行われている。3次元空間のなかでのアバターとなって救助活動などを行うことができる。

▷11　**ディブリーフィング**
シミュレーション後に導かれるもので，フィードバックを提供し，「振り返り」と「議論」を通じて参加者に自律的な思考と行動変容を促すもの。

おすすめ文献

李啓充（2009）『続アメリカ医療の光と影——バースコントロール・終末期医療の倫理と患者の権利』医学書院。

前田純子（2011）『よりよき医療コミュニケーションを求めて——模擬患者を通して見えてきたもの』ライフ・サイエンス出版。

コラム 5

都市のなかで排除されるもの

1 ある老人を訪ねて

　都市のなかで排除されるものについて考えたい。しかしそれは，より具体的には何をすることなのか。このことを学ぶために，港湾都市・A市の外れの町に暮らすある老人を訪ねよう。かつてはスナックだったと思しきトタン小屋に猫と住んでいるその人は語り出す。外国籍女性を担い手とした売買春業で知られた町が，警察や自治体に「浄化」――この場合は売買春業の徹底摘発――されたこと。その後，町は商業施設などの誘致で新たなイメージづくりに取り組んでいること。だが，やくざの親族をもち薬物使用により逮捕された経験もある自分は町の変化から取り残され，存在が無きものとみなされていると感じること。そしてこう言うのだ。「自分の存在を，誰かに伝えてほしい」と。老人は毎夜0時1分まで起きていて，日付が変わるのを見届けてから床に就くという。1日でも長く生きて，自分の存在をこの世に刻むために。

2 都市における自由

　都市とは何か，その空間を人間はいかに生きるのか。この大問題について，**相互作用論**▷1の祖として知られるドイツの社会学者ゲオルグ・ジンメルはこう述べている。「大都市の生活は，都会人の意識の高まりと知性の優越の基礎となる」▷2。顔の見える間柄が主な村落とは異なり，互いに知らない人が行きかい刺激に溢れた都市での生活は，人の個性と能力を開花させる。ドイツの古いことわざの通り，「都市の空気は自由にする」というわけだ。

　一方で，都市の自由さは無秩序の源泉ともみなされてきた。そして都市へのまなざしは，無秩序にいかに対処するかという関心とときに表裏一体だった。都市社会学の先駆けともいうべき米国のルイス・ワースは言った。「個人的解体，精神異常，自殺，非行，犯罪，汚職，無秩序は，村落コミュニティよりも都市コミュニティで広くいきわたっていると予想される」▷3。都市の生活様式を把握し，問題の理解と解決に貢献することがめざされたのである。

　あのA市の浄化も，こうした関心の延長線上にあるとひとまずはいえよう。だが同時にそこには，**ネオリベラリズム**▷4やグローバル化が大きく影を落としている。たとえば，米国の評論家マイク・デイヴィスは著書『要塞都市LA』▷5で，国家と民間企業が一体となり運用する数々の監視テクノロジーが張り巡らされたロサンゼルス近郊の姿を描きだした。

　注意したいのは，この要塞都市は人びとを「自由にする」ものだという点だ。とはいえその自由とは，不安を感じることなく，ショッピングモールで安心して買い物を楽しむことができるという消費行動の自由である。監視や管理は自由を阻害するものではなく，特定の人を排除してでも自由（ただし経済的な）を保障するものとして位置付けられているのである。

3 都市における排除

　では排除されるのはいったい誰だろうか。セクシュアリティ研究で知られるゲイル・ルービンは，「同性

愛，売春，猥褻，あるいは薬物使用などの害のない行動の犯罪化は，それらを健康や安全，女性や子供，国家の安全，家族，あるいは文明そのものに対する脅威として描き出すことによって合理化されているのだ」と言う[16]。

ルービンは，米国での投資を伴った都市再開発のなかに，特定の性行動が犯罪とみなされ排除される「性的階層化のシステム」を見出した。A市でも，グローバル化の時代にふさわしい新たな港湾都市となることをめざすなかで，売買春を行う外国籍女性たちの存在は犯罪であり脅威とみなされた。グローバル化の動きは「外国人」を招致しようとするのだが，そこで対象となっているのはあくまで「高度人材」と呼ばれる一部のエリート層でしかないのだ。

またA市の浄化では，売買春を管理するとされる「暴力団」の排除が念頭に置かれていたことも見逃してはならない。治安維持をめぐり警察とかつてはある種の共存関係にあった「暴力団」は，警察が監視テクノロジーやそれを操る法外な権力を手に入れるにつれて，排除の対象とされた。とくに，近年自治体で急速に制定されつつあるいわゆる暴力団排除条例は，「暴力団」関係者の社会生活を事実上不可能にする人権侵害に他ならない。かくして多くの人がその存在を否定され，都市をめぐる状況は惨たんたるものになりつつある。

4　都市のリアルを分有する

そうしたなかで，あの老人が強い疎外感を覚えながらも町での暮らしにこだわり日々を送っていることをどのように受けとめたらよいのか。

歴史家でありカトリック司祭であるミシェル・ド・セルトーは著書『日常的実践のポイエティーク』[17]で，空間を計画的に編制する権力の「戦略」的動作に対し，そこからとり残されたものたちがわずかな時間を利用して空間を再領有していく「戦術」的な抵抗を論じた。「戦術はたくみな時間の利用に賭け，時間がさしだしてくれる機会と，樹立された権力に時間がおよぼす働きに賭けようとする」。

老人が毎夜生き延びる1分は，まさに時間を利用した賭けである。それは，自らの生きる場所を取り戻すべく誇りをもって賭けられた大切な1分である。この1分を分有し，都市のリアルを残りのものの地平から捉えなおすこと。都市のなかで排除されるものについて考えるとは，そういうことなのではないだろうか。

（堀　真悟）

▷1　相互作用論
人が互いに与え合う影響の総体として社会を捉える立場。ジンメルは相互作用を分化と統合の二つの過程からなるものとして分析し，都市にとどまらず貨幣や文化，人間の対面的なコミュニケーションまでさまざまな事象を論じた。

▷2　ジンメル・G./松本康訳（2011）「大都市と精神生活」松本康編『都市社会学セレクションⅠ　近代アーバニズム』日本評論社，1-20頁。

▷3　ワース・L./松本康訳（2011）「生活様式としてのアーバニズム」松本康編『都市社会学セレクションⅠ　近代アーバニズム』日本評論社，113-114頁。

▷4　ネオリベラリズム（新自由主義）
個人と企業の経済活動を最大限に自由化・効率化することをめざす資本主義の新たな様式。利益追求の障壁となるものをすべて取り除くべく，社会福祉制度は縮小し公的サービスが民営化される一方，警察機能は増強される傾向がある。新自由主義については，Ⅳ-5参照。

▷5　デイヴィス・M./村山敏勝・日比野啓訳（2008）『要塞都市LA』青土社。

▷6　ルービン・G./河口和也訳（1997）「性を考える──セクシュアリティの政治に関するラディカルな理論のための覚書」『現代思想』25(6)，123頁。

▷7　セルトー，D. M./山田登世子訳（1987）『日常的実践のポイエティーク』国文社，105頁。

  おすすめ文献
ブレイディみかこ（2013）『アナキズム・イン・ザ・UK──壊れた英国とパンク保育士奮闘記』Pヴァイン。
ギャレット，L. B./東郷えりか訳（2014）『「立ち入り禁止」をゆく──都市の足下・頭上に広がる未開地』青土社。
砂川秀樹（2015）『新宿二丁目の文化人類学──ゲイ・コミュニティから都市をまなざす』太郎次郎社エディタス。

Ⅶ　個人・対人・家族

対人コミュニケーション能力

1　医療現場での会話

　「次の薬の時間は何時ですか？」。入院中の患者の言葉だ。もしもあなたが医療従事者だったらどう返答するだろう。「次は18時です」と伝え，病室を後にするか。それとも「18時です。あと3時間後ですが，痛みますか？」と，相手が入院中で，痛みを伴う症状を想定したうえで，返答するか。

　この患者は，単に薬の時間を聞きたかったのだろうか。それとも，痛みが生じたので，薬を早めてほしいというメッセージを発していたのだろうか。言葉はコミュニケーションの主要な要素であるが，その言葉のもつ表面的な意味や機能を知り，使えるだけでは，医療現場で患者／患者家族，同僚と向き合う際に十分とはいえないのである。

2　コミュニケーション能力と他者性

　「コミュニケーション能力」とは，自分が行為の主体となり，自由に言葉を操ることができる能力だと思うかもしれないが，はたしてそうなのか。たとえば，医療現場で，医療従事者が患者／患者家族と接する場合，相手が不慣れな環境下で，しかも医学の専門知識を有さない立場であることを想定したうえでの言葉選びや対話が必要となる。コミュニケーションは，他者との相互関係により意味がつくり出されるプロセスである。他者と向き合うとき，相手がどのような立場にあるのか，緊張や不安で伝えきれていない事柄はないだろうか。そういったコンテクストを考慮して，他者とどのようにつながるのかを考えてみる必要がある。

　コミュニケーション能力は，個人の所有物ではない。私たちは機械的にいつも同じパフォーマンスを行うことはできない。時や場所によって，対峙する他者や自分が置かれている状況は流動的で，それゆえに相手とのコミュニケーションの適切さも普遍的ではない。刻々と変化する状況に応じて，その都度適切に対応する力がコミュニケーション能力であると位置付けるならば，それらに関係する諸要因を知っておく必要がある。

3　コミュニケーション能力に関係する諸要因とプロセス

　寒くて腕をさすっていたら，窓を閉めてくれた。このような事柄は，コミュ

▷1　医療現場での具体的事例は，渡部富栄（2012）『対人コミュニケーション入門――看護のパワーアップにつながる理論と技術』ライフサポート社，5-20頁を参考に想定した。

▷2　Ⅰ-4 を参照。

▷3　板場良久（2000）「日本のコミュニケーション論再考――教育開発のプロローグとして」東海大学教育開発研究所編『コミュニケーション教育の現状と課題』芙蓉社，79-110頁を参照。

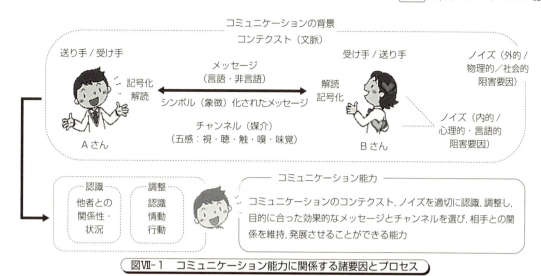

図Ⅶ-1　コミュニケーション能力に関係する諸要因とプロセス

出所：渡部（2012：8）および宮原（2006：26-37）を参考に，筆者が作図した。

ニケーションの言葉以外の要因との関係性を示唆している。言葉によるコミュニケーションを「言語コミュニケーション」，一方，言葉以外の要素を「非言語コミュニケーション」という。たとえば，相手に何かを頼む際の台詞（言語）と，寒そうな表情（非言語）は，「記号」となって相手に送信され，相手はそのシンボル（象徴）化された「メッセージ」を「解読」して意味の解釈を行う。メッセージの送受信は，直接会って見聞きしたり，ときにはメールや電話を介したりして行われる。このような手段や媒介を「チャンネル」という。また，邪魔が入るときもある。空調の音や暑過ぎる室内，緊張や不安は，「ノイズ（阻害要因）」となって，私たちのコミュニケーションに影響するのだ。このように対人コミュニケーションに関係する諸要因とプロセスを整理すると，コミュニケーションがいかに自分だけの能力ではなく，他者との関係から成り立っているのかが見えてくる。したがって，コミュニケーション能力とはコミュニケーションのコンテクスト，ノイズを適切に認識，調整し，目的に合った効果的なメッセージとチャンネルを選び，相手との関係を維持，発展させることができる能力であるといえるだろう（図Ⅶ-1）。

このような包括的な他者との関係のなかでコミュニケーション能力を捉えることで，自分が今まで抱いてきたコミュニケーション能力観がどういうものだったのかを振り返ってみてはどうだろうか。また，病や障害があったり，偏見のまなざしで見られがちな他者と向き合うとき，どのような配慮が必要か，あるいはむしろ自然に接するほうが望ましいかなどと考えをめぐらすことは，関係性としてのコミュニケーション能力を身に付けるうえで重要な過程といえる。多様な他者との出会いが，自分の認識，情動，行動の調整を重ねる経験知となり，コミュニケーション能力を培っていくことにつながるだろう。

（石橋嘉一）

▷4　Ⅴ-1を参照。

▷5　宮原哲（2011）「医療・看護」日本コミュニケーション学会編『現代日本のコミュニケーション研究——日本コミュニケーション学の足跡と展望』三修社，261頁。

おすすめ文献

宮原哲（2006）『新版 入門コミュニケーション論』松柏社。

日本コミュニケーション学会編（2011）『現代日本のコミュニケーション研究——日本コミュニケーション学の足跡と展望』三修社。

渡部富栄（2012）『対人コミュニケーション入門』ライフサポート社。

Ⅶ 個人・対人・家族

 傾聴・共感の功罪

1 「傾聴」ブーム

　「心を開いてくださるようにと祈りながら，あらゆる講座の知識を使って傾聴したのですが，体調が悪いとのことで20分ほどで中断となりました。次にうかがった方とは話も弾んで1時間はあっという間に過ぎました。受講の成果が出てよかったと胸をなでおろしました」。

　これは，傾聴のスキルを学ぶ講座を受講し，介護施設でボランティアを始めたという女性による投稿記事である。話を聴くことで，話し手の心を癒すことを目的とする「傾聴ボランティア」が近年注目され，その活動は広がりを見せている。震災で被災した人たちや高齢者の話し相手が多いようであるが，自治体や社会福祉協議会などもこのボランティアの活動に期待した取り組みを進めている。また，傾聴のスキルを教える講座が各地で開催されたり，傾聴サークルなるものも登場したりと，空前の「傾聴」ブームである。

2 誰のための「傾聴」か

　傾聴ボランティアは，村田久行が1993年に特別養護老人ホームを訪問して話を聴く活動をそのように名付けたことが始まりとされる。村田は，人はさまざまな想いを十分聞いてもらえたとき，「気持ちが落ち着いた」などと満足感を言い表すが，それは，語りを受けとめてもらったことで自己の存在が確認できたからであるとする。つまり，語りを受けとる聴き手がいることで，話し手が自らの存在を見出し，承認されることを可能にするということが，「傾聴」の援助的意味であると指摘する。また，鷲田清一は「聴く」ということは，他者への働きかけではなく，他者の自己理解の場をひらく行為であるとする。

　ここで，再び冒頭の投稿記事に注目してみよう。「傾聴」は誰のための行為としてなされたのであろうか。この女性は，人の役に立ちたいというボランティア精神に溢れている者であることは間違いないだろう。問題なのはこの女性の関心が，肝心の利用者が語る内容ではなく，自身の傾聴スキルを学んだ成果が発揮できたかどうかになってしまっていることである。「聴こう」とする姿勢そのものを否定するわけではない。「傾聴」の本来の支援的意味から離れ，いかに相手の話を聴き出すか，といった聴き手のパフォーマンスに注目しすぎてはいないだろうか。

▷1 「窓　傾聴ボランティアで成果」『新潟日報』（2016年1月23日，朝刊）より抜粋。

▷2 うなずき，あいづち，繰り返しといった相手が話しやすくなるような聴き方の技術とされる。

▷3 詳しくは，日本傾聴塾のHPを参照。http://keicho.mond.jp/（最終アクセス日：2016年2月5日）

▷4 村田久行（1996）「傾聴の援助的意味——存在論的基礎分析」『東海大学健康科学部紀要』2，29-38頁。

▷5 鷲田清一（1999）『「聴く」ことの力——臨床哲学試論』阪急コミュニケーションズ，11頁。

③ 「共感」というパフォーマンス

　共感を示しながら傾聴するスキルの講習を，筆者も職場で受けたことがある。担任に厳しいことを言われて落ち込んでいる子どものことで相談に来た保護者の話を聴く，というロールプレイであった。担任への怒りで興奮している保護者の「うちの子は一生懸命頑張っているのに，こんなことを担任に言われて，落ち込んで学校に行きたくないって言っているんですよ。ひどくないですか」といった訴えに対し，「一生懸命頑張っているのに，〇〇と言われて，お子さんは落ち込んでいるのですね」などと相談者である保護者の発言をオウム返しで答えたりする。そのような「傾聴のスキル」を用いて，相談者の気持ちに「寄り添っている」ということを示すのだという。相談者の言い分に個人的に共感できなかったとしても，聴き手として共感を示しているということが伝わるのが大切なのだという解説を受けたとき，大きな違和感を抱かずにはいられなかった。「共感する」ということは，誰でもすぐに実践できるような，表面的なスキルなのだろうか。そもそも，人の気持ちは「共感」できるものなのだろうか。

④ 「共感」できないという前提から

　心理カウンセラーである信田さよ子は，「共感」に対して懐疑的な見方をしている。一般的に，目の前にいるクライアントの苦しみやつらさを追体験し，できる限り同じつらさを感じてわかってあげることが共感であるとされるが，信田はクライアントの身になって考えよう，共感しようなどと思ったことはないという。それより，クライアントの語りを頭の中で映像化しながら，「見ようとする」ことで，クライアントがこうあるべきという規範と現実との狭間で引き受けざるをえなかった切実な想いを追認することに重きをおく。

　専門職として語りを聴く場合と，そうではない立場で聴く場合とでは，その役割や引き受けるべき責任は等しくはない。しかし，苦しみやつらさが個人的な経験によって生まれたものである限り，その想いは他者によって複製され，同じように感じることができるものではないことを忘れてはならない。一般論の枠組みに当てはめ，「〇〇と感じたのですね」などと傾聴のマニュアル通りに「共感」を示すことは，心の内を言語化し，語ることで見せようとしたかもしれないその人の内的な世界を無視することに他ならない。また，隠された想いを暴こうとしてしまう暴力性への自覚のなさにも目を向ける必要があろう。「傾聴」や「共感」といった，耳障りのいい言葉によって不可視化されてしまう内的世界にどれだけ関心を寄せられるのか。それが，プロ・アマを問わず私たちに問われているコミュニケーションの課題ではないだろうか。

（五十嵐紀子）

▷6　信田さよ子（2014）『カウンセラーは何を見ているか』医学書院，62-73頁。

おすすめ文献

河合隼雄・鷲田清一（2010）『臨床とことば』朝日新聞出版。

信田さよ子（2014）『カウンセラーは何を見ているか』医学書院。

Ⅶ 個人・対人・家族

支援をめぐる関係

 支援とは何か

　医療や福祉の分野において「支援」という言葉を使用する場合，一般的に，「何らかの困難や課題がある人や状況に対し，他者が支え，助けること」と理解されているだろう。しかし支援を行う主体やその対象，支援が行われる場により，支援のもちうる意味や意義はさまざまである。

　また，支援について学ぶ際「自立」や「自立支援」という言葉を耳にする機会も多いだろう。近年，支援者は自立を促進するよう求められている。自立をめぐり，支援の場における対象者への適切な関わり方が模索され，推奨されているのである。私たちの日常生活において，支援がもたらす人と人との関係から，支援と自立について考えてみよう。

2 「支援する」と「支援される」関係

　いわゆる援助職をめざす過程では，支援を行うための理念や方法論を学ぶ。他者を援助する資格を得て援助職に就いた者は「支援する者」となり，一方に「支援される者」がいる。支援者が専門的な資格や職権をもち，法律や制度といった公的枠組みに基づいて支援するとき，「する者」は「される者」に対してある種の権力を行使することが可能となる。したがって，支援者は自らと支援の対象者との力関係や，自身の及ぼす影響を常に意識することが求められる。

　しかし，支援について広義に捉えれば，必ずしも資格をもっていなければできないわけではないし，公的な枠組みに沿ってのみ行われるものでもない。インフォーマルな領域では，団体や個人ボランティアとして，他者の日常生活をサポートする人がいるし，支援される側とみなされがちな人が他者を支えていたりもする。▷1

　また，要介護者の家族や，親密な関係にある人などが，身近な人に対する支援を日常的に行っていることもある。こうしたなかには，誰かを支援しつつも，その人自身が何らかの助けを必要としている場合もある。たとえば，「老老介護」といった言葉に代表されるように，自分自身の健康に不安のある高齢者が，さらに健康状態の悪化している家族の介護をしていることもあるし，また未成年の子どもが精神疾患のある親に対して感情面でのケアや家事などを担って支えていることもある。在宅医療・介護職などの支援者は，患者や要介護者だけ

▷1　たとえば，同じ病や障害のある人によるピアサポートグループがある。そこではお互いの支え合いをベースに，メンバーそれぞれを力づけ，自らの人生をよりよく生きることがめざされている。英語でピア（peer）とは仲間，同じような立場の人という意味である。

ではなく，その人を支えている身近な人をも支援する立場にあるといえる。

「支援」という言葉で表現される行動・行為，また支援に関わる人が織りなす関係は，実に多様なのである。そして「支援する／される」の境界は，どこでも明確というわけではない。こうした曖昧さは，「支援する者」としての公的な立場の専門家と，「支援される者」との間にも存在している。両者は互いに影響を与えたり，各自の行動や態度，心理状態がそれぞれ変化したりもする。そして行われる支援の内容自体も変化していく。支援には，こうした人間関係のなかで常に生みだされる相互行為としての側面がある。

3 「支援」と「自立」

日本では「自立」について，身体的自立・精神的自立・社会的自立・経済的自立などに分けて理解される一方で，自分自身の生活について自己決定することに重きを置いて捉えられてきた。しかし，身体障害をもつ本人の意向を確認せずにさまざまな手術が行われるといった権利の侵害や支援する側の都合が優先された例は多々ある。こうした歴史的経緯や障害者自立生活運動などを経て，徐々に自己決定を重視する傾向が出てきたといえる。また認知症や要介護の高齢者に対する支援においても，本人の主体性を尊重することの重要性が知られるようになってきた。

だが，支援する側が支援される側の意思や意向を考慮して働きかけることで支援される人の自立度がより高まるだけではないことは，次の事例が示している。一人暮らしでほぼ寝たきりの76歳のAは，毎日の家事援助がなければ暮らせない。そこへ，21歳のヘルパーBがやってきたのだが，若いBはA宅の旧式のガスコンロや洗濯機などの使い方がわからずAに尋ねていた。そのうち二人は買い物にも一緒に出かけるようになった。ただし，B以外のベテランのヘルパーが訪問する日は，Aはそれまでと同じくほぼ寝たきりでいた。Bは意図的にAを「自立させよう」としたわけではない。若いBが訪問したという二人の偶然の関わり合いが，Aの「自立」につながったのである。

こうした支援を誰でもどこでも意図的に行えたら理想的なのかもしれない。しかし，かりにBと同じようなヘルパーが毎日訪問したとしたら，ほぼ寝たきりで部屋にいる日は減るかもしれないが，Aの体力的負担になるかもしれない。また，Bのような関わり方で，どんな高齢者も自立が促されるというわけでもないだろう。誰にとって，何が望ましい支援なのかは，一つひとつの関わりのなかから見出していくしかない。

支援は個々の人間関係を抜きには成立せず，そこには人間同士の相互行為が存在する。だからこそ支援とは，単なる手段的サポートの提供から，人の生き方や意思，社会との関わり方にまで影響を及ぼすものともなりうるのである。

(松﨑実穂)

▷2　泉佳代子（2016）「自立に向けた介護」社会福祉士養成講座編集委員会編『高齢者に対する支援と介護保険制度 第5版』中央法規出版，367-368頁。

▷3　Ⅷ-8を参照。

▷4　泉佳代子（2016）「家事における自立支援」社会福祉士養成講座編集委員会編『高齢者に対する支援と介護保険制度 第5版』中央法規出版，373-374頁。

おすすめ文献

荒井浩道（2014）『ナラティヴ・ソーシャルワーク――"〈支援〉しない支援"の方法』新泉社。

木下大生・藤田孝典（2015）『知りたい！ソーシャルワーカーの仕事』岩波書店。

社会福祉士養成講座編集委員会編（2016）『高齢者に対する支援と介護保険制度 第5版』中央法規出版。

Ⅶ 個人・対人・家族

 在宅介護と介護者の多様化

1 高齢社会のなかの介護問題

多くの先進社会と同様に、日本も20世紀後半から出生率と死亡率の低下により「少子高齢社会」となり、介護が、社会全体の問題として論じられるようになった。こうしたライフステージの変化に対応し、要介護高齢者やその家族介護者を支える諸制度（育児休業、介護休業等育児又は家族介護を行う労働者の福祉に関する法律や介護保険法など）の整備は1990年代には着手されていたものの、人口と社会の構造が変化する速度に追いついているとはいえない。

要介護高齢者と同居して介護を行っている家族のほぼ7割近くが女性である。また、家族などの介護を事由に退職する「介護離職者」は女性の方が男性よりも圧倒的に多い。だが年10万人といわれる介護離職者のうちほぼ2万人を占める男性についてもけっして少ない数とはいえない状況がある。

親が老年期に入り要介護状態になるというライフステージの変化に対し、子ども世代が介護離職をする一方で、家族の介護と仕事の両立を支える制度についての問題が指摘されている。これに対し、国による介護休業の分割取得や、**介護休暇**の取得単位の見直しによる介護離職の防止、民間企業におけるキャリア継続を促進する制度の設置といった試みがある。このように、仕事と介護を同時に担う者への支援は、社会的な課題として強く認識されるようになった。

2 ステレオタイプな在宅介護のイメージ

いわゆる「仕事と介護の両立支援」においては、〈老年期の親＝要介護者〉〈その子ども＝介護者〉という、要介護者と介護者それぞれのライフステージについて固定的なイメージが想定されてはいないだろうか。実際には、介護される側が高齢者とは限らない。たとえば若年性認知症の場合など、およそ40歳代から60歳代前半といった世代が要介護者になることがある。疾患によっては、さらに若い世代が要介護者になる場合もある。身体介助を必要としていなくとも、日常的に精神や感情面でのサポートが必要なケースも考えられる。

また介護する側をみても、ステレオタイプな介護者のイメージに当てはまらない家族介護者の存在が明らかになってきている。たとえば、親の介護をする単身者、祖父母の介護をする孫の存在などである。さらに近年は、日本においても、家族への介護やその他のケアを担っているヤングケアラーや若者ケア

▷1 1970年に総人口に占める65歳以上の人口が7％を超え、高齢化社会を迎えた後、1994年に高齢社会となった（高齢者人口14％以上）。2007年には、高齢者人口が21％を超え、超高齢社会へと突入（総務省統計局「人口推計」および「国勢調査」）。

▷2 ライフステージ
個人が所属する社会のシステムに応じて人の一生を区分し、その一つひとつの段階をライフステージという。

▷3 1992年施行、2005年改正。

▷4 2000年施行。

▷5 岩上真珠（2013）「新たな役割モデルの創造──役割とジェンダー」『ライフコースとジェンダーで読む家族（第3版）』有斐閣、155頁。

▷6 内閣府（2015）『高齢社会白書 平成27年版』日経印刷、27頁。

▷7 総務省「平成24年就業構造基本調査」。

▷8 家族介護をしている被用者の介護休業等制度利用率が低いことや、現行の介護休業制度の使いづらさなどである。

▷9 介護休暇
要介護状態の家族の介護、通院の付添い、介護サービスの提供を受けるために必要な手続きの代行、その他の必要な世話を行うことを事由に取得できる休暇のこ

ラーについて議論されるようになっている。

3 ヤングケアラーと在宅介護

　親や祖父母の介護を担う子どもや孫が未成年者や若者である場合，どのようなことが起こるだろうか。まず，学齢期の児童・生徒や学生である場合，学業と介護を両立させながら生活していけるかということが問われるだろう。

　しかし，介護を担うことで彼女／彼らが受ける影響は，学業に限ったものではない。子どもや若者は，これからの人生の基盤をつくっていくために，学校はもちろんそれ以外の社会においても，さまざまな体験をするという貴重な時期を過ごしており，そうした活動へ参加できる状況かどうかが非常に重要となる。介護やケアを担っているという状況を理解されず，適切なサポートもなく孤立したり，学業や人間関係から排除されたりすることで，精神的・感情的な健康が損なわれることがある。また，ケア役割を早い年齢から担うことにより，責任感や他者のニーズを読み取る力が身に付くという面がある一方で，年相応の欲求やニーズを表現することや，自分自身の将来のための活動を制限してしまったりする可能性もある。将来やキャリアのことを考えながら，介護やケアが必要な家族に対処することは，ときに大きな困難を伴うのだ。

　介護やケアを必要としている家族と同時に，介護を担っている子どもや若者も年齢を重ねていくが，それにより，いっそうケアの役割や責任が重くなっていくこともある。長年，介護やケアが必要な家族を支えている場合には，一時的な学業と介護の両立支援や，仕事と介護の両立支援という考え方では，要介護者も介護者側も支えることができないのではないだろうか。

　また，若い介護者が仕事に就いている状況であったとしても，まだキャリアが浅い場合には，勤務時間を調整することが難しいかもしれない。また非正規雇用の場合，制度を利用するには雇用面での要件がある。さらに，自営業などといった働き方を選択している人の仕事と介護の両立については考えられていないのが現状である。

　要介護者と介護者がおかれているライフステージは多様である。要介護者だけではなく，介護者自身もそれぞれのライフステージに応じたサポートや支援を必要としているはずである。しかし，現状の在宅介護を支える制度においては，**レスパイトサービス**などの介護者を直接の対象としたものはない。また，仕事と介護の両立支援施策においても，雇用されて働く人にしか支援は向けられていない。

　コミュニティケアや地域福祉の重要性が叫ばれるなか，在宅の要介護者とその家族介護者に対しては，多様なライフステージ上の課題に応える支援が今後いっそう必要となってくる。

(松﨑実穂)

と。一人の要介護者に対し，1年につき5日間までの取得が認められている。

▷10　現在日本ではこれら未成年者や若者のケアラーについて法的な定義はないが，家族への介護やケアを担う者のうち，18歳未満について「ヤングケアラー」，18歳以上から概ね30歳代までを「若者ケアラー」とする定義がある（日本ケアラー連盟「ヤングケアラープロジェクト」http://carersjapan.com/ycpj/index.html（最終アクセス日：2016年6月25日）

▷11　2005（平成17）年の「育児・介護休業法」改正により，一定の範囲の期間雇用者は介護休業が取得可能となった。しかし，申し出の時点で雇用された期間が1年以上であることなどの要件がある。

▷12　**レスパイトサービス**　要介護者などの在宅ケアを担っている家族がリフレッシュを図ったり，必要な用事をするためにケアを休むことができるよう，一時的にケアを代替する支援サービスのこと。

おすすめ文献

岩上真珠（2013）『ライフコースとジェンダーで読む家族（第3版）』有斐閣。

大和礼子（2008）『生涯ケアラーの誕生——再構築された世代関係／再構築されないジェンダー関係』学文社。

結城康博（2015）『在宅介護——「自分で選ぶ」視点から』岩波書店。

Ⅶ　個人・対人・家族

　水俣病患者家族と介護者[1]

1　忘れてはならない水俣病患者

▷1　科研費（40110001）の助成を受けた研究内容を含む。
▷2　「戦後70年これまで・これから──『水俣病の生き証人』」『毎日新聞』（2015年10月5日，朝刊），1面。
▷3　水俣病が政府に公害病と認められたのは，1968（昭和43）年9月である。

「水俣病の生き証人。こういう子が今もいることを知ってもらわんと」[2]。原田正純医師が生前気にかけていた患者がいる。1956年5月1日の水俣病公式確認[3]のきっかけとなった，発症当時2歳だった小児性水俣病患者である。言語による意思の疎通はできなくなり，日常生活すべてにおいて介護が必要となった彼女は，9歳から56歳になるまで母親が世話をし，母親の死後は長姉夫婦を中心とした家族だけの世話を受けてひっそりと暮らしていた。

2015年現在，彼女は62歳。障害者総合支援法による24時間の居宅介護サービスを利用し，自宅での生活を続けている。それは，世話を続けていた長姉が2009年，義兄が2010年に入院・手術が必要となり，家族だけでの介護が崩壊したためであった。

2　社会のなかで翻弄される患者

▷4　伝染病予防法（明治30年施行，平成10年廃止）に基づき，法定・指定伝染病に罹患し隔離された患者の医療費は全額公費負担とし，保健所への届け出，予防措置として患者の隔離，強制収容，家屋の消毒などを行うことが定められていた。現在は，「感染症の予防及び感染症の患者に対する医療に関する法律」（平成10年10月2日法律第114号）。
▷5　栗原彬編（2000）『証言水俣病』岩波新書，34頁。
▷6　学用入院患者制度：大学医学部各附属病院において医学および私学の教育または研究の用に供するための制度で，保険診療の自己負担分を国費で負担するものであったが，現在はない。吉村義正（1975）『学用患者』流眠，296頁。

水俣病は発生当初，原因不明の疾患として保健所に届けられ，調査が行われた。すると近所にも同様の症状の子どもが複数いること，漁民が多く暮らす場所に発生していることがわかり，伝染病が疑われた[4]。そのため患者が発生した家屋や井戸，その近辺を消毒するなどの処置がとられた。当時，伝染病は命に関わる病であったため，伝染防止の速やかな処置がとられたのである。

患者の医療費自己負担を軽減するために「疑似日本脳炎」として伝染病舎「避病院」に隔離するなどの措置もとられた。すると伝染を恐れたまわりの者は，患者が発生した家を避けるようになった。医療従事者でさえ感染を恐れ，患者に対し粗雑な扱いをし，「避病院」に移る準備の手伝いを嫌がった。

患者家族は「避病院」を出る際，全身に消毒液のクレゾールを噴霧されるため，バスに乗ると「臭い臭い」「伝染病」などと言われた。学校でも「奇病がうつって（うつるから），机や椅子にさわんな」[5]と遊んでくれる子もいなくなった。被害者の困窮に対し，せめて医療費だけでも負担を軽減させたいととった行政側の窮策であったが，かえって差別を助長する結果となってしまった。

原因がわからないなか，1956年8月末，発病した患者たち数人は，熊本大学病院に学用患者として入院することとなった[6]。ある患者は，病院に到着したときのことを「看護婦たちが待っていた。目だけを出した白衣姿で，恐ろしい伝

染病患者をこわごわ迎えるような雰囲気だった」とのちに語っている。入院中は，さまざまな検査が繰り返し行われ，患者たちはその苦痛に耐えるしかなかった。このような状況のなかで，水俣病は貧しい漁民に多く発生する，感染する病であるという印象を社会一般に与えることとなった。

3 「社会病」としての水俣病

　水俣病は公式確認から公害病と認められるまで12年を要した。1956年11月には熊本大学が伝染病を否定。1959年10月には原因企業であるチッソも，工場排水に因るものであることを知っていた。さらに同年11月には汚染された魚介類を摂取することで発症することが，厚生省（当時）にも報告されていた。にもかかわらず，水俣病は1968年まで放置され，排水は流され続けたのである。国や県，市は排水を止めさせることも，魚介類の摂取を禁止することもなかった。企業の利益，国益を優先させるために，被害者は見殺しにされたのである。

　水俣病の被害者たちは，闘いの末，1973年にようやく慰謝料と医療費を中心とした補償を受けることとなった。しかし，今度は「補償金目当てのニセ患者」などと報道され，チッソあっての水俣だと思う市民のなかで，水俣病患者がいるから水俣が衰退するなどといった新たな差別が生み出されていった。

4 「世話」をするということ

　水俣病患者のなかには，初期の頃の経験や医療機関の管理的で粗雑な対応などから，施設や病院での生活を拒否する者が多い。また入院・入所しても介助者からの食事を受け付けない者もいる。自らの意思を言葉で表現できない場合，表情や顔色，態度，様子などからその思いを理解する必要があるのだが，深い関わりがなければそれは難しい。さらに長年差別された経験から，家族以外を信頼できず，他人に頼ることが困難な状況に追い込まれてしまい，容易に社会的なサービスを受け入れることができなくなった者もいる。認定され補償を得たことで解決済みだと思われているなかで，サービスを受けることは新たな差別につながるのではないかとの不安をもつ者がいてもおかしくない。

　前述の水俣病患者を介護し続けてきた彼女の義兄は，「自分が病気にならなかったなら，今も夫婦で『世話』をしていたと思う」と語る。専門家が行う「介護」は科学的根拠に基づくものなのだろうが，それだけで人の「世話」はできない。「介護」は，その人の置かれた生活の営みからかい離することのないような「世話」でもあるのだ。

　患者が置かれていた社会的背景を知り，「世話」をしてきたまわりの者の声に耳を傾けることが介護の実践には欠かせない。それは，冒頭で取り上げた，死の直前まで患者や患者家族を気遣い寄り添ってきた原田医師が，私たちに教えてくれたことである。

（田尻雅美）

▷7　松本勉編著（2003）『水銀　第二集　田中アサヲさんと水俣病』碧楽出版，72頁。

▷8　チッソは，1906（明治39）年に曾木電気株式会社を設立し，1908（明治41）年に日本窒素肥料株式会社，1950（昭和25）年に新日本窒素肥料株式会社，1965（昭和40）年にチッソ株式会社と社名を改称している。本稿では，チッソと一貫して表記している。

おすすめ文献

　原田正純（1972）『水俣病』岩波新書。
　熊本学園大学水俣学研究センター編（2013）『水俣学ブックレット9　水俣からのレイトレッスン』熊本日日新聞社。
　花田昌宣・原田正純編（2012）『水俣学講義　第5集』日本評論社。

Ⅶ 個人・対人・家族

ハンセン病患者と家族

1 隔離の歴史

　菊池恵楓園の歴史資料館は，2013年にリニューアル。展示を4つのコーナーに区切ってハンセン病回復者に対する隔離や差別の歴史を伝えている。第一展示室では，患者たちが隔離されていった歴史を，さまざまな文献をもとに伝えている。部屋の中央には，強制隔離政策のもとで，社会と入所者を隔てた「隔離の壁」もある。切り取られた厚い壁。右上の丸い穴は，当時の子どもたちが壁の外の社会を覗くためにあけたものだという。鉄筋がむき出しになったコンクリートの質感が，隔離の現実を生々しく伝える。

　第二展示室は，入所者が生活した雑居部屋の一部が再現されている。ここは「家族舎」と呼ばれたところ。36畳敷きに18人が暮らしたという。筆者は，1995年から恵楓園に通いはじめた。強制隔離政策を定めた「らい予防法」▷1が廃止される前年だ。以来，入所者の証言をラジオ，テレビを通して放送してきた。

　故郷から園に連れてこられた入所者は，ふるさとの家族に差別が及ぶことを避けるため，その日から本名を捨て，偽名を使うことを余儀なくされた。15歳で入所した長州次郎さん。長州さんは旧制中学の制服制帽姿で恵楓園の門をくぐったという。これからはここで生きていく。苦悶の時間を経たあとの，15歳の長州さんなりの門出だった。しかし，園に入った途端，制服は必要ないといわれ，名前も取り上げられた。長州次郎は，山口県出身の彼が自ら考えた名だ。自分自身はどこから来たのか。そしてどこにいくのか。その苦悩ははかりしれない。展示によると，大部屋で一人当たりのスペースは2畳ほどしかなかった。一人ひとりに与えられたたんすは，それぞれが装飾を施したりして自分のものとした。自分自身を取り戻すために必要なことだったに違いない。

2 入所者たちの苦悩

　第三展示室は，入所者が，堕胎した子どものかわりとして可愛がっていた人形が展示されている。ハンセン病の療養所では，結婚をすることはできたが，子どもを産み育てることは禁じられた。1996年の「らい予防法」の廃止時まで，優生保護法には，優生手術を適用できる疾患の一つとして，ハンセン病もあった。療養所で妊娠した女性は，堕胎手術を受け，そのとき同時に二度と妊娠しないようにする避妊手術も受けた。男性が避妊手術を受けることもあった。

▷1　Ⅷ-11 を参照。

▷2　井上佳子（2000）『孤高の桜――ハンセン病を生きてきた人たち』葦書房，50頁。

入所者のひとり遠藤邦江さんは五カ月のときに堕胎手術を受けた。遠藤さんの手を握っていた看護師さんが「いま赤ちゃんがおりました」と告げたという。「そのとき，どうしようもない悲しみがこみ上げて涙がぽろぽろこぼれました」。遠藤さんは，母になれなかった深い悲しみに沈んだ。数カ月後，失ったわが子のかわりとしてデパートで抱き人形を買い求めると，太郎と名をつけ夫とともに可愛がった。夫婦で旅行に行くときはいつも太郎を同行した。若い遠藤さんが太郎を抱いている写真がある。子を産んだ母がそうするように右手に太郎の頭を乗せ，にっこりと笑っている。生後百箇日の記念写真というところか。しかし夫は脳梗塞で急逝。遠藤さんは太郎を抱きしめ，一人の部屋で大声で泣いたという。

　この展示室の人形の母親，もしくは父親はもうこの世にいないのだろう。遠藤さんは現在70歳代半ば。遠藤さんもいつかは先立った夫のもとへ行く日がくる。そのとき，太郎も歴史の語り部となるのだろうか。

　第四展示室は，恵楓園に入所の勧告を受けていた男性が，殺人罪に問われ冤罪を訴えながら死刑となったF事件，ハンセン病の親をもつ子どもたちが小学校への入学を拒否された黒髪校事件や，2001年に提起されたハンセン病国家賠償請求訴訟，そして阿蘇黒川温泉のホテルが入所者の宿泊を拒んだ事件など，恵楓園をめぐる歴史的出来事が伝えられている。こうやって改めて見ると，恵楓園を舞台に，さまざまなことが起こっているのがわかる。

3　自己のなかの差別性

　第四展示室を出る。重いテーマから開放されてほっとするつもりが，対面する壁には，鏡が設えられている。ちょうど顔の位置だ。誰か，と一瞬思い，自分の顔だと気づいて再びはっとする。そこに書かれた文字「あなたの心の中に差別はありませんか」。

　取材記者として初めて恵楓園を訪れた頃，私は出されたお茶をなかなか飲むことができなかった。当時私には3歳の息子がいた。頭のなかで感染などしないとわかっていたにもかかわらず，息子を抱き上げる前に丹念に手を洗った。その私が，ラジオ番組で入所者の証言を放送しながら「人権について考えましょう」などと自ら語っていたのだ。

　本音と建前。頭では差別はいけないとわかっていても，自分だけはこの場を逃れたいという気持ち。それぞれのなかにある差別こそがこの問題の本質だ。大事なことはその気持ちに気づくこと。そして克服すること。しかし人間は弱い。克服することはなかなか難しい。ならば見つめ続けるしかない。鏡を見てはっとした自分の表情は，いつまでも脳裏に鮮明だ。この問題には，他の誰でもない自分自身が関わっていることを，この展示は静かに突きつけてくる。

（井上佳子）

▷3　井上（2000：39）。

おすすめ文献

井上佳子（2000）『孤高の桜──ハンセン病を生きてきた人たち』葦書房。

太田順一（1999）『ハンセン病療養所隔離の90年』解放出版社。

太田順一（2002）『ハンセン病療養所　百年の居場所』解放出版社。

Ⅶ　個人・対人・家族

7　「健全」な家庭と子育て

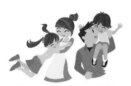

図Ⅶ-2　典型的な「健全な家庭」像

出所：大府市ホームページ http://www.city.obu.aichi.jp/contents_detail.php?frmId=8276（最終アクセス日：2016年2月21日）

▷1　職場における男女の差別を禁じ，均等な機会と待遇の確保を図る法律で，1986年施行。

▷2　丸山茂（2005）『家族のメタファー——ジェンダー・少子化・社会』早稲田大学出版部。

▷3　隠れたカリキュラムとは，明示的な学校のカリキュラムではなく，学校制度や学級運営，教員の態度などを通して生徒に教えられていくもののことを指し，とくに固定的なジェンダー観や性役割がその例としてあげられる。木村涼子（2010）「ジェンダーと教育」岩井八郎・近藤博之編『現代教育社会学』有斐閣，62-77頁。

▷4　Ⅳ-5を参照。

▷5　山根純佳（2010）『なぜ女性はケア労働をするのか——性別分業の再生産を超えて』勁草書房。

▷6　全国の児童相談所における児童虐待に関する相談対応件数は，増加の一途

1　「健全な家庭」から変化する家庭像

　男女雇用機会均等法が施行されてから30年が経ち，仕事をもつ女性が増えた現在でも，図Ⅶ-2のような異性愛カップルと子どもで構成され，妻が主婦業を担うというステレオタイプはまだ社会に根強く残る。

　こういった家族のステレオタイプは，明治時代に導入された夫婦同氏制や家父長制がつくり出した近代の制度によるものだが，マスメディアにおいて自然なものとして喧伝され，学校教育の教材や教室運営における「隠れたカリキュラム」によっても幼い頃から植え付けられ，維持されている。

　しかし実際の社会では，このステレオタイプに当てはまらない家庭が増加している。母親が働く世帯も増えているし，シングルペアレントの家庭もある。女性のケアや育児への関わり方も多様化している。また日本では憲法第24条が婚姻を両性間のものと規定しているため同性婚はいまだ合法化されていないが，世界に目を向ければ同性婚を法的に認める国も増えてきており，同性カップルによる子育てもまた社会で知られることとなってきた。渋谷区や世田谷区などでは同性カップルのパートナーシップを認める条例もでき，今後，多様な家庭が市民権を得ていく可能性が生まれた。

2　規範にあてはまらない家庭への批判

　だがステレオタイプな「健全な家庭」像はいまだに強い影響力をもち，固定化したジェンダー役割意識や男性中心主義，男女二元論，異性愛主義などとなって，平等な社会の実現や変化への適応を妨げている。現代日本社会は女性にフルタイムで働くことを求める一方で，結婚して子どもを産み育児や介護を全面的に担うことも期待する。子どもが病気になったり，事故に巻き込まれたり，いじめ被害にあったりするなど何か問題が起きたときには，真っ先に家庭環境や母親のせいにされる。子育ての悩みを訴えること自体が理想の母親像に反するため，悩みを抱えた人がなかなか医療機関や相談窓口に行けない状況もあり，必要とする人への支援が届きにくい。近年増加している児童虐待件数は，子育ての闇と支援の難しさを表しているのだろう。

3 「健全」という概念が奪う命

「健全な家庭」の概念は，妊婦が受ける出生前診断にも影響を及ぼしている。働く女性の増加にともない高齢出産が増加し，出生前診断を受ける人も増えている。2013年には**新型出生前診断**が認可され，ますます容易に検査を受けることができるようになった。しかし，必要な治療や支援を出産時に整えるのに役立つという建前とは裏腹に，実際には2013年4月に新型出生前診断を受けて陽性となった妊婦のうち，羊水検査などで異常が確定した妊婦の97％が人工妊娠中絶を選んでいる。この数字には，どれだけ多くの人が染色体異常をもつ子どもを産みたくないと思っているかが表れている。経済的困難などもその背景にはあるだろうが，「健全な家庭」像と異なる家庭を想像しづらい社会であること，またそのような家庭への偏見が強く，支援が整っていないことも大きな要因ではないか。「健全」という概念が，生まれてくる命を奪っている現状がここにあるのかもしれない。

4 子育てしにくい社会を乗り越えて

健康上の問題がとくにない家庭にとっても，現代日本は子育てするには厳しい社会になっている。少子化が進み，社会は子どもに不慣れになってしまっている。保育園建設反対運動が起きたり，電車にベビーカーで乗ることに反対意見が出るのはその表れといえるだろう。社会参画とケア・育児を共に担うことを求められている女性たちはとくに精神的・肉体的に追い詰められている。

こうした子育てしにくい社会に未来はあるのか。家庭の多様化に合わせて，「健全な家庭」像もまた変化しなければならないし，多様な生き方や子育てのあり方を予断をもたずに支援していくことが，医療や介護に関わる人には求められる。1日2度の服用で済む処方薬が，仕事をもつ保護者にとって大きな助けとなったように，子育てする家庭の支援はさまざまな領域で可能である。

留意すべきは，医療や介護の現場が，専門知識をもつ者の男性割合が高く，ケアの領域を担う者の女性割合が高いなど，一般社会のジェンダー役割意識をさらに凝縮させた場である点である。ケア労働が低賃金であることも，ケアを女性の自然な仕事と捉える風潮と密接に関わっている。医療や介護の業界にいる者が，固定化したジェンダー観や家庭観を押し付けないよう注意する必要がある。保育者が「お母さん」とは限らないし，親が二人いるとも限らないこと，育児や妊娠・出産の悩みもさまざまであることを考慮し，「健全」な家庭や「健全」な子育てといった規範ではなく，個人の悩みに寄り添うことが求められる。

(生駒夏美)

をたどり，2013年は7万3802件となっている。内閣府（2015）『平成27年版 子供・若者白書』日経印刷，50頁。

▷7 新型出生前診断
妊婦から採取した血液で胎児の染色体異常を調べる検査のこと。それまでの羊水検査や絨毛検査とは異なり，妊婦の腹壁に針を挿入する必要がないため，流産などのリスクをともなわない。

▷8 「染色体異常97％が中絶」『日本経済新聞』(2014年6月28日，朝刊)，43面。

▷9 Ⅸ-3 を参照。

おすすめ文献

筒井淳也（2015）『仕事と家族――日本はなぜ働きづらく，産みにくいのか』中央公論新社。

玉井真理子・渡部麻衣子（2014）『出生前診断とわたしたち――「新型出生前診断」(NIPT)が問いかけるもの』生活書院。

岩間暁子・大和礼子・田間泰子（2015）『問いからはじめる家族社会学――多様化する家族の包摂に向けて』有斐閣。

Ⅶ　個人・対人・家族

同性カップルと施設

1　誰にでも訪れる病と老い

どんなに気を付けていても，私たちは病気や怪我と無縁には生きられない。まして老いは誰にでも訪れるものである。**LGBT**[1]といわれる人たちも例外ではない。**性的指向**や**性自認**[2]にかかわりなく，私たちは病気や怪我をすれば病院に行き，障害や加齢によって心身が不自由になれば介助や介護を受けながら生活する。同性カップルも，医療機関や介護福祉施設（以下，「施設」）を利用する人たちのなかにいるのを認識しておくことが大切である。

他者からのケアが必要なとき，医師・看護師，介護福祉士などの専門家だけでなく，自分が大切とする「家族」が傍らにいてくれたら心強いものだ。施設における「家族」は患者や利用者を支えると同時に，彼女／彼ら自身も身近な人の病や老いからくる不安と向き合っており，支援を必要としている。この「家族」と，医療・福祉関係者との間での良好なコミュニケーションが患者・利用者と周囲の人のQOL向上につながるのである。[3]

2　医療機関・介護福祉施設における「家族」

ところで「家族」と聞くと，誰を思い浮かべるだろうか。慣習的には親・きょうだいなどの血族，婚姻によって形成される姻族を想起しやすいが，厚生労働省は施設側に「家族」の範囲をより柔軟に捉えるよう求めている。

2018年の『人生の最終段階における医療・ケアの決定プロセスに関するガイドライン解説編』では，「家族等とは，今後，単身世帯が増えることも想定し，本人が信頼を寄せ，人生の最終段階の本人を支える存在であるという趣旨ですから，法的な意味での親族関係のみを意味せず，より広い範囲の人（親しい友人等）を含みますし，複数人存在することも考えられます」とされている。[4] さらに，同じく厚生労働省による2010年の『医療・介護関係事業者における個人情報の適切な取扱いのためのガイドライン』においても，病状説明にあたって「本人から申出がある場合には，治療の実施等に支障の生じない範囲において，現実に患者（利用者）の世話をしている親族及びこれに準ずる者を説明を行う対象に加えたり，家族の特定の人を限定するなどの取扱いとすることができる」とある。[5] つまり，行政側は本人の主観的な「家族」を重視するよう施設側に促しているといえる。

▷1　**LGBT**
Lesbian, Gay, Bisexual, Transgender それぞれの頭文字をとり，セクシュアルマイノリティ全般を指す言葉。

▷2　**性的指向・性自認**
誰を好きになるのか・誰に性的な感情を向けるのかを「性的指向」，自分の性別をどう認識するのかを「性自認」という。

▷3　鈴木和子・渡辺裕子（2012）『家族看護学──理論と実践第4版』日本看護協会出版会．

▷4　厚生労働省（2018）『人生の最終段階における医療・ケアの決定プロセスに関するガイドライン解説編』https://www.mhlw.go.jp/file/04-Houdouhappyou-10802000-Iseikyoku-Shidouka/0000197702.pdf（最終アクセス日2019年2月11日）．

▷5　厚生労働省（2010）『医療・介護関係事業者における個人情報の適切な取扱いのためのガイドライン』http://www.mhlw.go.jp/topics/bukyoku/seisaku/kojin/dl/170805-11a.pdf（最終アクセス日：2016年2月10日）

❸ 患者・利用者の「家族」を重視したケア

患者・利用者が同性のパートナーを「家族」とみなしているのであれば，施設側は本人の意向に沿ったよりよいケアをめざすべきだといえよう。

だが残念ながら，過去の調査や研究は医療機関が同性のパートナーを「家族」とみなさなかったために，パートナーが病状の説明を受けられなかったり，死に際に立ち会えなかったりした事例を報告している▷6。こうした事例に接しているせいか，施設において同性パートナーは「家族」として扱ってもらえないと初めから諦めている同性カップルも少なくないとみられる。したがって，「家族」が法律上の親族に限らないとする施設側からの説明は，彼女／彼らがケアを受ける際の大きな励みになるはずだ。

女性カップルのケースを紹介したい。あるレズビアンの女性が手術を必要とする病気になった。入院先の看護師長は手術の際，彼女の「一番大切な人」に同意を得たり術後の経過を報告したいので，その人の名前を書いてほしいと説明したという。その一言で，彼女はカミングアウトせずとも，同性パートナーの名前をあげることができたのである。

▷6 藤井ひろみ・桂木祥子・はたちさこ・筒井真樹子編著（2007）『医療・看護スタッフのためのLGBTIサポートブック』メディカ出版。

❹ 患者・利用者と「大切な人」の橋渡し

同性への性的指向に自覚的な人のなかには身近な人からの偏見や差別，無理解を恐れて，親・きょうだいにカミングアウトしていない人が少なくない▷7。したがって，親族の側からみると，その人の同性パートナーはよくわからない「赤の他人」ということになりかねない。ここにおいて，同性パートナーを「家族」としている本人と，本人だけを「家族」とみなす親族との間で齟齬が生じうるため，施設側からの双方への橋渡しがとりわけ重要となる。

さまざまな対応の仕方が考えられるが，たとえば，お見舞いや駆けつけた親族にどう紹介しておくかを事前に本人と相談しておけば，治療に集中したいときに本人や周囲の人たちに負担をかけずにすむだろう。他にも，病状が落ち着いてから，二人の関係性を改めて伝える手助けができるかもしれない。

「LGBT」という枠組みだけをみると，彼女／彼らが施設で経験する困難は「普通の人」とは関係のない話だと感じられるかもしれない。しかし，「大切な人」との関係を尊重される経験は，すべて人の生きる糧となる。離婚をして配偶者のいない人，事実婚のパートナーがいる人，親・子どものいない人，性別が変わった配偶者のいる人，シングルの人，疎遠な親族よりも自分のことを一番よく知っているのはご近所さんという人。従来の家族の枠組みからはこぼれ落ちてしまうかもしれない，大切な人たちと私たちは生きている。看護師・社会福祉士・介護福祉士といった専門家は，助けを必要とする人と周囲の「大切な人」を橋渡しする，重要な役割を担っているのだ。

（三部倫子）

▷7 三部倫子（2014）『カムアウトする親子――同性愛と家族の社会学』御茶の水書房。

おすすめ文献

QWRC（クォーク）作成冊子（2016）『LGBTと医療福祉（改訂版）』http://qwrc.org/2016iryoufukushicmyk.pdf（最終アクセス日：2016年8月15日）

はたちさこ・藤井ひろみ・桂木祥子編（2016）『LGBTサポートブック 学校・病院で必ず役立つ』保育社。

Ⅶ 個人・対人・家族

9 地域包括ケアシステムの実態

▷1 厚生労働省，地域包括ケア研究会「持続可能な介護保険制度及び地域包括ケアシステムのあり方に関する調査研究事業報告書」（平成25年3月）。

▷2 今後都市部で75歳以上の人口が急増し，もともと高齢者人口の多い地方では人口減少とともに緩やかに増加するとされ，高齢化のスピードは地域による差が非常に大きい。さらに，日常生活圏域といわれる範囲のなかでのサービス事業者の種類や数，そこに住む人びととのつながりも昔とは大きく異なっている。

▷3 家族の状況を見てみると，今後65歳以上高齢者の単独世帯，老夫婦二人のみの世帯が増加していき，2025年には25％を超えると推測されている。

▷4 厚生労働省「人口動態調査」平成25年。

1 住み慣れた地域で老いる

「高齢の夫が50年連れ添った認知症の妻の介護を苦に無理心中を図る」「都会のアパートで白骨化した死体。孤独死⁉」このようなニュースが後を絶たない。そこで，団塊の世代が75歳以上となる2025年を目途に，重度な要介護状態となっても住み慣れた地域で自分らしい暮らしを人生の最後まで続けることができるよう，住まい・医療・介護・予防・生活支援が一体的に提供されるようにと考えられたのが「地域包括ケアシステム」である。これは，「地域の実情に応じて，高齢者が，可能な限り，住み慣れた地域でその有する能力に応じ自立した日常生活を営むことができるよう，医療，介護，介護予防，住まい及び自立した日常生活の支援が包括的に確保される体制」と定義される。ここで提示している「地域」は「おおむね30分以内でかけつけられる区域，ひとつの目安は中学校区」であり，「さまざまな生活支援サービスが日常生活の場（日常生活圏域）で適切に提供できるような地域」とされている。しかしながら，よく考えてみると「誰が」「どんな方法で」かけつけるのか，主体がそこに住む高齢者なのか，サービス提供者のことなのか曖昧である。

従来の「地域医療計画」や「地域福祉計画」が，施設の配置を中心に考えられてきたのに対し，この「地域包括ケアシステム」のなかでは利用者中心のサービスという視点で考え直さねばならない。多くの人が"住み慣れた地域で老いる"ことを切望するが，これはただ単に地理的なことを意味するのではなく，つながりのある人間関係のなかでの自分の居場所という意味合いが強い。そうであるならば，地域のつながりが希薄化するなかで，どのように地域を定義し，包括的なケアを構築していくか，地域ごとの特性をしっかりアセスメントしていくことが鍵となる。

2 地域における「看取り」と「認知症高齢者」の状況

住み慣れた地域で老いることの先には，看取りの問題がある。人間は，死ぬまで食事や排泄，身体をきれいにする，移動するといった日常生活を続けていく。言い換えれば，看取りは重度の要介護者に対する日常生活の世話そのものである。現在，看取りの9割は病院・施設で行われており，自宅での看取りは1割にすぎない。しかも，高齢者人口の増加とともに自ずと多くの人が死ぬ社

会，多死社会を迎えることになる。9割近くが病院や施設で人生を終えていることを考えると，人間が老いて亡くなっていく過程とどのように関わっていけばいいのか，知らない人がほとんどなのである。地域包括ケアシステムのなかで，医療と介護の連携が叫ばれるが，"老いること"と"死に逝くこと"に対する世話なくしては，住み慣れたわが家で最期を迎えるという体制は程遠いものとなってしまう。

また，2025年には65歳以上の5人に1人（約20％），つまり約700万人が認知症高齢者であるという推計が出ている。認知症は高齢者だけの問題ではないのだが，この高齢認知症者数の著しい増加は，さまざまな問題をはらんでいる。たとえば自動車の運転や徘徊による事故など，社会全体に大きな影響を及ぼすケースが少なくない。昨今，認知症に対する治療薬の開発が進み，長期にわたり精神科病院に入院治療されるケースも急増している。認知症が医療モデルに取り込まれていくと，新たに"認知症"という疾患，治療すべき対象としての病人をつくり出してしまう危険性がある。誰にでも起こる可能性があるからこそ，認知症になっても人間らしく尊厳をもって暮らせる地域になることが，誰にでも住みやすい地域といえるのではないだろうか。

3 地域包括ケアと地域づくりの可能性

ここで，地域包括ケアシステムの根幹となる「地域包括ケア」の概念を考えてみる。このシステムの概念要素として〈医療〉〈介護〉〈介護予防〉〈住まい〉〈生活支援〉の五つが挙げられている。ここで強調されているのは，個々の専門的なサービスはその地域で育てるものであり，その前提となる「すまいとすまい方」「本人・家族の選択と心構え」の重要性である。介護が必要になったときどのように過ごしたいかという本人の意思表示，もしものときの「本人・家族の選択と心構え」ができていなければ，本人の本意ではない延命治療や療養の場またはケアを受けることになってしまう。この地域包括ケアの本質が理解されシステムとして整っていくためには，サービスの充実と平行して，本人・家族である住民の意思決定に委ねられる部分が大きいのだ。

このように地域包括ケアシステムは，医療・介護者側とそれを受ける住民側，双方の「生活を支える」ケアへの思想的転換が必要となってくる。医療者にとっては「治す医療」から生活を「支える医療」へと転換しなければならないし，住民側は自分たちで考え，お互いに助け合い，介護が必要となった場合の思いをしっかりと意思表示したうえで，地域にある選択肢のなかから自己決定しなければならない。生活が多様化し，地域のつながりが希薄になり，家族のつながりも変貌をとげるなか，持続可能な社会の構築のためには地域包括ケアシステムが必須であることはいうまでもない。

（竹熊千晶）

▷5 厚生労働省「認知症施策推進総合戦略（新オレンジプラン）〜認知症高齢者等にやさしい地域づくりに向けて〜」平成27年1月27日。

▷6 下記の概念図は鉢植えモデルと呼ばれている。「すまいとすまい方」は地域の生活の基盤をなす「植木鉢」にたとえられ，この植木鉢は「本人・家族の選択と心構え」によって支えられている。「生活支援・福祉サービス」は，植木鉢に満たされる養分を含んだ「土」，専門職が提供する「介護・リハビリテーション」「医療・看護」「保健・予防」はその土壌から芽生える「葉」にたとえられる。

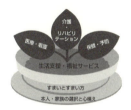

出所：平成25年3月「地域包括ケア研究会報告書」より。
www.murc.jp/uploads/2015/04/koukai130423_01.pdf
（最終アクセス日：2016年8月16日）

おすすめ文献

高橋紘士編（2013）『地域包括ケアシステム』オーム社。

西村周三監修，国立社会保障・人口問題研究所編（2013）『地域包括ケアシステム——「住み慣れた地域で老いる」社会をめざして』慶應義塾大学出版会。

日本看護協会編（2014）『看護白書平成26年版「地域包括ケアシステムと看護——ケアシステム構築に向けて看護職が担う役割と価値』日本看護協会出版会。

VIII 医療・介護をめぐる社会的状況

治らない病と医療行為

1 医師にできること

　ネットで検索すると「名医」のリストが載せられているホームページが，いくつかヒットする。そこで紹介されている「名医」とは，どうやら高い技術力をもつ専門医であるようだ。その評価に対してとくに異論があるわけではないが，一方で現代の高度な技術や知識をもってしても治せない病がいまだにあることも事実である。

　「治らない病気を前にした時，私たちに何ができるか」。これは，水俣病患者に長年寄り添い続けた原田正純医師の言葉である。高齢化が急速に進み，慢性的な疾患を抱えた患者をどう支えていくのかといった課題に向き合う医療者が以前よりも求められているはずだが，現状はそういう方向には進んでいないようだ。

2 専門医志向の弊害

　その一つの要因として考えられるのが，医療の高度化・細分化にともない，専門医をめざす医師が多いことがあげられる。自らの専門性を高めていくという極端な専門医志向が，慢性疾患患者と長期にわたり向き合わなければならない地域医療を追いつめている現状があるのではないだろうか。

　秩父病院の花輪峰夫らは，専門医志向の弊害として，訴訟を恐れるがゆえに専門外は診ないほうがいいという風潮があることを指摘する。そのため，それぞれの科の専門医がそろっているわけではない地域医療の現場では，とくに夜間二次救急の診療の場合などは患者の受け入れ拒否といったことも起こっているという。加えて彼女／彼らが指摘しているのが，専門医志向が進めば「臓器を診て全身を診ず，病気を診ても人を診ず」「先端を追いかけ，歴史・経緯・基礎を知らず」といった医師が増えていくということである。つまり，「医療の本質を見失うことになる」のを懸念しているのだ。たとえ専門医であっても，総合的な視点をもつことは可能であり，そうした人材が地域医療の現場では求められているにもかかわらず，育っていないことが課題となっている。

　近代化とともに歩んできた西洋医学は，断片化と細分化が進みすぎてしまったのかもしれない。私たちの身体はそれぞれの部分が有機的につながっているにもかかわらず，断片化された部分として診察され，治療が施される。また，医療分野が細分化されるなかで，医療従事者はさらに専門性を高めようとして

▷1　たとえば，「日本の名医リスト一覧」http://doctor-cancer.com/（最終アクセス日：2016年4月10日）

▷2　原田正純（2015）「いま，『水俣』を伝える意味」「水俣」を子どもたちに伝えるネットワーク・多田治・池田理知子編『いま，「水俣」を伝える意味――原田正純講演録』くんぷる，35頁。

▷3　メチル水銀によって脳神経細胞を破壊されたことで発症する水俣病は，現在の医療技術では治せない。病院やクリニックに行っても，症状を抑えるための処置がなされるだけである。

▷4　花輪峰夫・守麻理子・大野哲郎・山田正己（2015）「極端な専門医志向の弊害と対策・地域病院の役割」http://chichibu-med.jp/di rector/20150716110352.pdf（最終アクセス日：2016年4月13日）

いく。こうしたいきすぎた近代化（ポストモダニティ）への反省から「全体」を見ていくことの重要性が言われるようになったのであり、それは慢性疾患患者と向き合ううえでは欠かすことのできない視点なのではないだろうか。

3 医療の細分化と課題

そもそも医療とは何なのか。西洋医学の基礎を築いたとされるヒポクラテスは、彼が考える医術を定義するなかで、「病気に負けてしまった患者に対する場合、医術の力ではどうしようもないと知ってやたらに手を出さないようにすることである」と言う。ところが現代の医学は、かつては治らない病であったものでも何とかしようと技術を磨いてきたのであり、そのために極端な技術偏重へと流れてしまったことは否めない。

また、その流れに掉さしているのが私たち自身の意識なのかもしれない。私たちは、医療機関にかかれば病や疾患は治るものだと思っていないだろうか。必ず医師が治してくれるものだと思っていやしないだろうか。現在ある医療技術で治せないのならばより高度な技術開発をすべきだという意識をもち続ける限り、自らの専門しか診ようとしない、先端技術を追いかけることに情熱を燃やす医師が増える一方で、地域医療は崩壊していくのではないか。

4 見守るということ

水俣病患者と長年向き合ってきた医師のなかには、患者に寄り添った医療を実践している人が少なくない。そのなかの一人が、熊本県球磨郡相良村の緒方俊一郎である。彼は自らが院長を務める医院で患者の診療にあたっている以外にも、家族で経営している社会福祉法人の運営に携わっている。そして今でも定期的に水俣を訪れ、患者の診察を行っている。その彼が水俣を訪れた際の講演会で語ってくれたエピソードが、治らない病をもつ患者と医師との関係を考えるうえで示唆的であった。

ある日、スタッフから電話がかかってきた。施設に入院している高齢男性が施設を抜け出しすごい勢いで歩いているのでその後を追いかけているのだが、どうしたらいいだろうかというものだった。それに対して緒方は、好きなだけ歩かせなさいと答えたのだという。結局その男性は一日中歩き回り疲れたので、彼に一日付き合ったスタッフと一緒に無事に施設に戻ったのだそうだ。

治らない病を前にしたとき、医療者は見守るだけしかできない場合もある。それは、治療をほどこすよりも勇気のいる「医療行為」かもしれない。またそうした「医療行為」が成立するためには、医師を支えるまわりの理解も必要となる。結局、長く付き合っていかなければならない病と対峙したときに問われるのは、医師を含めた医療者と患者との関係性なのではないだろうか。

（池田理知子・楢原真二）

▷5　斎藤博（2004）「ヒポクラテスの医学教育」『埼玉医科大学雑誌』31(2), 138頁より引用。

▷6　2014年9月30日、水俣市の公民館で行われた。テーマは「相良村での医療・福祉について」、主催は熊本学園大学水俣学研究センター。

おすすめ文献

中村雄二郎（1992）『臨床の知とは何か』岩波書店。

ボーム, D.／佐野正博訳（1985）『断片と全体――ホリスティックな世界観への実験的探究』工作舎。

朝日新聞西部本社編（2013）『対話集　原田正純の遺言』岩波書店。

Ⅷ　医療・介護をめぐる社会的状況

 ヘルスプロモーションの理念と
健康格差

 健康観の転換からヘルスプロモーションへ

　日本人の疾病構造が感染性疾患から慢性疾患へと大きく変化するなかで，病気に対置して「健康」を捉えるのではなく，ふくらみのある・豊かな「生(life)」を実現する視点から健康について考えることの重要性が指摘されてきた。ここで述べる「生」には，生命・生活・人生という三つの意味合い(領域)があると筆者は考える。その背景にあるのが，ヘルスプロモーションの理念を明確に打ち出し採択された「オタワ憲章」(WHO，1986年)である。
　この憲章では，「ヘルスプロモーションとは，人々が自らの健康をコントロールし，改善できるようにするプロセスである」とすると同時に，「健康は，生きる目的ではなく，毎日の生活の資源である」としている。病気や障害を一定の制約として抱えつつも，与えられた機会・可能性を最大限に活かして，その人らしい，よりよい生活・人生をめざすという新たな健康観である。
　オタワ憲章は，ヘルスプロモーションを地域で推進するための五つの戦略として，「健康的な公共政策づくり」「支援的環境の整備」「地域活動の強化」「個人技術の向上」「ヘルスサービスの方向転換」を掲げている。わが国の健康づくり施策「健康日本21」においても，ヘルスプロモーションの理念がその核として取り入れられており，個人で頑張る健康づくりから，みんなが支え合う健康づくりへと，大きく流れが変わった。

▷1　園田恭一・川田智恵子編(1995)『健康観の転換――新しい健康理論の展開』東京大学出版会。
▷2　島内憲夫(1990)『21世紀の健康戦略2　ヘルスプロモーション WHO ――オタワ憲章』垣内出版。
▷3　厚生労働省(2000)「健康日本21」http://www1.mhlw.go.jp/topics/kenko21_11/top.html (最終アクセス日：2016年1月27日)
▷4　近藤克則(2005)『健康格差社会――何が心と健康を蝕むのか』医学書院。
▷5　Wilkinson, R. & Marmot, M. (2003). "Social determinants of health : The solid facts." (2nd ed.). WHO.：高野健人(2004)「健康の社会的決定要因――確かな事実の探求　第2版」WHO 健康都市研究協力センター。
▷6　島内憲夫・鈴木美奈子(2012)『21世紀の健康戦略シリーズ6　ヘルスプロモーション WHO ――バンコク憲章』垣内出版。
▷7　http://www.mhlw.go.jp/stf/seisakunitsuite/bunya/kenkou_iryou/kenkou/kenkounippon21.html (最

2　健康の社会的決定要因と健康格差

　オタワ憲章は，健康のための前提条件として，「平和，住居，教育，食物，収入，安定した生態系，生存のための諸資源，社会正義と公正」をあげ，これらの基本的な条件と資源の安定した基盤が必要であるとしている。しかし，現実にはグローバリゼーションが進行するなかで，わが国においても社会経済格差の拡大が顕在化し，「健康における不平等」が健康格差を生みだしている。
　この格差の背景要因を明らかにし，その是正に向けた取り組みを追求するなかで生まれたのが「Social Determinants of Health : SDH (健康の社会的決定要因)」という考え方である。WHO は，「社会格差」「幼少期」「社会的排除」「失業」「社会的支援」「食品」「交通」といった10の要因を提示している。
　このような状況のなか，バンコク憲章(2005年)は，「ヘルスプロモーション

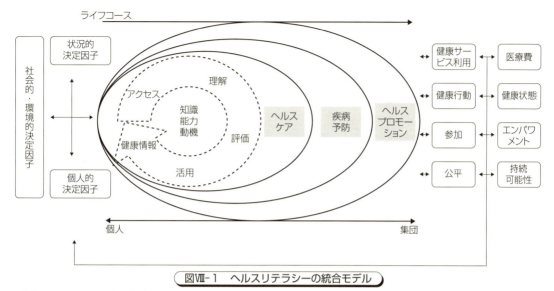

図Ⅷ-1 ヘルスリテラシーの統合モデル

出所：Sorensen, K. et al. (2012). "Health literacy and public health：A systematic review and integration of definitions and models." *BMC Public Health*, 12, 80. http://www.biomedcentral.com/1471-2458/12/80（最終アクセス日：2016年6月17日）

とは，人々が自らの健康とその決定要因をコントロールし，改善できるようにするプロセスである」と再定義し，「健康日本21（第二次）」（2013年）においても，健康格差の縮小という新たな目標を掲げ，個人の生活習慣に着目した従来のアプローチに加え，健康のための資源へのアクセスの改善と公平性の確保，社会参加の機会の増加など社会環境面のアプローチが強調されている。[17]

3 健康の不平等とヘルスリテラシー

健康の社会的決定要因に着目し，健康格差の解消に向けた地域の取り組みに必要な力を個人に，そして地域に生みだすのがヘルスリテラシーである。ヘルスリテラシーには，機能的ヘルスリテラシー，相互作用的ヘルスリテラシー，批判的ヘルスリテラシーの三つのレベルがある。[18]

図Ⅷ-1は，「ヘルスリテラシーの統合モデル」と呼ばれるものである。このモデルの核（コア）をなすのが，健康情報にどう「アクセス」し，それを「理解」・「評価」・「活用」できるかに関わる力量を示す矢印（破線）である。このダイナミックなプロセスは，「ヘルスケア」「疾病予防」「ヘルスプロモーション」の三つの領域において，ライフコース全体にわたって，個人のレベルだけでなく集団のレベルにおけるさまざまな活動／実践を生みだし，健康格差の是正と公平な社会の実現につながる多様な成果をもたらすのである。また，その成果は，個人や集団の社会的・環境的決定因子にフィードバックされる。

あなた自身，そして，周りの人も含めて，ふくらみのある・豊かな「生」を実現するために，身近なところから考え，できることから積極的に社会参加していく必要があるのではないだろうか。

（宮北隆志）

終アクセス日：2016年1月16日）

▷8 Kickbusch, I., Pelikan, J. M., Apfel, F. & Tsouros, A. D. (2013). "Health literacy：The solid facts." WHO.

おすすめ文献

宮北隆志（2013）「高齢者の社会参加と耳のバリアフリー・プロジェクト」福本久美子・星旦二編『蘇陽風（そよかぜ）とくらしと健康——わたしたちのヘルスプロモーション実践報告』熊本日日新聞社，132-150頁。

宮北隆志（2015）「社会的困難に長年向き合う地域における『生活の質』と多様な主体による『地域運営』」『水俣学研究』6，31-47頁。

菅豊（2013）『「新しい野の学問」の時代へ——知識生産と社会実践をつなぐために』岩波書店。

Ⅷ 医療・介護をめぐる社会的状況

ヘルスプロモーションの肥大化

1 ヘルスプロモーションの背景

　1986年にカナダで開催された第1回ヘルスプロモーション国際会議で採択されたオタワ憲章が，ヘルスプモーションのはじまりである。オタワ憲章では，地域活動を強化し，個人活動の補助，公共政策の構築，そして健康教育を支援する環境の提供の重要性がうたわれている。その後，数々のヘルスプロモーション活動へと派生していくことになる。人間の心理的および身体的健康づくりの推進を目標に掲げているという点はすべてのヘルスプロモーション活動に共通している。しかし，活動によって対象領域や程度も異なり，さまざまな考えが混在しているのが現状である。たとえば自殺予防対策の場合，自殺は個人の選択なのか，公共団体が積極的に関与すべきであるのか，取り組む場合はどの程度が理想的なのかなどといった問題が十分に解決されてはいない。

2 飲酒，喫煙，そして肥満

　健康促進運動としてのヘルスプロモーションが道徳改革的性質を帯びたとき，人びとに負の烙印（スティグマ）を与える運動になる場合もある。1920年，米国で禁酒法が施行されたことは有名である。植民地時代から酒宴は重要な社交の場だったが，泥酔し仕事に支障をきたす人も数多くいた。このような状態を米国の道徳観念の崩壊だと捉えた人びとの手によって，禁酒運動が過熱したのだ。多くの酒屋や酒場が主に女性の手によって批判，攻撃されるほどにまで悪化する。そして，禁酒法はこのような道徳改革運動から萌芽したのである。現代社会で禁酒法や禁酒運動は必要だろうか。ヘルスプロモーションの名のもとで道徳的鬱憤によって加速する運動が煙草や肥満に対しても起こっている。

　反喫煙運動が活発に行われ勝利を収めたという事実は，公共の場所にひっそりと存在している喫煙場所からも明らかであろう。米国では比較的早くから禁煙運動が進んでおり，煙草の箱に警告を記載するという規制は1964年に公布されている。現在は日本でも「喫煙は，あなたにとって肺気腫を悪化させる危険性を高めます」といった警告が記されているが，海外では「喫煙は肺がんをおこす」といったより直接的な警告を写真とともに箱に記載している。それでも喫煙を選択する人は，自分だけではなく他人の健康も害する悪意をもつ人として公的にスティグマを背負わされることになる。

▷1　武藤孝司・福渡靖（1994）『健康教育・ヘルスプロモーションの評価』篠原出版。

▷2　岡本勝（1994）『アメリカ禁酒運動の軌跡——植民地時代から全国禁酒法まで』ミネルヴァ書房。

▷3　ルベスコ，K.（2015）「肥満パニック，そして新しき道徳」メルツ，J.M.・カークランド，A.編／細澤仁・大塚信一郎・増尾徳行・宮畑麻衣訳『不健康は悪なのか——健康をモラル化する世界』みすず書房，82-94頁。

喫煙行為だけではなく,「煙草を吸う」というイメージに対する規制も激しく,米国国立癌研究所の報告書には,映画の主人公が喫煙者の場合,社会的に成功している場合が多く,喫煙が権力の象徴として表現されていると論じる研究や,有名人の喫煙場面を観ることによって,若者の多くが喫煙を始めるという統計が紹介されている。このような批判を受け,ウォルト・ディズニー社が2015年以降製作するすべての映画は喫煙場面を含まないという公約を発表するほど,喫煙に対するヘルスプロモーションは熱気を帯びている。

肥満に対するスティグマも同様に過酷なものである。肥満解消を進める運動に問題はない。しかし,肥満は,怠惰,意志薄弱,無知,そして無責任といった性格と関連付けられる傾向が強く,このような安直な考えは時に道徳的批判というかたちで厭悪のまなざしを肥満に向けることになる。肥満問題への取り組みは,個人の生活態度だけではなく,安価なジャンクフードが溢れ,所得差が大きく開く社会を変える必要がある。社会が肥満とはどのような健康状態で,どのような原因によってもたらされるのかを的確に把握しない限り,ヘルスプロモーションのスティグマ効果を払拭することはできない。

3 隠された資本家の動機

ヘルスプロモーションが進化する一方で,この傾向を強く批判する声があがっているのも事実である。反対勢力はけっして健康促進という目的を否定しているわけではない。過度のヘルスプロモーションによって盲目的に構築された世論に対して異を唱えているのだ。ローレン・バーラントは,世界的に問題視されている「肥満の蔓延」現象に言及し,肥満問題を「煽動するのは,医師ではなく,保険会社,厚生省,企業内の広報部である」と指摘している。

加速するヘルスプロモーションは,本来の目的である心理的,身体的健康づくりの推進から逸脱し,利益を追求するための手段として悪用される場合もある。現代の日本社会で大問題となっているうつ病の流行現象は,欧米の薬品市場拡大をねらう大手製薬会社が,抗うつ剤の市場を日本につくり出そうとして着手した活動を発端としている。日常生活において,私たちは健康を維持するためにどれほど出費しているだろうか。虫歯予防のための歯ブラシやフロス,洗口液といった数々の商品があり,多忙な毎日を過ごす人に向けて健康食品,栄養補給飲料,サプリメントが販売されている。本当に必要か否かの確認はせず,流行に従い,私たちはそれらの商品の多くを嬉々として消費しているのだ。

ヘルスプロモーションが効果的に取り組まれるためには,道徳改革的性質や不必要なまでに煽動される流行に隠された動機を慎重に精査しなくてはならない。まことに皮肉なことではあるが,ヘルスプロモーションは本来の高貴な目的が覆い隠されるほど,それ自体が「肥」大してしまったといえる。

(平野順也)

▷4 詳しくは National Cancer Institute が2008年に発表した報告書 "The role of the media in promoting and reducing tobacco use" を参照。

▷5 バレット, D./小野木明恵訳 (2010)『加速する肥満——なぜ太ってはダメなのか』NTT 出版。

▷6 バーラント, R. (2015)「肉体の肥大に伴う危険性——肥満,食事,そして『健康』のあいまいさをめぐって」メルツ, J. M.・カークランド, A.編/細澤仁・大塚信一郎・増尾徳行・宮畑麻衣訳『不健康は悪なのか——健康をモラル化する世界』みすず書房, 31-45頁。

▷7 ウォッターズ, E./阿部宏美訳 (2013)『クレイジー・ライク・アメリカ——心の病はいかに輸出されたか』紀伊國屋書店。

おすすめ文献

ウィタカー, R./小野善郎監訳/門脇陽子・森田由美訳 (2012)『心の病の「流行」と精神科治療薬の真実』福村出版。

トロイヤー, J. R.・マークル, E. J./中河伸俊・鮎川潤訳 (1992)『タバコの社会学——紫煙をめぐる攻防戦』世界思想社。

ゴッフマン, E./石黒毅訳 (2001)『スティグマの社会学——烙印を押されたアイデンティティ』せりか書房。

VIII 医療・介護をめぐる社会的状況

4 補完代替医療の功罪

▷1 LOHAS Home Page http://www.lohas.com/ （最終アクセス日：2016年1月11日）；LOHASってな〜に？ http://www.lohasclub.org/100.html （最終アクセス日：2016年1月11日）

▷2 辻内琢也 (2005)「補完代替医療は近代医療の問題性を克服できるか——ポストモダンの中のモダン」城山英明・小長谷有紀・佐藤達哉編『現代のエスプリ：クリニカル・ガバナンス——共に治療に取り組む人間関係』至文堂, 63-71頁.

▷3 米国国立衛生研究所 (NIH) は，補完代替医療を大きく分けて二つの主要なカテゴリーに分類している。第1分類は食事療法，ハーブ，ビタミン剤（サプリメント）などを含む自然食品群。第2分類はマッサージ，指圧療法，整骨治療，ヨガ，スピリチュアリティ，リラクゼーション，カウンセリング，サポートグループ，霊気，マグネット，気功などを含む心身療法群。また，その他にも，上記の二つの分類の両方の要素を含むような，漢方，自然療法といった伝統医療システムがある。

1 ロハスという概念

「ロハス」という言葉をこれまで耳にしたことがあるだろうか。ロハス (LOHAS) とは，"lifestyles of health and sustainability" の頭字語であり，直訳すれば，「健康と持続可能性をめざすライフスタイル」ということになる。この用語は1990年代末期に米国でつくられたことばで，近代批判に基づく新たなライフスタイルの提案だといえる。ロハスは，健康，環境，自己開発，持続可能な生活，そして社会正義に対し高い意識をもつ消費者層を対象とする市場である。

日本でも近年このロハスということばが普及しつつある。このコンセプトのもとで，持続可能な社会の実現のための自然エネルギーの利用から健康的なライフスタイルを維持するための健康食品や「癒やし」を提供するサービスまで，さまざまな商品が生まれ，その需要も高まってきている。近頃，メディアや街中でよく見聞きする，エコ住宅，自然食品，再生エネルギー，スピリチュアル雑貨，そして補完代替医療といったものは，ロハスマーケットの典型的な商品である。本項では，これらのなかでも，近年その使用が急増しつつある補完代替医療に着目し，その可能性と課題について考えてみたい。

2 補完代替医療出現の背景

英語では，補完代替医療をしばしば CAM という略称で呼ぶ。これは，complementary and alternative medicine の頭字語である。このようにひと括りにされがちな補完医療 (complementary medicine) と代替医療 (alternative medicine) であるが，二つの概念は近代西洋医学に基づく通常医療との関係において大きな違いがある。もともとは1990年代の米国において，通常医療のオルタナティブという意味合いで代替医療という用語が使用されはじめ，その後英国を中心に通常医療を「補完する」という意味合いの補完医療という用語が使用されるようになった。つまり，厳密には，非通常医療をどのような目的で使用するかによって，補完医療と代替医療の二つの用語が使い分けられることになる。

近年，なぜこれほどまでに科学的根拠の存在が必ずしも明確ではない補完代替医療が注目されるようになったのだろうか。これは，冒頭で取り上げたロハ

スという考え方に深く関連している。つまり、ヘルスケアにおける補完代替医療とは、近代西洋医療批判から生まれたカウンター・カルチャー（対抗文化）と捉えることができる。補完代替医療というムーブメントを生みだした原動力は、近代西洋医療を根底から支えてきた「科学主義」と「資本主義化する医療」に対する反発であったといえる。このような近代西洋医療に批判的な人にとっては、より自然で、心身のバランスを重視するホーリスティック（全身的・全人的）な補完代替医療の選択は、たとえ通常医療に比べ科学的根拠が乏しくとも、合理的な選択ということになる。実際、これまで米国で行われた研究においても、補完代替医療を利用する人の特徴として、比較的年齢の若い高学歴者が多いことが明らかになっている。彼女／彼らはしばしば、医療的意思決定においても、権威者である医師や周囲の意見に左右されるのではなく、自らさまざまな情報を収集し、自身の価値観や信念に基づき、自身にとって最良と思われる治療法を主体的に選択する傾向がある。このように、少なくとも米国においては、一般社会に共有されている近代的価値観に対する高学歴の人たちの批判的なまなざしが、補完代替医療の利用を後押しした部分がある。

3 ヘルスリテラシー

21世紀となった現在、補完代替医療はその一部の効果が科学的に実証されはじめ、世界保健機関（WHO）および各国の保健行政機関も補完代替医療の有効性と安全性の調査に積極的に取り組み出している。これらに後押しされ、近年補完代替医療は通常医療の現場において徐々に導入されるようになってきている。その結果、「統合医療（integrative medicine）」という新たな可能性が生まれている。統合医療とは、通常医療と補完代替医療を医療実践において文字通り統合することで、両者の相乗効果を積極的に活かそうとする試みである。

その一方で、科学的根拠が明確でない補完代替医療が「ニセ医学」としてしばしば問題視されているのも事実である。日本においても、健康食品やサプリメントをはじめ、霊的療法などのいわゆる補完代替医療をめぐるトラブルは枚挙にいとまがない。健康を維持・促進するうえで適切な情報を収集し理解する能力や、意思決定を行う能力であるヘルスリテラシーの重要性が叫ばれるのも、こうしたトラブルを未然に防ぐためである。現在日本の国立健康・栄養研究所は、健康食品の「安全性・有効性情報」を提供するサイトを立ち上げ公開している。また、厚生労働省も「統合医療」情報発信サイトを立ち上げ、補完代替医療の利用をめぐる患者と医師の間のオープンなコミュニケーションの啓発活動を行っている。高いヘルスリテラシーをもつことは、結果的に統合医療の恩恵を正しく享受するうえでも不可欠となるといえよう。

（抱井尚子）

▷4 辻内（2005）。

▷5 世界保健機関（WHO）「Traditional Medicine」http://www.who.int/topics/traditional_medicine/en/（最終アクセス日：2016年1月11日）

▷6 増谷彩（2015）「『ニセ医学』にだまされても患者の自己責任？」『日経メディカル』http://medical.nikkeibp.co.jp/leaf/mem/pub/eye/201512/545110.html（最終アクセス日：2016年1月11日）

▷7 国立健康・栄養研究所による『健康食品の「安全性・有効性情報」』サイト。https://hfnet.nih.go.jp/（最終アクセス日：2016年1月11日）

▷8 厚生労働省「統合医療」情報発信サイト。http://www.ejim.ncgg.go.jp/pro/communication/index.html（最終アクセス日：2016年1月11日）

おすすめ文献

辻内琢也（2005）「補完代替医療は近代医療の問題性を克服できるか——ポストモダンの中のモダン」城山英明・小長谷有紀・佐藤達哉編『現代のエスプリ：クリニカル・ガバナンス——共に治療に取り組む人間関係』至文堂、63-71頁。

抱井尚子（2005）「ポスト論理主義モデルの批判的思考とその実現形態について——相補代替療法の使用をめぐる医療的意思決定からの考察」『青山国際政経論集』66、71-110頁。

上野圭一（2003）『補完代替医療入門』岩波書店。

Ⅷ　医療・介護をめぐる社会的状況

ジェネリック医薬品とのつき合い方

ジェネリック医薬品とは

　ジェネリック医薬品（後発医薬品）とは先発医薬品（新薬）と同一の有効成分を含み，同一経路から投与する製剤で，効果・効能，用法・用量が原則として同一であり，先発医薬品と同等の臨床効果・作用が得られる医薬品であると厚生労働省は定義している。2013年4月に厚生労働省から「後発医薬品のさらなる使用促進のためのロードマップ」が出された。加えて，同年6月には数量シェア目標として，2015年末に70％以上，2016-18年度末に80％以上をめざす閣議決定がなされている。

　ジェネリック医薬品に焦点が当てられているのは，日本の医療費が年々膨らみ続けていることが問題となっているからだ。とくに，高齢化が急速に進んでいる先進国では，医療費削減が国の重要課題である。日本の薬剤費はおおよそ7兆円（2013年度）であり，これは総医療費の約6分の1を占めている。ここにメスを入れる意味でジェネリックの導入が急がれているのである。

　ジェネリック医薬品の普及が進めば，先発品と同じ効能をもった薬を安価に買い求めることができるようになり，かつ医療費の削減にもつながり，政府の施策を推し進めることが全体のプラスにつながるように思われているが，欧米に比べ医療保険制度が充実している日本では，ジェネリック医薬品と先発医薬品の患者負担の違いが少ないことから，導入がなかなか進んでいない。2013年9月現在の後発医薬品数量シェアは56.2％にとどまっている。

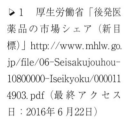 ジェネリック医薬品と特許

　ジェネリック医薬品に関して一つ確認しておかなければならないことがある。それは，製薬会社の特許が完全に切れたからジェネリック医薬品が製造されているわけではないということだ。医薬品の特許には物質特許，用途特許，製剤特許，製法特許がある。いわゆるジェネリック医薬品とは物質特許が切れた成分を使用し，製剤特許に抵触しない方法で製法された医薬品のことを指している。つまり有効成分が同じでも，有効性が同じであるとはいえないのである。

　医療が発展するにしたがって新しい医薬品が開発されていくのは喜ばしいことかもしれない。技術が進歩するにしたがって薬価が高くなるのもしかたがないことであり，新薬を開発する製薬会社もそのために研究開発費を投入してい

▶1　厚生労働省「後発医薬品の市場シェア（新目標）」http://www.mhlw.go.jp/file/06-Seisakujouhou-10800000-Iseikyoku/0000114903.pdf（最終アクセス日：2016年6月22日）

▶2　厚生労働省「平成25年度　国民医療費の概況　統計表一覧」。

▶3　厚生労働省「薬価基準改定の概要」http://www.mhlw.go.jp/file/06-Seisakujouhou-12400000-Hokenkyoku/0000114718.pdf

る。しかし，先発医薬品メーカーが特許を分けて取得することでその利益を守ろうとすることがあることは，問題点として指摘されなければならないだろう。

3 ジェネリック医薬品の効果

ジェネリック医薬品と先発医薬品の違いとしては，前述のように薬価の差と，添加物や剤形の変化がある。後者に関しては，後発品は薬価が抑えられて効能が「ほぼ」一緒であるために，厚労省は有効性や安全性を保障している。だが，実際の医療現場では，先発品と同じ効果が必ずしも得られないとの声が上がっており，製剤方法の違いによる品質確保が十分であるとはいえないと考えられる。たとえば，前述のように先発品と異なる添加物が使われたり，剤形が変わると，薬の溶け出す速度に違いが生じたり，有効成分が分解されやすくなったりすることがある。それによって「薬の効きすぎ」や「効果が出にくい」という結果につながり，前者であれば副作用が出やすくなるかもしれず，後者であれば薬が効かないということになる。

このようなことが起きてしまうのは，後発医薬品のデータ量が少ないために，問題をしっかり吟味できていないことにその一因がある。経済的側面を考えるならば，ジェネリック医薬品の導入は早いに越したことはない。しかし，このような不具合が生じているならば，この問題を社会全体で考え，新薬開発のための研究に重点が置かれている現状を問い直し，ジェネリック医薬品の研究促進のための制度改革が必要だということを今後は訴えていかなければならないのではないか。

4 一人ひとりに合った医薬品

医療分野に詳しいフリーライターの早川幸子は，「日本の医療費高騰の主因は高齢化ではなく，医療の高度化にある。後発薬切り替えで大した効果はでない」と指摘する。なぜ国がジェネリック医薬品の普及政策を押し進めているのかは定かではないが，一つだけ確かなのは，自分の身体は自分で守るしかないということである。

ジェネリック医薬品であれ先発医薬品であれ，その効能と副作用に関して患者は知る必要がある。そのためには医師および薬剤師からの詳細な説明がなされなければならないことはいうまでもない。また，薬を選ぶ権利も本来購入する側になければならない。にもかかわらず，処方された薬をいわれるがままに購入し，服用している人がかなりの部分を占めているのが現状である。

人間は一人として同じ身体を有しておらず，人によって合う医薬品も異なるはずである。その人に合った薬を見つけるためには，医療者側と患者，医療者同士のより緊密なコミュニケーションが求められるのではないだろうか。

(楢原　峻)

▷4 「ジェネリック根強い不信感」『中日新聞』(2015年12月12日，朝刊) 17面。

（おすすめ文献）

柴田寛子・吉田寛幸・伊豆津健一 (2015)「複雑なジェネリック医薬品 (NBCD/CGD) の同等性評価と国際的な動向について」『PHARM TECH JAPAN』31(5)，879-885頁。

武藤正樹 (2014)「知っておきたいジェネリック医薬品の最新トレンド」『薬事』56(12)，1863-1866頁.

山崎浩 (2014)「今，飲んでいる薬は大丈夫？ジェネリック薬の賢い選び方」『日本慢性期医療協会誌』22(2)，27-30頁.

Ⅷ 医療・介護をめぐる社会的状況

生命科学と倫理

1 生命科学の発展と課題

　生命科学の発展は，病気の診断や治療・予防に大きく寄与してきた。一方で，英国における羊のドリー誕生^{▷1}は，驚きと同時に複雑な感情を私たちに呼び起こした。本来，治療のために研究されてきた遺伝子操作の技術や，ヒト胚性幹細胞研究やクローン技術の発展が，やがては「同じ人間を生産する」という強い欲求を生みだすことは間違いないだろう。また，体外受精の技術が代理母による出産を可能にし，臓器移植の技術が脳死判定の制度化とともに臓器提供の機会を大幅に増加させた。つまり，生命科学技術の発展は，次々と現れる私たちの欲望を駆り立てていく可能性をも秘めている。

　科学的視点からみるとき，「生命」とは呼吸をし，心臓が動き，脈打っている状態，すなわち「生命現象」としての意味をもつ。また，生命は"いのち"という言葉で表されることもあるが，このときの"いのち"とは単なる生命現象ではなく，誕生と死，病と苦悩，関係性（人・環境），価値観，あり様までをも含んでいるように思われる。

　以上のことから，生命科学技術は，常に人間同士のつながりのなかで考えなければならないことがわかる。しかし，同時につながりができることにより，考え方や利益をめぐる葛藤や争いが多くの人びとの間に起こることもある。生命倫理に関する課題は多種多様であるが^{▷2}，その課題をもっと身近に引き寄せるために，ここでは脳死と臓器移植の問題を考えてみる。

2 脳死と生をめぐる問題

　脳死とは，呼吸・循環・体温などを調整している脳幹を含めた脳全体が機能を停止し，もとに戻らない状態である。脳死者は全死亡者のうちの1％といわれる。脳死は，集中治療室において人工呼吸器および栄養液や血圧を維持する薬のチューブにつながれることによって人為的につくり出されたものである。

　脳死状態になると，家族は医師から次の回答を求められる。生命維持装置を外すかどうか，そして臓器を待っている人に提供するかどうかである。脳死状態にある人は，呼吸器を外されるとやがて心臓が止まる。これは大切な人の生命を終わらせるかどうかという決断を家族に迫るということである。

　しかし，心臓が動き，触れれば温かく，髪の毛も爪も伸びる脳死者を死ん

▷1　1996年7月，英国のロスリン研究所でクローン羊ドリーが生まれた。受精後発生初期の細胞を使ったクローンが生みだされてはいたが，成体の体細胞を使った例は羊のドリーが初めてであった。「人間の尊厳の保持」という観点からクローンの人間への適応は禁止されている。堂囿俊彦（2011）「『夢の技術』を立ち止まって考える――再生医療」玉井真理子・大谷いづみ編『はじめて出会う生命倫理』有斐閣，88-90頁。

▷2　脳死と臓器移植以外では，ターミナルケアと尊厳死，不妊と人工授精や代理母，児童虐待などがある。また，食べものに関しては食料品の汚染や遺伝子組み換え食品など，環境問題に関しては地球規模での温暖化などがある。

いるとみなしていいのかという疑問が常に付きまとう。また，どの時点をもって死とするのかという私たちの「任意」に依ることが許されるものなのであろうかという問いも浮かぶ。木村敏は，脳以外の身体的生命のなかに〈生〉が流れ込み続けている脳死状態にある者は，たとえ生活を続けることは不可能であっても，生存の終わりだとはみなせないと述べている。生存の終わりとはいえない脳死をどのように考えればいいのだろうか。

脳死をどう捉えるかは患者の自己決定権の問題なのであろうか。確かに医療方針の決定に患者が参加していくことは，患者自身が「どう生きるか」と深く関わっているため，生死をどのように扱うかを自分や他人が決めてよいのかについては，今後も論争が続いていくであろう。

3 臓器提供と公平性の問題

移植を待つ者は多いが，移植できる臓器には限りがある。この問題は，ワシントン州立大学で人工透析装置が1962年に実用化されたときに議論された「限られた台数の装置を誰に優先的に使うのか」という問題と類似している。すなわち，臓器移植という医療のあり方は，「臓器を誰に提供し誰に提供しないのか」という議論に発展したのである。

日本においては，「和田心臓移植事件」を契機に，脳死者からの臓器移植が30年ほど足踏みをしてきたという歴史がある。1980年代になって脳死者からの臓器を待つ人たちの海外渡航が目立ちはじめたことから，1992年に「臨時脳死及び臓器移植調査会」が「脳死は人の死である」との答申を示した。日本における臓器提供の議論は，「誰に優先的に移植すべきか」という公平性の議論に先立って「脳死は人の死であるか否か」という論点で大きく議論され，主にドナー本人の意思決定およびドナー家族の心情に焦点が当てられてきた。しかし，臓器の提供が進まないことから，2009年の臓器移植法の改正により，もともと対象ではなかった15歳以下の者からの移植も承認されることになった。同時に，本来臓器提供は公平にという了解があったにもかかわらず，「親族への優先提供」という文言に修正され，誰に優先的に提供するのかという問題が前景化した。

北米において，臓器提供は"the gift of life"（命の贈り物）という言葉とともに推進されてきたが，贈り物は既存の人間関係のなかでやりとりされるものとする考えが強い日本社会において，匿名の「社会」に「贈る」ということは受け容れがたかったのではないかと社会学者の橳島次郎が指摘している。臓器というきわめてプライベートな資源を提供する際は個人または遺族の意思が尊重されることになるが，移植に関しては「公平性」をどう担保していくのかが，今後も議論されなければならない問題だといえよう。

（金谷光子）

▷3 木村敏（2012）「あいだと生死の問題」野間俊一編『いのちと病──〈臨床哲学〉によせて』創元社，19-23頁。

▷4 生命倫理（Bioethics）という学問が成立したのは1970年代に入ってからであるが，問題の始まりは腎臓の透析器をめぐるものであった。香川知晶（2009）『命は誰のものか』ディスカヴァー・トゥエンティワン，17-35頁。

▷5 1968年8月8日，札幌医科大学の和田寿郎によって，海でおぼれて搬送された21歳の青年の心臓が摘出され，心臓病を患っていた18歳の青年に移植された問題。ドナーは本当に呼吸停止状態であったのかどうかを疑われ，殺人罪で刑事告訴されたが，嫌疑不十分で不起訴となった。金亮完「人の死をめぐるジレンマ──脳死・臓器移植問題が私たちに問いかけるもの」玉井・大谷編（2011：216-218）。

▷6 橳島次郎（1991）『脳死・臓器移植と日本社会──死と死後を決める作法』弘文堂，84-99頁。

おすすめ文献

香川知晶（2009）『命は誰のものか』ディスカヴァー・トゥエンティワン。

井上兼生・大谷いづみ・小泉博明編（2006）『テーマ30 生命倫理』教育出版。

清水哲郎（1997）『医療現場に臨む哲学』勁草書房。

VIII 医療・介護をめぐる社会的状況

 障害者と自立

1 「自立」の意味

　熊本県水俣市の町なかにあるケアホーム「おるげ・のあ」は，五つの独立した住居とダイニングルームなどの共有部分からなる施設である。新聞をはじめとしたメディアは，2014年4月にオープンしたこの施設を取り上げ，さまざまな角度からの報道を試みているが，興味深いのはそうした報道のなかにたびたび登場する「自立」という言葉である。たとえば，入居者の一人である**胎児性水俣病**患者は，実家から「おるげ・のあ」に住民票を移したあとで，「大人になるちいうんは（というのは）家から出ることち思った」と語っている。このことから，彼にとっての「自立」は，親元を離れて独り立ちすることだということがわかる。

　また，「自立」が「社会参加」と結び付けられ，語られる場合もある。前述の施設入居者が通う小規模多機能事業所「ほっとはうす」の施設長が強調するのが，障害者の社会参加の意義であり，その一つのあり方が働いて賃金を得ることだ。ただし，ここでの「賃金を得ること」とは社会とのつながりをつくるという意味である。たとえ十分な補償を受けていてあえて働く必要がないと思われている障害者であっても，金額の多寡にかかわらず働くことが社会との接点をもつということであり，それが「自立」の意味だと彼女は言う。

2 自立を阻むもの

　そもそも，誰もが最初に思いつく「自立」とは経済的自立のことであろう。働いてそれなりの対価を得て生活を維持していくことが，一人前の「自立」した大人の条件であるといった捉え方はいまも変わらずにあり，そうした見方が障害者へのまなざしにも影響を及ぼしていることは間違いない。そしてこうした個人に焦点を当てた捉え方は，「自立」を阻む社会のあり様に私たちが目を向けることを困難にさせる。

　たとえ働きたくても受け入れてくれる場所がなかったり，通勤が困難だったりと障害者を取り巻く環境は厳しい。働きに行っているにもかかわらず，まるで介助サービスの受け手であるかのように扱われて居心地が悪かったと語る障害者もいる。また，車椅子が必要な障害者にとって段差の多い道路や建物は移動しにくいし，限られた場所にしか設置されていない点字ブロックでは視覚障

▷1 「私の家」を意味する水俣地方の方言「おるげ」と，「ノアの箱舟」の「ノア」を組み合わせたもの。2015年12月現在，四人の胎児性・小児性水俣病患者と，脳梗塞による高次脳機能障害患者の合計五人が暮らしている。

▷2 **胎児性水俣病**
胎盤を通じて胎児の段階で有機水銀に侵されることで発症する水俣病。

▷3 平野美紀「『のさり』と生きる 水俣：第3回 迫りくる病と加齢」『毎日新聞』（2014年9月18日）http://mainichi.jp/articles/20140917/mog/00m/040/014000c（最終アクセス日：2016年2月24日）

▷4 1998年にできた施設。「おるげ・のあ」から歩いて数分のところにある。

害者が移動できる範囲も限られてくる。

さらに，施設での集団生活から自分一人の気楽な時間をもちたいとの思いを強くし，「自立」をめざしてアパートでの一人暮らしを始めようとした重度の障害をもつ脳性麻痺者が，さまざまな社会制度や社会基盤の不備で苦労する姿を目の当たりにすると，私たちが暮らす社会が健常者中心につくられていることを改めて感じざるをえない。健常者にとってはごく普通のアパートのドアが，障害者にとっては格闘しなければ入れない重い扉となるのだ。

都市の雑踏に紛れて見えない障害者の姿もある。また，外見だけではわからない病や障害を抱えているのに，そうした人たちを私たちは見ようとすらしていなかったのではないか。私たちもいずれは高齢となり，大なり小なりの「病」や「障害」と付き合っていかなければならないにもかかわらず，そのときがくるまでは障害者が向き合っている厳しい現実を想像することなどできないのである。

3　「自立」へのまなざし

辞書には，「自立」とは「他の援助や支配を受けず，自分の力で判断したり身を立てたりすること。ひとりだち」と書かれている。この辞書の意味を字義通りに捉えるとするならば，たとえば冒頭で紹介した施設の入居者は介助者からの援助がなければ生活や作業もできないため，「自立」とはほど遠いものだということになってしまう。しかし，そもそも他者の手をまったく借りずに生活したり仕事ができる人などこの世にはいないはずである。だとするならば，「自立」とは他者との関係性のなかで意味付けられるべきものなのではないか。そして，その意味を探るプロセスのなかで多くのことを教えてくれるのが，多様な障害者のさまざまな「自立」のあり方かもしれない。あるいは逆に，「自立」を妨げられているという障害者の声かもしれない。

障害者と「自立」をめぐる問題は，さらに支援や保護に対する私たちの見方をあぶりだす。たとえば，高齢になり介助や介護が必要になったにもかかわらず，人の手を借りて生活することにいまだに抵抗感を覚える人は少なくない。介護保険サービスが始まって久しいのに，実態は徐々にしか変化していないということなのだろう。また，生活保護を受けるくらいなら死んだほうがましだという高齢者の声もいまだに聞かれる。生活が成り立たなくなったとすると，公的扶助に頼ることはいわば当たり前のはずなのに，それをためらわせるような力が作用しているのである。

障害者を「自立」できていない者とみなしたり，かわいそうだと一方的に決めつけるまなざしは，私たち自身にいずれ跳ね返ってくる。相互扶助という関係性を狭義なものへと押し込める力は，私たち自身の生活や社会を窮屈なものにしてしまうのだ。

（池田理知子）

▷5　山田和也監督（2003）ドキュメンタリー映画『障害者イズム　このままじゃ終われない Part 1　自立への2000日』より。

▷6　好井裕明（2011）「障害者表象をめぐり"新たな自然さ"を獲得するために」荻野昌弘編『文化・メディアが生み出す排除と解放』明石書店，155頁。

▷7　新村出編（2008）『広辞苑（第六版）』岩波書店。

おすすめ文献

熊谷晋一郎（2013）「依存先の分散としての自立」村田純一編『知の生態学的転回第2巻　技術——身体を取り囲む人工環境』東京大学出版会，109-136頁。

好井裕明（2011）「障害者表象をめぐり"新たな自然さ"を獲得するために」荻野昌弘編『文化・メディアが生み出す排除と解放』明石書店，139-170頁。

VIII 医療・介護をめぐる社会的状況

身体障害者運動と介助

介護の社会化と身体障害者運動

　介護保険にみられるように，地域で暮らす高齢者が公的制度による介護サービスを利用することはだいぶ前から私たちにとっては身近なものとなっている。しかし，障害者分野においてはそれほど前のことではなく，その実現には障害者による自立生活運動と呼ばれるものが大きな影響を与えている。

　1977年，ある障害者運動の会議で次のような問題提起がなされた。「問題は，今まで家族におしつけられ私的なものとされてきた障害者の介護を，社会的に必要な労働として認めさせ，同時にこの介護（労働）を，施設労働者のような一部に限定された特殊化されたものが行うのではなく，地域社会のすべての人が行っていくものとして作り出すことにある[1]」。このなかには，次の三つの重要な主張がある。一つには現在の障害者の介護が家族によってなされていることが問題であること，次に障害者の介護を社会的なもの，すなわち公的制度に裏付けられたものへと変えていく必要があること，そして障害者に施設入所を勧めるのではなく，地域社会のより多くの人が関与する形で公的制度に裏付けられた介護を行うべきだということである。これらの主張は，今日の介護の社会化を支える原点の一つである。

2 障害者の「自立生活」と公的介助保障

　家族による介護や施設のなかでの介護とは異なる，地域社会での介護が主張されたことは，この運動の担い手がどのような生活をめざしていたのかということと関係する。「自立生活」という考え方においては，身の回りのことを自分でできるようになることや，生活費を自分で稼ぐことではなく，自分の人生や生活を自分の責任で決定することが自立であるとする。家族による介護や施設のなかでの介護が問題視されたのは，外出が制限されたり，髪を伸ばすことが禁じられたりするなど，しばしば障害者の生活が家族や施設職員の都合により左右されたからである。さらに，家族による「愛情」や施設職員による「配慮」という名目で障害者の意思が尊重されないこともあげられる。

　1970年頃より「自立生活」の考えに共感して，親元や施設を出て地域で暮らしはじめる障害者が現れはじめた。彼ら／彼女らによりなされた活動を今日では障害者自立生活運動と呼ぶ。護る意味での「介護」ではなく，助ける意味の

▷1　全国障害者解放連絡会議（1977）「第一分科会〈生活〉基調報告」全国障害者解放連絡会議編『全国障害者解放連絡会議結成大会報告集』全国障害者解放連絡会議，37-40頁。

「介助」という言葉が運動では多用された。以下でも「介助」の方を用いる。

70年代には地域で暮らす障害者に対応する介助制度がほぼ存在しなかったため，自立生活を始めた障害者たちは，ビラ配りをしながら，あるいは人づてで地域住民や学生に介助を呼び掛けた。同時に，施設で暮らす障害者だけでなく，地域で暮らす障害者にも長時間の介助を公的制度で保障するよう行政に対して求め，公的介助（介護）保障運動と呼ばれる運動を展開した。特徴的なのは，人を派遣することだけでなく，自分たちの選んだ介助者への金銭（介助料）の支払いを含む制度を行政に提案したことである。現在の「障害者総合支援法」での介助制度には，「居宅介護」とは別に「重度訪問介護」という項目が設けられている。「重度訪問介護」は，「見守り」を含む長時間の介助を提供するものであり，かつ数日程度の研修で従事することが可能なため，多くの人が介助に参加しやすい点も含めて，運動の理念が具現化された制度の一つである。

80年代後半には，障害者が運営する自立生活センター（CIL：Center for Independent Living）と呼ばれる組織が登場した。現在では全国各地に100以上のCILがある。CILは，たとえば自分で介助者を集めるのが困難な障害者に代わって介助者を集めて派遣することで，より多くの障害者の「自立生活」が可能となるような支援をしている。

3 障害者と介助者の関係

障害者の「自立生活」にとって介助は重要な意味をもつ。日常生活の自己決定は何よりも介助場面で反映される必要があるからである。したがって，自立生活をする障害者の介助者にまず求められることは，あたかもその障害者の身体の延長であるかのように，障害者に指示されたことを忠実に実行することである。

しかし，障害者の生活や性格も多様であり，介助者にも同様のことがいえるため，両者の関係を普遍的なものに当てはめることは難しい。障害者と介助者が一緒に考える，障害者が介助者の悩みを聴く，介助者が障害者の知らない世界の話を伝えるなど，介助現場では双方が折り合いをつけながら，多様な関係が展開されている。また，障害者の介助をすることで，段差によりレストランに入れないことや発話障害のある人の話を聞かない店員の態度など，障害者の参加を阻む社会的障壁に気づかされる者も多い。

介助をきっかけに，地域住民や学生など施設では出会うことのない人びとと障害者の間に関係性が生まれることや，介助を通して障害者の参加を阻む障壁への理解が深まることを期待する障害者もいる。介助が専門的な仕事になりつつある現在，社会の多様な人びとが介助を担うことによる人間関係の広がりや障壁への理解が深まる可能性も含めて，介助は「一部に限定された特殊化されたもの」ではなく「地域社会のすべての人」に関わるものという主張を私たちは改めて理解すべきである。

（丸岡稔典）

おすすめ文献

渡辺一史（2013）『こんな夜更けにバナナかよ——筋ジス・鹿野靖明とボランティアたち』文春文庫。

安積純子他（2013）『生の技法——家と施設を出て暮らす障害者の社会学　第3版』生活書院。

全国自立生活センター協議会編（2001）『自立生活運動と障害文化——当事者からの福祉論』現代書館。

VIII 医療・介護をめぐる社会的状況

感情労働とケア

1 感情労働 (emotional labor) の背景

対人サービスの職業では，感情が労働力の一部として商品化されている。このことに着目し，肉体労働，頭脳労働とは異なる第三の労働として感情労働という概念を提唱したのは，社会学者アーリー・ホックシールドである。著書『管理される心——感情が商品になるとき』において，感情労働を「公的に観察可能な表情と身体的表現をつくるために行う感情の管理」と定義した。「自分の感情を誘発したり抑圧したり」して適切な外見をつくり維持するのは，「相手のなかに適切な精神状態を作り出す」ためである。ホックシールドが調査した航空産業の客室乗務員の場合，乗客が「自宅の居間でくつろぎながらもてなしを受けている」と感じられるように，訓練生は感情管理と表現の研修を受けていた。(1)顧客との直接的な相互作用，(2)労働者による自身の感情管理に加え，(3)雇い主による感情表出規則の設定が，感情労働の3つの特徴である。

ホックシールドはジェンダー秩序を背景に，感情労働論を展開する。男女は私的生活において，異なる感情作業を経験してきた。従属的な立場にある女性は，表情や感情を巧みに駆使し，自分の感情を管理する能力を磨いてきた。サービス業界の企業が好んで組織的に管理し商品化してきたのは，女性たちが私的領域で訓練し身に付けたこの対人関係の技術や能力である。

2 感情の管理

それぞれの場や状況における適切な感情の表出を規定する規則や規範のことを，「感情規則 (feeling rules)」という。しかし感情は，直接的に働きかけて変えることはできない。そこでホックシールドは，演技理論の「表層演技 (surface acting)」と「深層演技 (deep acting)」を採用する。

表層演技とは，自分の内面の感情はそのままに，外見をその場に適切なように変えることである。内面ではイラついていても，表面的にはにこやかな微笑みを演出するなど，表層演技ではつくられた表現 (display) と内面の感情 (feelings) が分離している。一方，深層演技は「自己誘発した感情を自発的に表現」するので，「表現は感情の働きの自然な結果」として現れる。感情をともなう記憶（感情記憶）を呼び起こすとか，特定の感情を喚起させる所作を選択することで，そこに付随する感情を引き出すのだ。たとえば，訪問介護員は

▷1 Hochschild, A. (1983). *The managed heart : Commercialization of human feelings.* The University of California Press (＝2000, 石川准・室伏亜希訳『管理される心——感情が商品になるとき』世界思想社).

▷2 ホックシールド (1983＝2000)。とくに第8章を「ジェンダー，地位，感情」として章立てしているが，全編を通してジェンダーの視点が基本にある。

▷3 ホックシールドは，私的生活での同様な作業は，「感情作業 (emotional work)」「感情管理 (emotional management)」という用語を使って，感情労働とは区別している。

▷4 依拠しているのはロシアの演劇家スタニスラフスキーの演技理論。

▷5 武井麻子 (2001)『感情と介護——人とのかかわりを職業とすることの意味』医学書院；Smith, P. (1992). *The emotional labor of nursing.* Macmil-

利用者宅に到着するまでのどこかの時点で介護士モードにスイッチをいれ，看護師は度重なるナースコールにうんざりしても病室に着くまでに患者を気遣う看護師モードにシフトする。深層演技の場合，「本当の自分」とは違っていても，表現と感情の分離はない。

演技することなく「素」のままで対人サービスの仕事はできない。仕事であれば，顧客を選べない。演技だからこそ苦手な顧客から自分を守ることができるし，サービスを受ける側も提供者からのマイナスの感情に晒されずにすむ。また自分の職務を演技だと理解せず仕事にのめり込むと，燃え尽きるリスクが高い。ベテランになれば，自分自身と自分の役割を「健全」に切り離している。

3 感情労働をめぐる環境

ホックシールドの感情労働論は社会学の枠を超えて多くの研究者に影響を与え，質的・量的調査の実証研究が積み上げられてきている。個人的領域の感情に介入する感情労働は，当初は労働者へマイナスの影響があると考えられてきた。しかし表層演技は個人的消耗感を増大し，バーンアウト（燃え尽き症候群）を引き起こす可能性が高いが，深層演技では反対に個人的達成感を増大させ，バーンアウトとは関係がないことがわかってきた。航空産業の高速化により客室乗務員は深層演技が困難になり，表層演技へ後退せざるをえなかった。時間的精神的ゆとりがある労働環境が整わないと，十分な深層演技を行うことはできない。

客室乗務員，レストランの接客係など多くの対人サービス職は，一時的な顧客が相手であり，高速化により提供するサービスの規格化が進められてきた。しかし人の「生」を支える保育，看護，介護，介助などのケア労働は，相手との人間関係をつくりながら行う感情労働である。「自分はケアされている」という精神状態を相手のなかにつくり出して初めて，ケアすることができる。スーザン・ヒンメルヴァイトは，ケア労働においては感情労働の部分は完全には商品化されていないと指摘し，これを「不完全な商品化（incomplete commodification）」と呼んだ。しかしケア労働においても高速化の波が押し寄せており，今では個人的なつながりをつくる感情労働を行う条件が脅かされている。

演技は自然であればあるほど，労働として見えなければ見えないほど，演技の効果は高く評価される。感情労働は，見えない労働である。これまでは女性が無尽蔵にもっている感情資源を使って，特別な訓練がなくても，誰にでもできる作業として感情労働は正当に評価されてこなかった。まず労働として認め，疲労の回復，適切なる訓練，当然の対価などの労働条件の整備が必須だ。そしてこれまでの肉体労働・頭脳労働を前提とした労働概念を改めていく必要がある。その際，生産至上主義，効率・能率主義の労働観から，支えあって生きていく人の「生」を中心におく労働観へのシフトが必要となる。　　（田中かず子）

---

lan Press（＝2000, 武井麻子・前田泰樹監訳『感情労働としての看護』ゆるみ出版）も参照。
▷6　次の2本のレビューエッセイが参考になる。Steinberg, R.J. & Figart, D. M. (1999). "Emotional labor since the managed heart." *The Annals of the American Academy of Political and Social Science*, 561 (1), 8-26；Wharton, A. W. (2009). "The sociology of emotional labor." *American Review of Sociology*, 35, 147-165. 日本においてはまだ研究の蓄積が限定的。
▷7　Wharton (2009).
▷8　Himmelweit, S.(1999). "Caring Labor." *The Annals of the American Academy of Political and Social Science*, 561(1), 27-38.
▷9　England, P. (2005). "Emerging theories of care work." *Annual Review of Sociology*, 31, 381-399を参照。

おすすめ文献

Hochschild, A. (1983). *The managed heart : Commercialization of human feelings*. The University of California Press（＝2000, 石川准・室伏亜希訳『管理される心——感情が商品になるとき』世界思想社）.

武井麻子（2001）『感情と介護——人とのかかわりを職業とすることの意味』医学書院。

吉田輝美（2014）『感情労働としての介護労働——介護サービス従事者の感情コントロール技術と精神的支援の方法』旬報社。

Ⅷ 医療・介護をめぐる社会的状況

EPA と介護現場

1 少子高齢化と介護労働者不足

　日本では急速に少子高齢化が進み，2013年には高齢化率（65歳以上の割合）が25％を超え，団塊の世代がすべて75歳以上となる2025年には30％以上の超高齢社会になるといわれている[1]。現在でも恒常的に介護人材が不足しているが，2025年には約37.7万人の不足になると見込まれる[2]。少子高齢化による生産労働人口の減少，女性の労働市場における雇用就業の拡大により，多くの先進諸国では家事・育児・介護労働者として移民女性を受け入れ，グローバルなレベルで移民の女性化が急速に進んでいる[3]。しかし日本では，これまで外国人ケア労働者を受け入れる政策をとってこなかった。その門戸を初めて開いたのが，EPA（Economic Partnership Agreement，経済連携協定）による看護師・介護福祉士候補生である。

2 EPA による介護労働者候補生の受け入れ[4]

　EPA とは，2国間で締結された「貿易の自由化に加え，人・もの・金の移動を含む，幅広い経済関係の強化を目的とする協定」であり，2008年にインドネシア，2009年にフィリピン，そして2014年にベトナムから介護福祉士候補生の受け入れを開始した。候補生たちは「特定活動」の在留資格のもとに介護施設で働きながら，日本の介護福祉士の試験に合格するために勉強をする。合格すれば日本に滞在して就業できるが，不合格であれば帰国せざるをえない。
　EPA 候補者への要件は，かなりハードルが高い。高等教育機関を卒業した者で，日本語能力を身に付け，最終的に日本語での国家試験の合格が求められている。しかも3年の実務経験が受験要件となっているので，4年間の在留期間では4年目の1回だけしか受験できない[5]。
　介護福祉士候補生を受け入れる施設の負担も大きい。募集費用，日本語訓練費用などの金銭的負担だけでなく，ベテラン介護士を候補生の学習支援，研修担当としてとられてしまう要員上の負担もある。EPA 候補生を実際に受け入れている施設は，いまだ少ない[6]。
　では，日本の介護現場においては，外国人労働者の受け入れをどう受け止めているのだろうか。外国人介護福祉士候補者を受け入れるときの最大の心配事は，施設長および介護職員ともに「利用者・家族・職員とのコミュニケーショ

▷1　内閣府（2015）『平成27年版　高齢社会白書』日経印刷。
▷2　厚生労働省（2015）「2025年に向けた介護人材にかかる需給推計（確定値）について」http://www.mhlw.go.jp/stf/houdou/0000088998.html（最終アクセス日：2016年2月22日）
▷3　久場嬉子編著（2007）『介護・家事労働者の国際移動——エスニシティ・ジェンダー・ケア労働の交差』日本評論社；伊藤るり・足立眞理子編著（2008）『国際移動と〈連鎖するジェンダー〉——再生産領域のグローバル化』作品社に詳しい。
▷4　ここでは，介護福祉士候補生に焦点をあてる。
▷5　これまで受け入れた介護福祉士候補生は，累計で約2000人であるが，2014年の合格率は45％にとどまり，日本人を含めた全体の61％よりもいまだに低い。厚生労働省（2015）『経済連携協定（EPA）に基づく外国人看護師・介護福祉士候補者の受け入れ概要』。
▷6　上村千恵子（2015）「介護人材の不足と外国人労働者受け入れ——EPA による介護士候補者受け入れの事例から」『日本労働研究雑誌』662，88-97頁。

ン」だった。介護に求められるコミュニケーション能力が，介護サービスの質やサービス体制に大きく影響するからだ。塚田典子によると必要と思われる日本語レベルに関し，施設長の最多の回答は最低「N3が必要」（46.4%）であったが，介護職員では最低「N2が必要」（46.3%）で，しかも半数以上が最低「N2かN1が必要」と考えていたことがわかった。

　EPA候補生を受け入れたことのある施設において，総合的な満足度は概して悪くはない。受け入れた理由（複数回答）として，施設長も介護職員も一番に「将来の介護職員不足に備え，外国人介護士受け入れのノウハウを蓄積するため」をあげている。しかし，介護職員は同率トップで「介護職員確保に時折困難があり，現実的な必要性に迫られていたため」も選択しており，介護現場で働く介護職員の厳しい現実がうかがえる。調査結果から，一般的に施設長はどちらかというと理念的な考えを優先し，介護職員は現場で働くリアルな反応をしているのが見てとれる。

　政府は，EPA候補生の受け入れは，相手国からの要望に応える2国間の経済活動の連携の強化であって，日本の介護分野の労働力不足を解消するためではないという立場を崩していない。それゆえに，多額の税金を投入しているにもかかわらず，実質的な介護人材不足の解消のための政策とはなっていない。

❸ 外国人介護労働者をめぐる課題

　日本の移民政策は，「専門的技術的な分野の外国人労働者」は受け入れるが「単純労働者」は受け入れないという建前を通してきた。しかし実態としては，多くの外国人労働者がすでに「単純労働」に従事している。外国人研修・技能実習生制度の研修生は労働者ではないが，研修修了生が実務経験を得るためという目的で働くことができるよう，在留資格の「特定活動」に技能実習を追加し，実際は深刻な人手不足への対応策として運用してきた。制度の本来の目的は「国際協力による人材育成・技能移転」であるにもかかわらず，現実では中小企業の「労働力」として組み込まれている。

　深刻な介護人材不足を目の前にして，今度はこの実習生制度の69番目の職種として「介護」を追加しようとしている。しかしこれまでのように，目の前に迫る人手不足への対応を，なし崩し的に既存の制度を流用することでしのぐことには限界がある。外国人労働者受け入れに対し，日本の移民政策はどうあるべきか，その根本的な理念と具体的な取り組みを真摯に検討せざるをえない。

　それと同時に，介護現場の人材不足問題を引き起こしている労働条件の改善は，外国人介護労働者とともに働くためにも必須である。この視点が堅持されなければ，外国人労働者を安価な労働力として位置付け搾取する差別構造を温存してしまうことになる。

（田中かず子）

▷7　塚田典子編著(2010)『介護現場の外国人労働者——日本のケア現場はどう変わるのか』明石書店。

▷8　日本語能力試験の認定はN1からN5の5レベルあり，N1の難易度がもっとも高い。

▷9　塚田典子(2015)『全国調査　外国人介護労働者受け入れに関する研究調査結果ダイジェスト版』平成27年2月。http://www.gsb.nihon-u.ac.jp/professor/tsukada/jp/images/EPA_2014_final.pdf（最終アクセス日：2016年2月22日）

▷10　塚田（2015）。

▷11　塚田（2015）。

▷12　塚田（2010）。

▷13　厚生労働省「第一回外国人介護人材受け入れの在り方に関する検討会」（平成26年10月30日）基礎資料。

おすすめ文献

伊藤るり・足立眞理子編(2008)『国際移動と〈連鎖するジェンダー〉——再生産領域のグローバル化』作品社。

上村千恵子(2015)「介護人材の不足と外国人労働者受け入れ——EPAによる介護士候補受け入れの事例から」『日本労働研究雑誌』662, 88-97頁。

塚田典子編(2010)『介護現場の外国人労働者——日本のケア現場はどう変わるのか』明石書店。

Ⅷ 医療・介護をめぐる社会的状況

高齢化するハンセン病患者

① 「らい予防法」の廃止と入所者たちの苦悩

　1996年4月，ハンセン病元患者の強制隔離を定めていた「らい予防法」が廃止された。ハンセン病を患った人たちは，1907年の「らい予防に関する件」の制定以降，隔離政策のもとで生きてきたが，89年ぶりにやっと隔離の軛から解かれたのだ。

▷1 を参照。

　しかし「らい予防法」がなくなったとき，故郷に帰る人は一人もいなかった。当時入所者の平均年齢は60歳代後半。隔離政策がなくなったといっても，絶たれてしまった家族との縁をすぐに取り戻せるわけではないし，不自由な体で故郷で仕事を探すことも難しい。子どものころから菊池恵楓園で暮らす人たちにとってそこはふるさとそのものになっていたのだ。疎遠になった故郷の家族より，助け合って生きてきた療養所の人たちの方がずっと心を許せる存在なのだ。わずかながら社会復帰者が出たのは2002年。園外での生活資金となる「退所者給与金」が支給されるようになってからのことだ。

　そして「らい予防法」の廃止から2年後の1998年，菊池恵楓園と鹿児島の星塚敬愛園の入所者13人が，長い間の強制隔離政策は，明らかに憲法に違反しているとして，熊本地裁に提訴した。しかし当初，多くの入所者はこの動きに慎重だった。恵楓園の入所者でつくる自治会は，この裁判についてアンケート調査をしている。その結果，73％が裁判に「静観」との立場だった。裁判には距離をおくというスタンスである。ここでもし国にたてつくようなことをして，この先療養所でこれまでのように暮らしていくことができるのだろうか。そんな危惧が多くの入所者の頭をよぎったに違いない。今でこそ国家賠償請求訴訟は彼らの人権回復の大きな一歩と捉えられているが，その当時，当事者たちの間にはとても複雑な感情が入り乱れていた。

　裁判は世論の後押しもあり，訴訟に参加する原告は次第に増加，3年後の2001年，原告は全面勝訴を勝ち取ることになる。訴訟の原告の一人，志村康は「日本には司法が生きている」と語った。

② らい予防法の存続と差別の温存

　老境を迎えた彼らが自ら立ち上がらざるをえない状況，そして仲間の行動を全面的に支援できない状況は，日本の社会のいびつさを映しだしているように

思えてならない。

1953年に，全国ハンセン病患者協議会は「らい予防法」をもっと緩やかなものとするよう大規模な反対運動を展開している。しかし当時そういった入所者の声は，社会の大きなうねりとなることはなかった。孤立無援の彼らの闘いは，次第に，いかに療養所内での生活水準をあげるかに移っていく。恵楓園の元入所者自治会長，太田明は，「人権闘争」から「経済闘争」に移っていったと述懐する。「らい予防法」あっての予算措置である。予防法があったとしても，昭和30年代から外出は比較的自由になっていたので，法律は「死に法」であり，必要悪であるという考え方が，国と交渉する入所者の代表と，国の共通認識になっていったと語る。このことは内側からも入所者が壁を築くことになり，結果的に隔離政策の存続を支え，長く差別を温存することにつながっていく。そんななかで入所者の家族は黙り込み，入所者たちは，家族に迷惑をかけないよう，療養所でひっそりと暮らすことを強いられた。社会は，片隅で暮らすハンセン病の元患者のことを顧みることはなかった。

1996年に「らい予防法」が廃止され，これに続く国賠訴訟の勝利などにより，彼らは一転，世間から脚光を浴びる存在となった。ハンセン病問題に対し，社会の理解が進んだと思われた矢先，彼らを震え上がらせる事件が起こった。

３ 宿泊拒否事件が映し出す現代社会

2003年1月，熊本県阿蘇の黒川温泉に宿泊の予約を入れようとした菊池恵楓園の入所者に対し，ホテルが宿泊を拒否するという事件が発生する。このことが発覚したあと，ホテルの支配人が恵楓園を訪れ謝罪した。頭を下げる支配人に怒りの声をあげる入所者たちの様子がテレビや新聞で報道されると，入所者たちを誹謗中傷する手紙やファクス，電話が園に殺到した。手紙やファクスは300通にも及んだ。「暴力団と同じ」「税金泥棒」「裁判でたくさんのお金をもらってうらやましい。自分たちは温泉にも行けない」「どうして働かないのか」「隔離政策がなくなったのだから園から出ていけ」「身内はどうしてあなたたちをほっとくのか」等々。差出人の箇所に「一労働者より」と書かれたものもあった。入所者が働いていないことを非難する手紙は多い。若い頃，園内でさまざまな作業をして生活費としてきたことを知る人は少ないのだ。

それらの手紙は匿名。当時の自治会長の太田明は「いきなり暗闇から石礫（いしつぶて）が飛んできた」と語った。らい予防法廃止から7年。当時70歳代半ばとなっていた入所者たちは根強く残る差別の現実に震え上がった。社会の片隅で黙っている限りは「かわいそうな存在」として社会と共存できる。しかし，世の中の人たちと同じ立場に立ちたいと声をあげると，石礫が飛んでくる。ハンセン病問題は今も社会のいびつさを映しだしている。

（井上佳子）

▷2　井上佳子（2006）『壁のない風景──ハンセン病を生きる』弦書房，78頁。

▷3　当初すべては本社の方針だとかたくなだった支配人が，この日一転，「自分の一存でやった」と申し開きをした。これに対し，入所者たちは謝罪を拒否。

▷4　菊池恵楓園入所者自治会発行『黒川温泉ホテル宿泊拒否事件に関する差別文書綴り』。

【おすすめ文献】

井上佳子（2006）『壁のない風景──ハンセン病を生きる』弦書房。

北條民雄（1995）『いのちの初夜』角川書店。

Ⅷ 医療・介護をめぐる社会的状況

刑務所における医療と看護

▷1 刑務所
刑務所とは，「刑事収容施設及び被収容者等の処遇に関する法律（平成17年5月25日法律第50号）」に規定される刑事施設の一つであり，懲役，禁錮または拘留の刑を執行する場である。また，犯罪行為をもって直ぐに刑務所へ入ることはない。犯罪の処理には，警察，検察，裁判（判決）の流れがあり，警察段階での微罪処分，検察での不起訴処分や起訴猶予処分，判決における執行猶予があり，検察庁に送られた犯罪のうち実刑（刑務所に入る）となるのは2％にも満たない。
▷2 法務省法務総合研究所編（2015）『平成27年版犯罪白書』日経印刷。
▷3 累犯者
累犯者とは，繰り返し犯罪を行う者をいう。正確には，刑法56条，59条に定められている。累犯者には懲役刑の刑期が加重される（累犯加重：刑法72条）。たとえばオニギリ1個の万引きでも容易に懲役刑となり刑務所へ戻ってくる「回転ドア現象」が多い。
▷4 浜井浩一（2012）「触法高齢・障がい者の支援における刑事司法の問題点と社会福祉の役割」『社会福祉研究』114, 2-11頁。
▷5 法務省矯正局矯正医療管理官編（2015）『研修教材矯正医療』公益財団法

1 高齢受刑者の増加とその背景

　近年，**刑務所**への入所者数は減少傾向にある一方で，65歳以上の高齢受刑者は増加している。ここ20年間の推移をみると，総数で約4.6倍，女子では約16倍に激増している。男子高齢受刑者の約半数，女子高齢受刑者の8割以上が窃盗による服役である。刑務所は，どのような人であっても収容の指揮が出れば入所を断らないし，断ることができない。また，受刑者から自由を奪う場である一方，刑務所は，衣食住や介護，医療，葬儀，お墓までもが完備された施設でもある。社会のなかで彼らの存在や声が無視されたとしても，刑務所のなかでは，法により彼女／彼らを無視できないシステムとなっている。
　そのため，刑務所へ入る不安よりも出ていくことへの不安の声が多い。そして，刑務所を出て，また入ってくる**累犯者**からは，「刑務所へ戻りたかった」との声をよく耳にする。地域社会で生活を送るよりも刑務所の方が暮らしやすいのであろうか。「治安の最後の砦」とされる刑務所だが，地域社会におけるセーフティネットからこぼれ落ちた人びとの「最後のセーフティネット」としての機能をも刑務所が担っていると思えてならない。このような背景には，昨今メディアでもよく取り上げられている「無縁社会」が関連している。

2 刑務所における医療

　一般社会における健康管理は個人の責任であるが，自由に医療へアクセスできない受刑者の健康管理は国の責務とされている。全国にある刑務所を医療機能の観点から捉えると，医療専門施設，医療重点施設，一般施設に区分される。いずれの施設においても矯正医官（医師）不足が喫緊の課題となっている。刑務所の医療水準については，社会一般の水準に照らし適切な措置を講じることとされており，特定健診や胃がん検診なども行われている。このような状況のなかで，地域社会の医療機関とも連携を図りながら，刑務所の医療従事者は，日々受刑者らの健康管理に臨んでいる。
　貧困，生活苦が犯行動機となっている受刑者群では，社会において十分な医療を受けていないために，生活習慣病が重篤化している者や，一般社会の病院では見ることのない栄養失調に陥った状態で入所してくる者もいる。
　また，覚醒剤などの薬物事犯群では，覚醒剤の回し打ちによる，B型肝炎・

C型肝炎罹患者が多い。覚醒剤事犯については，処罰対象の犯罪者という捉え方だけでは不十分である。薬物依存の治療対象として捉え，依存せざるをえなかった状況を含め，精神病理学的視点をもった対象理解が核になければならない。

さらに，受刑者の結核罹患率は一般人口より高いことが知られており，集団生活の場でもある刑務所では，感染対策も重要である。

3 刑務所における看護

看護の場面において，罪を犯したことへの過度な着目は行わない。これが刑務所における看護の基本姿勢である。看護を提供する場やその対象者が異なったとしても，対象者の理解には，身体的・精神的側面と，本人の価値観や社会生活の側面を考慮した人間を総合的に捉える姿勢が看護者には求められるからである。

一方，刑務所という場は，患者-看護師として関わる際の枠組みが，受刑者の入所期間中（受刑中）に限られるという特徴をもつ。これは，直接的な関わりは，受刑中という一時期のみという"点"を意味する。これを無視し，出所後も引き続き"線"で関わることは許されない。

しかし，受刑者の過去・現在・未来を"線"で捉え，過去と現在を理解し，未来の展望を描けるような形で関わることは可能である。受刑者は社会に害悪をおよぼし，現時点では受刑生活を送っていることに違いはないが，受刑者を"線"で捉えたとき，その生活史には被虐待経験や何らかの被害体験を有していることが多いことも指摘されている。このような受刑者は，自尊心や自尊感情が低く，未来に対しての展望をもつことが難しい者も多い。"点"にとどまることなく"線"の視点をもち，受刑者の「健康課題」の問題解決を図りつつ，受刑者を取り巻く「社会」と向き合うことこそが刑務所の看護であるといえよう。また，刑務所内には，日々，受刑者の処遇全般を担う刑務官をはじめ，心理，教育，福祉の専門家がいる。刑務所内のネットワークもさることながら，地域社会内のネットワークを広げ，地域社会のなかに彼女／彼らを受け入れる寛容なセーフティネットの"網"が築かれるよう働きかけ続けることが必要である。

対人援助職にとって刑務所という場は，マイナーな職場であると認識しているが，受刑者＝ひとりの人間からみれば，刑務所の内も外も連続している。時として，認知症の周辺症状から窃盗などの行為が惹起されることがある。対人援助職は，塀の内・外を問わず，その人間に関心を寄せ，寄り添い，アドボケートする，そんな看護の本質と基礎が求められる場でもある。　　　　（舩山健二）

人矯正協会。

▷6　上岡陽江・大嶋栄子（2010）『その後の不自由──「嵐」のあとを生きる人たち』医学書院。
▷7　石川信克（2014）『保健所に向けた刑事施設における結核対策の手引き～刑事施設と連携していくために～平成26年版』公益財団法人結核予防会結核研究所，1頁。

▷8　Widom, C. S. (1989). "The cycle of violence." *Science*, 244 (4901), 160-166.

おすすめ文献

山本譲司（2009）『累犯障害者』新潮社。
浜井浩一（2006）『刑務所の風景──社会を見つめる刑務所モノグラフ』日本評論社。
長崎新聞社累犯障害者問題取材班（2013）『居場所を探して──累犯障害者たち』長崎新聞社。

コラム 6

高等教育における障害学生支援

1 バリア（社会的障壁）とは何か

　当たり前のことだが，障害の有無にかかわらず誰しもが平等に教育を受ける権利をもっている。しかし，障害を理由に大学への入学を拒否されることがなかったとしても，障害がある学生はそこに参加できなかったり，参加するにあたって多くの困難に直面する。それは大学教育のなかにさまざまなバリア（社会的障壁）が存在するからだ。ではバリアとは何だろうか。

　世の中のさまざまなものはそれを使う人の身体の特性を前提として，それにあわせた形でつくられている。たとえば今読んでいるこの本は，文字や写真，図表が読みやすい形にレイアウトされ，紙に印刷された状態で売られている。そんなことは当たり前だと思う人もいるかもしれない。しかし，そうした紙の「本」が前提としているのは，文字を視覚的に認識し，理解すること，あるいは本を開いたり，ページをめくったりすることができる身体であり，そのような身体をもつ人にとっての読みやすさである。紙の本が前提としていない身体をもつ人にとっては，そのままでは読みにくかったり，まったく読むことさえできないこともある。

　たとえば，視覚障害のある人にとっては紙に印刷された文字というのは，まったく情報を得られなかったり，情報を得ることに非常に困難をともなうものである。あるいは，運動機能に障害がある人の場合，紙の本は自分が読めるように本を開いておくことが難しい形状だったりする。このように「読めなさ」や「読みにくさ」は物が想定している身体とそれを使う人の身体性とのずれによって多様な形で現れる。物理的な形をもつ物だけでなく，制度や仕組み，習慣，言葉なども含むさまざまなものとの関係において，障害のある人の前に立ち現れる「使えなさ」や「使いにくさ」のことを一般に「バリア（社会的障壁）」と呼んでいる。

　ここで重要なのは，一つのバリアは他のいろいろなこととつながっているということだ。先ほど「本」を例に出したが，本を読むことができなければ，それを前提にした授業に参加することも難しくなる。そのことは授業に参加し単位を取り，単位を積み重ねて，卒業するということが難しくなるということにもつながる。このように一つのバリアが次のステップや大学教育などのシステム全体への参加を困難にする場合もある。残念ながら，大学教育のなかにはこうしたバリアがまだまだたくさんあるのが現状だ。

2 ユニバーサルデザインと合理的配慮

　では大学教育からバリアをなくし，誰もがもつ教育を受ける権利を十全に保障するためにはどうすればよいだろうか。大きく分けると二つの考え方がある。

　一つはユニバーサルデザインまたはバリアフリーである。障害の有無にかかわらず，誰にとっても使いやすいものを最初からつくっておくという発想がユニバーサルデザインだ。ここでの「誰にとっても」とは障害の有無だけでなく，性別や年齢，文化などが異なる人のことも想定しており，さまざまな人が等しく使いやすいものをめざすというものである。具体的には最初から段差がないつくりで，スロープが設置された

建物などがあげられる。ただし，あらゆる障害とそのニーズを想定し，誰にでも使えるものをデザインすることは不可能であり，そうした時にどうするかというのが，もう一つの合理的配慮である。

合理的配慮は，「障害者が他の者との平等を基礎として全ての人権及び基本的自由を享有し，又は行使することを確保するための必要かつ適当な変更及び調整」として定義される。つまり，他の人と同じ扱いをすることではなく，その人の状況に応じた個々の適切な変更や調整を行うことで，平等が確保されるという考え方である。現在，大学教育で行われている合理的配慮の具体例としては，授業資料を個別に点字や電子ファイルなどで提供することや，ノートテイク，試験の別室受験や時間延長などがあげられる。

ここで重要なのは，配慮を提供する大学側が「こういう障害の場合，こういう対応を取る」という形であらかじめ対応を決めておくのではなく，障害のある本人が自分の直面するバリアについて，大学機関などとの協議を通して必要な配慮を求めることができるということだ。もちろんこの協議のプロセスのなかで本人が望む配慮が必ず得られるわけではないが，本人が自らのニーズを表明する場が与えられる権利をもつということが重要な要素となる。

3　成績評価と合理的配慮

大学では教育を受けるだけではなく，試験やレポートなどによる成績評価のプロセスがある。これは大学に入ってからだけでなく，そもそも大学に入るためには入試を受け，そこで一定以上の基準を満たし合格することが求められる。しかし，こうした評価の仕方も，特定の身体を前提として組み立てられている。たとえば筆記試験によって授業で扱った知識が身についているかを測ろうとする場合でも，問題文を読み用紙に答えを書くということが前提になっている。そうした筆記試験という形式の前提から外れた身体をもつ人は，そこで問われている知識の有無にかかわらず低い評価を与えられることになる。この成績評価のプロセスにおいて，障害のある学生がほかの学生と平等であるためには合理的配慮の提供が必要となる。

こうした合理的配慮は特別扱いをしているのではない。現存の社会は健常とされる身体を前提としてデザインされており，その意味では健常者はすでに配慮されている人だといえる。合理的配慮とは何かをプラスするのではなく，配慮のない社会によって生じるマイナス（バリア）を取り除き，障害のある人がない人と同じスタートラインに立てるようにするものである。

ここでは何がその評価のなかで測られるべき能力なのかということが問題となる。しかし，それは自明なこととはいえず，大学は合理的配慮のための対話のなかで，自分たちの行っている「教育」の本質は何なのか，そこで身に付けるべき「能力」とは何なのかということを絶えず問い直し続けることになるだろう。合理的配慮は第一義的には障害をもった学生の教育を受ける権利を保障するためのものだが，社会全体にとっても「教育」や「能力」について再度問い直し，その可能性を広げていく重要な契機となるものである。

（番園寛也）

▷1　教育を受ける権利は基本的人権として日本国憲法第26条や世界人権宣言第26条などに明記されている。
▷2　ここでは大学教育に焦点を当てているが，これらは教育の場面に限らず障害のある人の権利を保障していくための基本的な考え方となっている。
▷3　国連障害者権利条約第2条。
▷4　テキストデータなどの電子データがあれば，点字デバイスや音声読み上げソフトなどを使って本人が読みやすい方法で読むことができる。
▷5　**ノートテイク**
主に聴覚障害のある学生向けに教員や学生が話している内容をその場でタイプして文字化する支援。
▷6　近藤武夫（2014）「『思いやり』から『常識』へ——DO-IT Japanの挑戦」嶺重慎・広瀬浩二郎編『知のバリアフリー——「障害」で学びを拡げる』京都大学学術出版会．

Ⅸ 医療・介護の現場から考えるヘルスコミュニケーション

ヘルスコミュニケーションと組織

1 組織コミュニケーションと医療・介護組織

　私たちが病気や健康管理について考えるとき，いろいろな医療機関が思い浮かぶ。もっとも身近なものは，病院や介護施設である。保健所や医療情報の提供機関，多様な医療関連組織がある。組織形態も，大きな総合病院から地域の個人医院まで，その組織の規模も違うし機能も違う。ヘルスコミュニケーションについて学ぶとき，組織の視点からコミュニケーションを研究することは，とても意義深いことである。

　組織コミュニケーションは「組織の目標達成に向けて方向付けられる象徴的な（シンボリックな）実践活動を通して，意味について集団の協調的体系を創造し調整する過程」と定義される。組織コミュニケーションについて考えるとき，二つの異なる視座がある。一つは組織の構造と機能を中心に考える視座，もう一つは社会構成主義的視点から組織の文化や意味を中心に考える視座である。

組織の構造と機能

　どんな組織もそこには役割分担があり，上位・下位職という上下関係の階層性がある。これら役割と構造が，組織をまとめる大きな基本的枠組みとなる。とくに総合病院などの大規模な医療組織では，組織図に示される組織構造が大事になる。たとえば図Ⅸ-1のように，役割や機能の違いから分化されたグループが組織を構成する。この制度的組織構造が，コミュニケーションと人間関係に大きく影響する。しかし民間企業よりも病院の組織コミュニケーションを複雑にしているのは，この制度的組織のなかに，医師，看護師，技師，介護士など職種の違いが影響するからだ。

　そこで医療組織を考えるときに重要になるのは，コミュニケーション構造という視点である。制度的組織構造が形式的であるとすれば，コミュニケーション構造は組織の人間関係を中心とした現実的な関係の構造である。それは，図Ⅸ-2のようなネットワーク・チャートによって，人と人のつながりのパターンとして表現できる。凝集性の強いインフォーマルな人間関係は，相互理解を深めることができる半面，問題を明確化できなかったり，はっきり物事が言えない状況を生む温床となっている。近年，チーム医療という部門を超える医療コミュニケーションが求められるとき，人のつながりを中心としたネットワー

▷1　Mumby, D. K. (2013). *Organizational communication : A critical approach.* SAGE.

▷2　職場の常識やタブーなどは，医療組織に限らず多様な組織で問題化されている。たとえば，間嶋（2007）は，組織文化が不祥事や事故・事件に大きく関連していると論じる。間嶋崇（2007）『組織不祥事──組織文化論による分析』文眞堂。

▷3　医師が病気を診断し，その病気を決定することで治療を行う従来型のアプ

IX-1 ヘルスコミュニケーションと組織

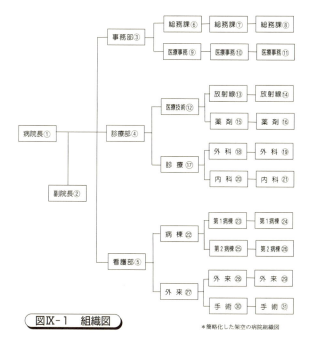

図IX-1 組織図
*簡略化した架空の病院組織図

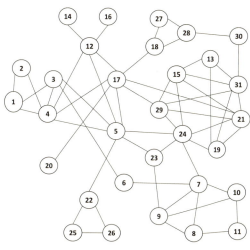

*数字は人を表し，図IX-1の番号に相当する

図IX-2 ネットワーク図（コミュニケーション構造）

クに着目することはとても大事である。

3 組織の文化とディスコース

現代的で複雑な問題に目を向けるとき，医療・介護組織を構造機能的に考察するには限界があり，組織を文化の視点で見ることが有効である。グループや組織には特徴的な価値観や仕事の進め方などがあり，組織文化の視座はこのようなグループメンバーが共有する価値観，とくに意味の形成とその体系化のダイナミズムに着目する。職場で何が当たり前で当然のことか，逆に何をすることがその職場にとっての非常識なのか，組織の意味体系を通して理解される。医療や介護現場の複雑な問題はこの組織文化に根差していることが多く，医療事故など現場の関係性に大きく影響する。また医療組織が重視する価値観は，メンバーの経験を共有化する「組織学習」のプロセスを通じて組織文化が形成される。このとき大事なのが組織における言説であり，組織とは言説的なコミュニケーションの過程を通じて，社会的に構成される。医療現場ではすでに言説を中心とした医師と患者のコミュニケーションをナラティブ・アプローチとして発展させ，医療・介護サービスの質を高める努力がなされている。

また，組織におけるアイデンティティも重要である。とくに医療組織は，知識と能力が高度に専門化した集団であり，それぞれ異なる職種（医師・介護士など）としてのアイデンティティが組織コミュニケーションに影響する。また同時に患者や利用者，医療従事者間のコミュニケーションによって形成される医療介護の現場においては，このような組織の関係性と言説的コミュニケーションの視点が重要となる。

（清宮 徹）

ローチはエビデンス・ベイスト・メディスン（Evidence Based Medicine）という。それに対し，医師の診断を絶対的な真実とせず，数ある真実の一つでしかない，または一つのストーリーと考えるアプローチをナラティブ・ベイスト・メディスン（Narrative Based Medicine）といい，新たな方向性を展開する。

▶4 アイデンティティは，私は誰かという問いによって導き出される意味であり，組織と自己との関係性のなかで言説的に構築される。

おすすめ文献

Mumby, D. K. (2013). *Organizational communication : A critical approach.* Sage.

Putnam, L. L. & Mumby, D. K. (2014). *The Sage handbook of organizational communication : Advances in theory, research, and methods.* Sage.

IX 医療・介護の現場から考えるヘルスコミュニケーション

医療現場のリスクマネジメント

1 医療事故と医療過誤

人間は誤りを犯すものというが，他の職場と違って，医療や介護の現場で働く人にとって，ミスはあってはならないものである。しかし残念ながらそれでもミスは起き，それが重大な問題に発展することがある。医療事故とは，「医療従事者の業務上の行為に伴い発生したすべての有害結果」であり，医療過誤とは，そのなかで「医療従事者の'過失のある'行為が原因となって生じた有害結果」とされる。また，このような事故を隠ぺいしたり，書類やデータの情報をねつ造する場合，医療不祥事とされる。そのすべての要素をもった事件は，1999年に発生した「患者取り違え事件」であった。心臓手術の患者と肺手術の患者が，病室を出て手術されるまで，入れ替わっていることに気づかなかったという事件だ。ほかにも同年，「消毒薬の誤点滴事故」が発生し，一人が亡くなっている。誤診も含まれるが，鉗子やガーゼなどの医療器具を体内に置き忘れたり，投薬の誤りなど，医療事故の多くは医療現場のコミュニケーションのミスから発生している。そしてこのような医療に関わる事件は，マスコミが取り上げないレベルまで，日常的に起きているのが現実である。医療や介護の現場では，これらを防ぐために血のにじむような努力がなされている。

2 危険防止へのアプローチ

医療事故に対する一つのアプローチは，危機管理・リスクマネジメントである。危機とは，否定的な結果が潜在的に予想でき，そのような出来事が現場の業務を中断させ，組織におけるルーティンが行えないような，また組織の存立に大きく影響する事態と捉える。リスクマネジメントは，多様な専門領域で学ぶことができる。たとえば，自然災害や火災によって損失した際の施設や財産をどのように補てんするかは保険の話になる。ヘルスコミュニケーションの領域で危機管理の議論に近いのは，社会心理学で学ぶことのできる「ヒューマン・エラー」の視点である。つまり，人はどのように誤りを犯すのかという人間行動の心理的な側面に焦点を当てる。人間のエラーはいろいろな状況で起きるが，危機意識を向上させ，誤りを防止することが狙いである。その一つの取り組みは，「ヒヤリ・ハット」事例の報告活動で，つまり重大な事故にならないものの事故の一歩手前のような行動，現場のミスや事故につながるようなヒ

▷1 和田仁孝・前田正一(2001)『医療紛争――メディカル・コンフリクト・マネジメントの提案』医学書院, 19頁。

▷2 ヒヤリ・ハット
ヒヤリ・ハットは，「ヒヤッとしたり，ハッとした」事例を共有する活動で，職場の安全管理活動の一環として，日本の生産現場では一般的である。

▷3 油井香代子(2001)『医療事故防止のためのリスクマネジメント』医学芸術社。

▷4 フールプルーフとフェイルセイフという考えがあり，前者は誤った操作が起きないような仕組み・設計をあらかじめすること。後者は，人が誤って操作しても，危険にならないような仕組みにしておくこと

ヤッとした経験を積極的に報告し，その原因や対策を検討しながら情報共有する方法である。同じ職場で働く仲間の経験から学び，知識と経験を蓄積する方法である。このようなミスの原因として，「口頭での指示や変更が正確に伝わらない」「容器などが類似している」「保管場所が近いために間違える」などがあり，日常のうっかりが大きな事故につながることを防止するため，リスクマネジメントが必要とされる。

経営学的なアプローチの危機管理論では，職場や仕事上のリスク要因を洗い出し，その発生頻度や社会的影響や経済的損失を科学的に測定し（リスクアセスメント），その危機要因に対してどのように対処するか検討する。このようなリスクに対して，軽減（分散），回避（中止・除去），移転（変更），保持（監視）の4つの点から戦略的判断を行う。そして，事故やエラーそのものが起きないように，未然の防止策を考え，日頃からそのような環境や安全文化を構築する。さらに，もしエラーが起こっても事故による被害が拡大しないように，エラー発生後の対処についてあらかじめ策を準備することも大事なリスクマネジメントである。一般的にはマニュアルの作成によって事故を防止し，また発生したときどのように対処するか，そのプロセスを構築する。これらの大事な点は，自分たちの仕事と職場を危機の観点で振り返り，その議論の過程を通してメンバーが学習し，組織の能力を高めることにこそ意義がある。

❸ リスクマネジメントの限界：リスクの社会的構成

リスクマネジメントの中心的考え方は，客観的なリスクが仕事のなかに存在し，医療・介護従事者はそれを発見・測定するという点である。しかしこの一般的（科学的）危機管理の考え方には限界がある。つまり，リスクの認知や発生頻度の測定，損失の判断は科学的ではなく，むしろきわめて政治的で社会的なものであるからだ。リスクは人間社会の外にあるのではなく，組織メンバーによる言説的コミュニケーションの過程によって構築される。近年の研究では，「リスクの社会的構成」の視座が重要とされ，リスクに関する言説が医療機関のなかでどのように生みだされ理解されて，使われているかを考察する。たとえば，インフォームド・コンセントが事故防止の有効な方法として考えられるが，医療提供側から患者側への事前説明と同意はしばしば形骸化する。そもそも両者の相互理解を目的とするインフォームド・コンセントは，健康と命に携わる大事なコミュニケーションであるが，後日訴えられないための方法だったり，訴訟の際に負けないための予防策として使われるとき，それは歪められる。それは医療機関が市場競争化・企業植民地化され，インフォームド・コンセントが命の問題ではなく裁判に負けないためのツールとして言説化されるからである。リスクマネジメントは経済的な損得ではなく，相互理解を目的としたコミュニケーションの観点から捉えられなければならない。

（清宮 徹）

▶5 「リスクの社会的構成」の視座
リスクは客観的に判断されるのではなく，文化的また時代の背景という文脈や，組織内外の文脈によってリスクは言語化され，意味付けられるため，リスクは社会的に構築されると考える。複雑で新しいリスクに取り組むため，社会構成主義的な議論が活発になっている。
Pearson, C. M., Roux-Dufort, C. & Clair, J. A. (2007). *International handbook of organizational crisis management*. Sage.

▶6 スタンリー・ディーツ（1992）は，コーポレート・コロナイゼーション（Corporate Colonization）という概念を提起し，企業的なイデオロギーやディスコースが，生活の多様な局面に広がり，人として生きることまでも企業的な価値が支配すると指摘する。典型的には，教育が企業植民地化されている。
Deetz, S. A. (1992). *Democracy in an age of corporate colonization : Developments in communication and the politics of everyday life*. State University of New York Press.

おすすめ文献

Pearson, C. M., Roux-Dufort, C. & Clair, J. A. (2007). *International handbook of organizational crisis management*. Sage.
安達秀雄監修（2002）『医療危機管理の実際——システムと技術』メディカル・サイエンス・インターナショナル。

IX 医療・介護の現場から考えるヘルスコミュニケーション

3 医療・介護現場と性別役割分業

1 性別役割分業と性別職域分離の実態

　性別役割分業とは，近代核家族において，男性（夫）は家族を養うために稼ぎ，女性（妻）は家事育児を担うという分業のことである。女性は家庭という私的領域で，無償の「愛の労働」として，子ども，病人，老人の世話をもっぱら担ってきた。しかしその後の晩婚化，未婚化，少子化による家族の変容と産業構造の変化によるサービス経済化の進展により，既婚女性の雇用化が進んだ。しかし，女性はあらゆる職種に進出していったのではなく，性別役割分業を反映するかのように，特定の「女性職」に集中する傾向にある。職業構造における男女の偏りを性別職域分離（sex segregation of occupation）という。

　性別職域分離には，水平的分離（男性が多い職と女性が多い職の分離）と垂直的分離（男性職と女性職の社会的経済的地位の格差）がある。専門職に注目して詳しく見てみよう。専門職の女性は371万人，男性は393万人でほぼ同数である。そこで，女性または男性が10万人以上いる職業を一覧にした（表IX-3）。この表から次のようなことがわかる。(1)男性職と女性職に分かれている。(2)男性は11職業なのに，女性は5職業と少ない職種に集中している。(3)人の世話をする仕事には，女性の割合が高い。(4)医師と看護師は，典型的な垂直的分離である。

▷1　総務省統計局「平成22年国勢調査抽出詳細集計」。

▷2　看護師の94.2%，保育士の97.3%。ここには含まれていないが，保健師の98.7%，助産師の100%が女性。

表IX-3　専門的・技術的職業（大分類）において，女性または男性の従業者が10万人以上いる職業と男女別従業者数

（人）

（番号は小分類の番号）	女性	男性
B　専門的・技術的職業従事者	3719440	3934140
9　電気・電子・電気通信技術者（通信ネットワーク技術者を除く）	10570	270010
10　機械技術者	7790	184630
14　建築技術者	14410	149330
15　土木・測量技術者	5520	224930
16　システムコンサルタント・設計者	53870	393650
17　ソフトウェア作成者	45240	267000
20　医師	43450	161460
23　薬剤師	123920	62060
26　看護師（准看護師を含む）	1129410	69540
36　保育士	459220	12820
46　小学校教員	265810	148520
47　中学校教員	104620	136360
48　高等学校教員	90830	186670
50　大学教員	46510	129410

注：女性＝5つの職業に専門職従事者の50.2%
　　男性＝11の職業に専門職従事者の57.2%
出所：総務省統計局「平成22年国勢調査抽出詳細集計」から作成。

そして(5)教員では，男性は中等・高等教育に，女性は初等教育に偏りがある。つまり女性は，圧倒的に女性が多くかつ数少ない職に集中し，小さな子や病人の世話をする「女性役割」を反映した仕事に就いている。

2 医療介護現場における人の世話をする仕事

医療介護現場には，〈医師＞看護師＞介護士〉という明確なヒエラルキーがある。専門教育をより長い期間受け国家資格試験に合格した者の専門性がより高く評価されるからだ。直接的に人の世話をする仕事の社会的評価は低い。看護師の仕事は「医療の補佐」と「療養上の世話」であるが，近年の急速な医療の高度化に対応し，看護師は医療の補佐へ仕事をシフトさせ，患者の世話は介護士に任せる傾向にある。本来専門的知識をもつ看護師が患者のニーズを把握し精神的に支えることは重要な役割なのだが，患者の世話は家事の延長のように誰でもできることとみなされその価値が評価されないからだ。

医療・福祉施設で働く介護職員や在宅介護を支える訪問介護員は，専門職ではなくサービス職に分類されている。少子高齢化が急速に進み高齢社会となった現在，要介護の高齢者を支える介護士が恒常的に不足している。2025年には団塊の世代がすべて75歳以上となり，約37万人の介護人材不足が予測されている。しかし，人の生活を支えるケア労働の賃金は総じて低い。それは，人の世話という職業に必要とされる専門的知識が正当に評価されていないからだろう。

3 介護の専門性をどう担保していくのか

超高齢社会を迎え，医療システム全体が「キュアからケアへ」，つまり病気の完治をめざす急性期医療から，病気と一緒に生きていく慢性期医療へ転換しようとしている。病院は急性期医療に特化され，急性期を脱した人たちは医療と介護が協働して展開する在宅医療によって支えられる。しかし，訪問介護員は医療・福祉施設で働く介護職員の1割にも満たない。さらに，訪問介護員の9割は女性で，その8割は中高年であるという実態からもわかるように，専業主婦が時間のある時に働くパートタイム的な働き方と位置付けられ，低い評価しかされてこなかった。

利用者が生きてきた生活の場に出向いて，一対一の対応をしながらの介護には，それなりの人生経験，人の世話をするなかで培ってきた知恵と技術が必要とされている。とくに利用者と信頼関係をつくるには，感情労働を中心とした「生活」のスキルが求められる。しかし，その専門性は評価されてこなかった。介護の専門性は学校で学んで習得する専門知識や技術だけではなく，人と関わるなかで習得していく総合的でダイナミックな専門性なのではないだろうか。2025年問題は，否応なく生産中心主義的価値観から生活中心的な価値観へと新しい価値軸の構築を迫ることになるだろう。

（田中かず子）

▷3 England, P. (2005). "Emerging theories of care work." Annual Review of Sociology, 31, 381-399.

▷4 武井麻子（2001）『感情と看護——人とのかかわりを職業とすることの意味』医学書院。

▷5 Ⅷ-10 を参照。

▷6 厚生労働省「平成25年賃金構造基本統計調査」によると，きまって支給する現金給与額（常勤労働者，男女計）は，平均が32.4万円に対し，福祉施設介護員は21.9万円，訪問介護員は21.8万円。

▷7 イタリアでは精神病院を閉鎖。大熊一夫（2009）『精神病院を捨てたイタリア 捨てない日本』岩波書店参照。日本でも北海道浦河町べてるの家での実践が参考になる。詳細は，Ⅲ-9 を参照。

▷8 詳細は，Ⅷ-9 を参照。

▷9 三好春樹（2005）『介護の専門性とは何か』雲母書房。

おすすめ文献

England, P. (2005). "Emerging theories of care work." Annual Review of Sociology, 31, 381-399.

武井麻子（2001）『感情と看護——人とのかかわりを職業とすることの意味』医学書院。

三好春樹（2005）『介護の専門性とは何か』雲母書房。

IX 医療・介護の現場から考えるヘルスコミュニケーション

4 機能回復とQOL

1 主体的に動くことを支える

　動くこと，人はそこにどのくらい意識を働かせて生活を営んでいるだろう。私たちの日常生活動作というのは，骨と骨格筋，神経の連携したはたらきによって成り立ち，それは大脳の前頭葉にある運動野を中枢とした意図的な運動（随意運動）の連続から成り立っている▷1。つまりそこには，動こうという人の意思が存在する。

　この一連のはたらきにおいて，突然，一部の機能が欠けたとする。たとえば骨折による手足の損傷，脳血管疾患などによる**運動麻痺**▷2の出現など，一時的もしくは半永久的障害にかかわらず，機能・形態の障害は動くことを制限し，それまでの生活を大きく変化させる。自ら歩行し移動すること，箸を使って食事をすること，お風呂に一人で入ること，これまで不自由なく活動してきたものが，自分の意思にかなわず，ときに他者の力を借りなければ安全に動くことができない，つまり能力の障害が生じる。それによって，仕事や家庭生活での役割の遂行ができなくなり，社会的な障害（社会的不利）というものが生まれる。これら客観的障害の他に主観的な障害として自尊心の低下，自らの価値・信念への影響にもつながりかねないものもある。

　機能喪失または低下した人に対し，どのように機能回復を助けるか，医療者はそこに専門的な「技」をもつ。しかしこの「技」の活用による機能回復には，その先にその人が何をめざしているのかといった人の意思があることが前提となる。つまり動けるようになること，そこにはどんな人生の目的があるのか。単に身体の機能回復を助けることのみにとどまらないだろう。

2 機能回復が意味するもの

　今や **QOL**▷3 という言葉は社会生活に浸透しつつある。この QOL とは，もともとは米国で社会経済の発展の過程で生まれた「暮らしの豊かさ」を総称する概念であり，社会経済的な指標であった。医療分野に QOL の概念が入ってくる先駆けとなったのには，リハビリテーション医学の考え方がある。それまでの医療は疾患の治療に重点が置かれてきた。疾患や障害をマイナスと捉え，いかにゼロに近づけるか，人生の復帰を意味するものであった。それが，リハビリテーション医学では，マイナスを減らすだけでなく，隠れた機能や能力を見

▷1　菱沼典子 (2011)『看護 形態機能学――生活行動からみるからだ』日本看護協会出版会。

▷2　**運動麻痺**
運動系の伝達経路（錘体路）のいずれかに障害が生じることにより，四肢などの身体部分を随意的に動かすことのできない状態をいう。

▷3　QOL (Quality of Life／Quality of Daily Living)
一般的に「人生の質」「生命の質」「生活の質」「日常生活の質」などと捉えられている。しかし日本語での「Life」の概念が文脈によって異なるため，あえて日本語に訳さずにそのままQOLを用いることが多い。

出し向上させ，プラスを増やすという，新たな人生の創造を意味するものとしたのだった。これはリハビリテーションが障害者や患者の「人間らしく生きる権利・そのような権利を行使し得ている状態の回復」であり，復権を意味することからきている。▷4

このような考えが医療全体に浸透した背景には，医療環境の変化がある。高齢化に加え，医学の進歩によって疾患の質も変化した。慢性疾患の増加が見られるようになり，治癒や延命よりもいかに生活の質向上をめざすかが重要となった。病気や障害をもちながらもそれを受容し，どのような生活を送るか，個々の価値観を重視した主体的な治療の選択が勧められることになった。つまり，疾患中心の医療から，患者が中心となる医療へと変化したことがあげられる。さらには，医療技術の進歩が機能・形態の障害を最小限にとどめ，障害そのものおよびその周囲への働きかけによる機能回復をもたらした。そして，医療だけでなく，同時に生活する人を支えるためのさまざまな技術が向上した。移動能力でいうと，車椅子の機能，軽量化，義足の改良，さらには麻痺など障害があっても，個々のもつ機能を活かして運転ができる補助装置の開発によって車の運転も可能となった。これらは能力の障害・社会的な障害を減らし，よりよく生きることにつながった。〈**ADL**の向上＝QOLの向上〉ではないが，▷5 ADLの向上は結果としてQOLの向上を意味するだろう。

③ 「Life」のもつ意味

ここで，改めてQOLについて考える。QOLの定義や概念は，さまざまな領域でそれぞれの捉え方がなされており，いまだ厳密には確立されていない。これを前提に，永田勝太郎は全人的医療の視点から「高いQOLとは，身体的にも，心理的にも，社会的にも，実在的にも満足できる状態」と定義している。▷6 さらに世界保健機関（WHO）が健康について「病気ではないとか，弱っていないということではなく，肉体的にも，精神的にも，そして社会的にも，すべてが満たされた状態にあること」と定義付けているように，多くの研究者が示▷7 すQOLを構成する要素はこのWHOの健康の定義とほぼ合致している。

では，機能回復の先にあるQOLとは，どのように評価できるのだろうか。それにはこの「Life」の意味をどう捉えるかが鍵になる。多くのQOL評価が，客観的側面と主観的側面を組み合わせたものとなっているが，「人間らしく生きること」がQOLの最大の目標だとするならば，この主観的側面がより重視される理由がわかるはずだ。さらにその価値においても，社会や地域，文化，医療などさまざまな方面で「Life」そのものをどう読み解くのかは，個々の置かれている状況に大きく影響を受ける。だからこそ一面だけでは測れない，多面的な見方で捉えることの重要性に加え，その人の「Life」を支持する多様な方法があることが示されているのである。

（岩村純子）

▷4　上田敏（2000）『リハビリテーション医学の世界』三輪書店。

▷5　ADL (activities of daily living)
「日常生活活動（動作）」といわれ，一般的に食事・排泄・入浴・移動など日常生活を送るうえでの基本動作をいう。さらに手段的日常生活動作（instrumental activity of daily living：IADL）といったものもあり，これは日常生活を営むうえで必要な買い物，掃除，洗濯，金銭管理，交通機関の利用など社会生活に関連した動作をいう。他にもIADLと同義で生活関連動作（activities parallel to daily living：APDL）の概念なども用いられる。

▷6　永田勝太郎（1993）『QOL 全人的医療がめざすもの』講談社，100頁。

▷7　WHO／日本WHO協会訳「世界保健機関（WHO）憲章」（http://www.japan-who.or.jp/commodity/kensyo.html）（最終アクセス日：2016年8月16日）

おすすめ文献

上田敏（2000）『リハビリテーション医学の世界』三輪書店。

永田勝太郎（1993）『QOL 全人的医療がめざすもの』講談社。

大江健三郎・正村公宏・川島みどり・上田敏（2006）『自立と共生を語る――障害者・高齢者と家族・社会』三輪書店。

IX 医療・介護の現場から考えるヘルスコミュニケーション

チーム医療／ケア

1 チーム医療という「異文化コミュニケーション」

チーム医療は,「異文化コミュニケーション」の連続だといわれている[1]。その理由としてあげられるのが,多くの専門用語や略語が存在するさまざまな専門職がそこに関わっているからである。また,緊急性が高いほど専門職同士の会話が主語のない主観的なものになり,そのため正確な伝達が妨げられることになることと,チーム内のそれぞれの専門職間の力関係で意見が言えない場合があることなども関係している。こうした「異文化コミュニケーション」の問題はコミュニケーションエラーから医療事故などにつながる危険性がある。

しかし,「医療に従事する多種多様な医療スタッフが,各々の高い専門職性を前提に,目的と情報を共有し,業務を分担しつつも互いに連携・補完しあい,患者の状況に的確に対応した医療を提供する」チーム医療には,多くのメリットがあり,異文化接触により生み出される「相乗効果」に近いものがあるのだといえる[2]。

2 チーム医療の隆盛とその背景

「チーム医療」という言葉が使われはじめたのは1970年代初め頃,理学療法士や作業療法士などのリハビリテーション関連職種が法制化され,医師・看護師らと共に院内で患者の治療を円滑に進めるために情報交換や調整などが行われはじめてからである。そして最近になって,「チーム医療」はさらに注目されるようになった。

その背景としては,「医療技術の進歩」や「人口構造・疾病構造の変化」「患者の権利・社会ニーズ」「医療安全」の四つがあげられている。戦前までに資格が法制化されていた職種は医師と看護師,薬剤師で,日本の医療の歴史を振り返ると,長い間医療の中心を担ってきたのは医師であった。しかし,医療が高度化し複雑化するなかで治療の選択肢も増え,医師中心の医療では立ち行かなくなったため,医療関連職種は一気に増加し多様化したのである。

そしてもう一つの大きな転換は,治療(Cure)からケア(Care)への医療のパラダイムシフトであった。病を克服することが最終目標ではなく,病と共に生きる時代へとシフトしたのである。そこで患者・対象者のQOLという考え方が浸透してきた。QOLの実現のためには医療だけでなく保健や福祉の専門

▶1 水本清久他(2011)『実践チーム医療論——実践教育プログラム』医歯薬出版。

▶2 厚生労働省(2010)「チーム医療の推進について(チーム医療の推進に関する検討会報告書 平成22年3月19日厚生労働省)」厚生労働省医政局長通知,医政発0430第1号。

職がチームには欠かせない。その結果,「チーム医療」は医療現場だけで使われる言葉ではなくなり,サービスを受ける対象も「患者」という呼称で呼ばれる者だけではなく,サービスの「対象者」とか,「利用者」という表現も使われるようになった。以後「対象者」という呼称で統一する。

3 異文化接触による相乗効果が対象者にもたらすもの

さまざまな専門職がケアカンファレンスなどで異文化接触を繰り返すうちに,他職種の専門性について次第に理解が深まってくる。チームメンバーがお互いに学びあうことから異文化理解は開始されるといえる。英国専門職連携教育センター(CAIPE)[3]の定義にも「二つあるいはそれ以上の専門職が協働とケアの質を改善するために,共に学び,お互いから学びあい,お互いのことを学ぶこと」とある[4]。チーム医療ではたとえば対象者の個々の問題に対処するためにどの職種が中心となってアプローチすれば最もよいケアにつながるのかを判断しなければならない。専門職同士がお互いの専門性を理解できていればスムーズにサービスを提供でき,そのことが対象者の利益につながる。

ときには専門職間で意見が対立することもあるが,あえて避けて通らず,とことん議論して乗り越えなければならない。それが今後のチームの成長と継続につながるからだ。CAIPEはチームが連携するための原則として「職種間の平等性」と「お互いの尊重」,「目標の明確化」,「障壁の明確化と同意」などを示している[5]。職種の違いという異文化のなかでは,対等に意見を述べられることや意見の対立が起きたときにはお互いの意見を尊重しつつ違いを明確にして同意を得ることが必要である。

最近では医療処置を要する人びとが施設や在宅で生活することが増え,介護の現場で医療サービスをともなった介護サービスが求められるようになった。その結果,医療専門職と介護専門職の専門職間の連携やコミュニケーションが円滑に行われていない現状が明らかになっている。介護のテキストにも「他者理解は異文化」という同様な表現がされており,他者を完全にわかる,理解することは不可能であり,職場ではお互いの違いを認めつつ理解しあう努力が必要だと書かれている[6]。

このように,医療や介護の現場でも「異文化コミュニケーション」が求められ,お互いを理解することが対象者へのよりよいサービスにつながることがわかってきた。さらにチーム医療では,対象者とその家族もチームの一員と考え,可能な限りカンファレンスに加え,彼女/彼らの思いをくみ取ることが必要と捉えられるようになった。したがって,いままで思いもしなかったことに気づかされる機会もこれまで以上に増えたといえる。異質な他者との関わりが,困難さをともなうだけではなく,お互いの医療や介護に対する見方を広げてくれるのである。

(松井由美子)

▷3 Centre for the Advancement of Interprofessional Education

▷4 CAIPE (2016) Defining IPE. http://caipe.org.uk/resources/defining-ipe/ (最終アクセス日:2015年12月9日)

▷5 CAIPE (2016) Principles of Interprofessional Education. http://caipe.org.uk/resources/principles-of-interprofessional-education/ (最終アクセス日:2016年8月16日)

▷6 小田桐正毅編著 (2004)『介護概論——介護サービスの理解』ヘルスシステム研究所。

おすすめ文献

藤井克徳 (2014)『JDブックレット1 私たち抜きに私たちのことを決めないで——障害者権利条約の軌跡と本質』やどかり出版。

北野誠一 (2015)『ケアからエンパワーメントへ——人を支援することは意思決定を支援すること』ミネルヴァ書房。

近藤克則 (2012)『医療クライシスを超えて——イギリスと日本の医療・介護のゆくえ』医学書院。

IX 医療・介護の現場から考えるヘルスコミュニケーション

終末期ケア

1 終末期を迎える不安

終末期とは，疾患または老化によって，治療を行っても回復が望めず，死に至る経過をたどっている時期を指している。人は生まれてから成長・発達を続けて，多くは老年期を迎えてから死に至ることになる。しかし，現実には人は人生の初期や半ばで死に至ることもある。たとえば，小児がんで命を落とす10歳代の子もいれば，働き盛りの40歳代で何がしかの疾患で亡くなってしまう人もいる。このように考えると，人はあらゆる人生の段階において終末期を迎える可能性があるといえる。

いつの日か終末期を迎えることは人の運命であり，誰もが経験することではあるが，人はそのときに体験するであろう苦痛や愛する人との別れなどに対して不安をもつ。生きているうちは元気に暮らし，寿命の尽きたときに患うことなくころりと死にたいという「ピンピンコロリ」は，高齢者の理想であり，そうなりたいと多くの人が思うだろうが，なかなか思い通りにはいかない。また，幼い子どもをもつ人が突然余命を宣告されたら，家族を残して死ねないと最期まで心を痛めることだろう。

2 緩和ケアの必要性

終末期を迎えるとき，人はさまざまな苦痛を体験する。その苦痛を緩和するために**緩和ケア**▼1が行われている。▼2

緩和ケアの対象とされる身体的苦痛や精神的苦痛，社会的苦痛，スピリチュアルな苦痛を合わせて全人的苦痛（トータルペイン）と呼ぶ。これらの苦痛のなかでとくに終末期の人のQOLを低下させているのは身体的苦痛であり，さまざまな症状の緩和が求められている。また，不安や苛立ち，孤独感などの精神的苦痛，さらに病状の進行や治療にともなってこれまで担ってきたさまざまな役割遂行を中断・中止せざるをえない状況になることで感じる社会的苦痛，そして「自分は何のために生まれてきたのか」「なぜこのような苦しみに向き合わなければならないのか」といった自己の存在や運命への懐疑から**スピリチュアリティ**▼3が不安定になることで起こる苦痛（スピリチュアルペイン）についても理解とケアが求められる。日本において緩和ケアの診療報酬が認められているのはがんとエイズのみであるが，このような緩和ケアの必要性はどのような疾

▼1 緩和ケア
WHOは，「生命を脅かす疾患による問題に直面している患者とその家族に対して，疾患の早期より痛み，身体的問題，心理社会的問題，スピリチュアルな問題に対してきちんとした評価を行い，それが障害とならないように予防したり対処したりすることで，苦痛を予防したり，クオリティ・オブ・ライフ（QOL）を改善するアプローチである」と定義している。終末期だけではなく，診断の時期から死亡の時期，さらには死亡後まで継続的に行われるべきであると考えられている。

▼2 緩和ケアのはじまりは，1967年に英国のセント・クリストファー病院に開設されたホスピス病棟とされている。日本では1981年に聖隷三方原病院にホスピス病床ができた。

▼3 スピリチュアリティ
スピリット spirit に由来することばで，人間を形づくる一つの要素と考えられる。宗教学などで議論されているが，宗教や信仰と結び付くものとは限らず，自己の存在を認める能力と捉えられる。

患をもつ人びとに対してもあてはまると考えられる。

　緩和ケアの重要な一翼を担っているのが，ホスピスである。ホスピスとは，中世初頭のヨーロッパで，旅人や巡礼者，病人，貧困者などに援助を施すために設けられた施設に由来し，現在では残された時間を充実して生きることを可能とするための援助が行われる施設，またはその活動を指す。日本での緩和ケアは，ホスピス・緩和ケア病棟の増加と合わせて，専門知識・技術をもつ医師・看護師の誕生，複数の職種で構成されるケアチームによる支援などにより発展してきたのだった。

❸ 日本における終末期ケアのこれから

　現在日本は高齢社会であり，やがて超高齢社会を迎えようとしている。第二次世界大戦後のベビーブーム期に生まれた人たち（団塊の世代）は2025年頃に75歳以上の後期高齢者となり，終末期を迎えることになる。広井良典はこれからの時代の終末期ケアを考えていくにあたっては，「死亡急増時代」をこれから日本は迎え，とくに「後期高齢者の死亡」が大きく増加する時代であることを前提に，提供者側（医療者）中心のケアから脱却する必要性を述べている。また，終末期ケアを生活全体の支援，精神的なケア，死生観，宗教などを含んだ広がりをもつものとして捉え，考えていくことが何よりも求められているのではないかとも述べている。[4]

　現在，日本に住む多くの人が終末期を迎える場所は医療施設である。[5]しかし，後期高齢者の死亡数急増や地域包括ケアの推進によって，その場所は病院から自宅・介護施設などへと移っていくことが予測される。終末期ケアは，医療の提供中心から生活全体の支援へと変化していくことになる。

　最後に，「ケア」という言葉の意味を確認したうえで，終末期ケアについての理解をさらに深めていきたい。日頃から何気なく使っている言葉であるが，あらためて説明しようとすると，適切な日本語訳を思いつかない人が多いかもしれない。ミルトン・メイヤロフは『ケアの本質』のなかで，「一人の人格をケアするとは，最も深い意味で，その人が成長すること，自己実現することをたすけること」であり，「他の人々をケアすることをとおして，他の人々に役立つことによって，その人（ケアする人）は自身の生の意味を生きているのである」と述べている。[6]つまり，ケアすることは，人間同士の相互作用であり，お互いに成長し人生を充実させていくものであると考えられる。このような視点にたてば，これからの終末期ケアがめざすのは，終末期を迎える人がその人らしく暮らし，また，その人を支える人びとの人生も豊かになるというケアシステムの構築であろう。

（荒尾博美）

▷4　広井良典（2000）『ケア学──越境するケアへ』医学書院，135-143頁。

▷5　厚生労働省の人口動態統計年報によると，死亡の場所は，1970年代においては「病院・診療所」と「自宅」の割合がほぼ同じであったが，2010年では「病院・診療所」80.3％，「介護老人保健施設・老人ホーム」4.8％，「自宅」12.6％であり，現在，多くの日本人は自宅以外の場所で人生の最期を迎えていることになる。また，死亡者総数は，1950-70年代後半は70万人前後であったが，その後その数は急増し，2010年は約120万人となっている。

▷6　メイヤロフ, M.／田村真・向野宣之訳（2000）『ケアの本質』ゆみる出版。

おすすめ文献

広井良典（2000）『ケア学──越境するケアへ』医学書院。

清水哲郎・浅見昇吾・デーケン, A. 編（2012）『人生の終わりをしなやかに』三省堂。

岡本拓也（2014）『誰も教えてくれなかったスピリチュアルケア』医学書院。

Ⅸ 医療・介護の現場から考えるヘルスコミュニケーション

 介護における「利用者本位」の意味

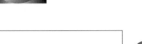「利用者本位」とは

　入浴は身体を清潔にして感染を予防するほか，身体を温めて血行をよくし，心身の機能を高める目的で行われる。何よりも一日の終わりに温かい湯につかるのは気持ちがよい。ところが，介護の現場では，何日も入浴を頑なに拒否し続ける利用者がいたりする。入浴拒否は「問題行動」の一つとされ，とくに認知症介護ではよくあることだ。そのようなケースでの「利用者本位」とは何であろうか。本人が希望するとおり，無理に入浴させないことが「利用者本位」なのだろうか，それとも本人の意思に背いてでも入浴させるのが衛生面，健康面から「利用者本位」であるといえるのだろうか。

　2000年に施行された介護保険制度は，介護サービスにおいて「利用者本位」の仕組みへ改革することを中心的政策目標としてスタートした。また，社会福祉士の倫理綱領にも明記されているように，質の高い「利用者本位」の福祉サービスを提供することは，サービスを提供する際の基本原則とされている。しかし，その意味するものが何なのかの議論が十分になされないまま，「利用者本人にとってよいこと」として曖昧なまま広く定着している。

▷1　日本社会福祉士会が2005年に定めた『社会福祉士の倫理綱領』の前文を参照。https://www.jacsw.or.jp/01_csw/05_rinrikoryo/（最終アクセス日：2016年3月26日）

2 本人を置き去りにしない介護

　前述の入浴を拒否し続けている利用者の例だが，入浴させるのかさせないのかは，二つの異なる対応に思えるかもしれないが，利用者が入浴を拒否する理由に対して想像力が欠如しているという点では，両者に何ら変わりはない。通常，就寝前に入る風呂に，まだ日の高いうちに入れと言われる。赤の他人に服を脱がされ，無防備な姿になる。異性に脱がされることだってある。気持ちいいですからとお湯をかけられ，湯船に沈められる。慣れ親しんだ習慣とは異なることを意に反して他人にされるという恐怖や羞恥心に思いをめぐらせることなく，施設では仕方がないこととして利用者に介護サービスを「提供する」ことが，はたして本人を置き去りにしていない介護であるといえるだろうか。

　入浴拒否に限らず，「問題行動」に見える行為も，本人にはそれぞれ理由があることを忘れてはならない。たとえば，ある特別養護老人ホームの利用者Mは咀嚼する力が弱いため食事はミキサー食だった。ある日，Mはそのミキサー食をスプーンで空いた皿になすりつけていた。最初は，口に合わない食事を捨

▷2　筆者がフィールドワークをしている施設。

てるような行為にも見えたが，注意深く観察していると，それは絵のようでもあった。職員がMに尋ねるとそれは能登半島だと言う。そこは彼女が幸せな青春時代を過ごした場所であると繰り返し語っていたことを思い出した職員は，Mの青春時代に寄せる想いの強さに触れ，それ以来皿に残された飯の絵を"ミキサー食アート"として写真に撮り，他の職員とも共有するようになったという（図IX-4）。このように，利用者の「問題行動」とも思える行為がその人の半生と無関係ではないこと，そのことに思いをはせることができるかどうかといった想像力が，利用者を中心に捉えた介護には欠かせないのではないか。

3 本人による意思決定の重み

図IX-5は認知症の男性である。右側に写っているのは老人ホームで，その4階に居住している男性が，一人で外を歩いている。この写真は，介護施設を運営する宮崎則男がスウェーデンの介護現場を視察に訪れた時に撮影したものである。宮崎はこの光景に驚き，「徘徊しているが大丈夫なのか」と施設のスタッフに尋ねたそうだ。すると「本人がそう決めたことだから」と言い，「徘徊」ではなく「散歩」と意味付けていたのが衝撃的だったとのことである。もちろん，安全策は取られていたと思われるが，認知症の利用者が自由に出歩くことにより生じうるリスクの回避が最優先される日本とは大きな違いである。本人による意思決定が，日本とは比較にならないほど重いことを象徴する話だ。本人の意思が尊重される環境づくりのためのリスク管理とはどうあるべきかを考えていくことは，これからの介護において必要だろう。

4 誰にとっての「本位」か

これまで家族内の無償労働として行われてきた介護の「社会化」を理念として掲げた介護保険制度は，家族介護者の負担を軽減するためのサービス提供という性格が強い。そのため「利用者本位」とはいっても，直接介護サービスを受ける本人よりも，家族の意向が優先されることも少なくない。

また，介護においては，介護職員だけでなく，医師，看護師，理学療法士，作業療法士，社会福祉士，管理栄養士など多職種の専門家が関わることになる。介護における優先順位がそれぞれの専門によって異なる場合，「利用者本位」についての共通認識のすり合わせはより難しくなるだろう。また，職種間の見えない力関係も影響するかもしれない。しかし，利用者の望む生き方を中心に据えて考えるなかで，それぞれの職種では何を重視することが「利用者本位」であるのかを話し合うことこそが，利用者本人が置き去りにされることのない介護のために重要なことではないだろうか。

（五十嵐紀子）

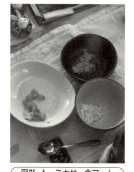

図IX-4　ミキサー食アート
出所：施設職員撮影・提供。

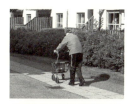

図IX-5　「散歩」する男性
出所：宮崎則男氏撮影・提供。

▷3　VIII-1④の事例も参考になる。

▷4　家族の形態や抱える問題の多様化についても考慮した介護のあり方を考えていく必要がある。春日キスヨ（2010）『変わる家族と介護』講談社。

おすすめ文献

介護保険白書編集委員会編（2015）『介護保険白書——施行15年の検証と2025年への展望』本の泉社。

春日キスヨ（2011）『介護問題の社会学』岩波書店。

三好春樹（2005）『介護の専門性とは何か』雲母書房。

Ⅸ 医療・介護の現場から考えるヘルスコミュニケーション

 # 高齢者介護と食

 ## 「介護食」とは

　加齢による身体機能の衰えなどから，咀嚼や嚥下が困難になると「介護食」が必要となる。きざみ食，ミキサー食，とろみ食の他，最近は食品の加工技術が進み，やわらか食と呼ばれる常食と見間違うほどリアルに成形されたタイプも開発されている。筆者はフィールドワークをしている介護施設でミキサー食を試食したことがある。すべてのおかずがミキサーで粉砕された一昔前の介護食とは異なり，出汁がきいていて風味もよく，一つひとつの料理が個別の皿に盛りつけられるなど見た目も工夫されている。しかし，最初の数口はよいものの，粘性のある食べ物は食道や胃にはりつくような不快さがあり，完食するにはかなりの苦痛を伴った。また，カロリー計算されたうえで粉砕され，とろみがつけられた食事は想像以上に量が多い。さらに，食後も胃もたれが続くため，空腹感を感じる前に次の食事の時間がきてしまうのだ。

　「介護食」の提供は「食事」というより，栄養摂取，誤嚥などのリスク軽減といった介護者の目的に合わせて行われる「処置」になりがちである。被介護者の嗜好性をできうる限り考慮して提供しても「介護食」には限界がある。「介護食」を拒否する利用者は少なくないが，その原因を本人の健康状態や認知症などの症状に求める以前に，そのような食事を3度食べることが毎日続くことへの想像力が介護者には求められるのではないだろうか。

生活史に組み込まれた「食」

　皿に盛りつけられた料理が，その人の好む味や食感，匂い，見た目のおいしさなどを最大限配慮したとしても，「食事」としては十分ではない。なぜなら，「食事」とは食べ物を摂取する行為であると同時に，生活に組み込まれた日常のイベントであり，それまでの食習慣や食事の時間，食事のスタイルといった個人の生活史が色濃く反映されるものだからである。しかし，施設における「食事」においては，それらの多くがそぎ落とされてしまうのだ。

　筆者がフィールドワークで出会った，認知症の入居者Aとのエピソードを紹介しよう。Aの食事はミキサー食であったが，夕食時，Aは皿に盛られた料理の大半をトレーの片隅やトレーの外にスプーンで移動させるだけで食べようとしなかった。ミキサー食が気に入らないのか，食事をとるよう促し声がけする

▷1　筆者がフィールドワークをしている特別養護老人ホームでは，定期的にスタッフがミキサー食を食べることで，入居者の気持ちを忘れないようにするという取り組みが行われている。

間も，トレーとその周囲がどんどん汚れていった。食料が豊富ではなかった貧しい時代に食べ物を粗末にしてはいけないと言われてきたであろう世代のAが，口に合わないからといって，食べ物をもてあそぶだろうか。いくら認知症の症状があるにしても腑に落ちなかった。しかし，そのまま観察を続けると，Aの行為にはある規則性があることを発見した。筆者が座っている側のみにミキサー食が山盛りになっていたのである。Aは昔は食事の時間に近所のお腹をすかせた子どもたちがいると自分の子どもと一緒に食事を食べさせていたものだと語っていたことから，筆者に自分の食事を分け与えようとしていたのではないかと気づくに至った。これを認知症の症状の一つである**見当識障害**によるものであると意味付けるだけでは，認知症になっても変わることのないAの優しい心遣いに気づくことはできなかっただろう。

3 共に食べるという「食事介助」

Aの行動の意図に気づいた筆者が職員にスプーンをもらい，食器の外に盛られたミキサー食をひと口食べたのを確認すると，Aは食べはじめた。筆者が食べるのをやめると，Aも食べるのをやめるパターンが続いたことから，Aは筆者と共に食事の時間を過ごそうとしていたことがわかる。

認知症の人の食事について詳しい山田律子は，失われた機能を補うという視点での「食事介助」ではなく，「食事支援」という言葉を好んで用いる。そして，その人が主体的に食べる意欲を引き出すための支援として，スプーンで食事を口に運ぶだけのいわゆる「食介」ではなく，認知症や加齢による機能低下の特徴を考慮したうえでの環境づくりの必要性を主張する。Aの場合，必要な食事の支援とは，単に摂食嚥下障害による誤嚥を防ぐ食事の提供ではなく，共に食べる人の存在であったといえるのではないだろうか。

民俗学者であり高齢者向けデイサービス施設を運営する六車由実も，同様の体験を著書のなかで紹介している。デイサービスの利用者である紀子さんが納涼祭のメニューである手巻き寿司をなかなか食べようとしない。しかし，あるスタッフが作り方を教えながら食べて見せたところ，彼女も手巻き寿司を口に運んだ。スタッフがおしゃべりをしながら食べると，紀子さんも楽しそうにほおばるのである。「共に食べるという食事介助」が必要だったのは，紀子さんにとって「食事とは，お腹を満たすだけではなく，家族や仲間との団らんの時間として刻まれていた」からであると六車は指摘する。高齢者にとって，食事とは単なる栄養摂取のための手段ではなく，それまでの長い生活史のなかに刻まれた，人との関係性に他ならない。与える介護ではなく，共にするという介護のあり方を「食事介助」を通じて見直していくことに価値があるのではないだろうか。

（五十嵐紀子）

▷2 **見当識障害**
時間や季節，場所などがわからなくなり，今自分が置かれている状況の理解に混乱が生じるという，記憶障害にならび認知症によく見られる症状の一つである。

▷3 介護現場での業界用語として食事介助を「食介する」などと略して言うことも多い。

▷4 たとえば，慣れ親しんだ食具を用いることやなじみの場づくり，配膳の工夫，生活リズムの考慮，社会的交流の促進など。山田律子（2013）『認知症の人の食事支援BOOK——食べる力を発揮できる環境づくり』中央法規出版，42-54頁。

▷5 六車由実（2015）『介護民俗学へようこそ！——「すまいるほーむ」の物語』新潮社，198-209頁。

おすすめ文献

六車由実（2015）『介護民俗学へようこそ！——「すまいるほーむ」の物語』新潮社。

山田律子（2013）『認知症の人の食事支援BOOK——食べる力を発揮できる環境づくり』中央法規出版。

IX 医療・介護の現場から考えるヘルスコミュニケーション

生命誕生の現場から見えるもの

1 生命誕生の場所の変化

　出産をめぐる状況のなかで，ここ数十年の間に大きく変化したのが分娩場所である。1950年には自宅での分娩が90％以上だったが，2014年には病院やクリニックといった施設での分娩が99.9％となっている[1]。その一方で，病院やクリニックではなくあえて助産所での出産を選択する人たちが，少数ではあるが，一定数いることも確かである。日本助産師会のホームページに載せられた全国にある助産院の数から見ても，そのことがうかがえる[2]。

　施設別医療サービスへの満足度を調査した結果では，高度な医療機関ほど満足度が低いことがわかる[3]。浅野千恵は，処置や検査の説明がわかりにくい，インフォームド・コンセントが不十分，世界保健機関（WHO）のガイドラインで慣例的な実施をやめるべきとされている会陰切開や点滴などの処置が実施されている点が反映しているのではないかとする[4]。

　どこで産むかは別として，できる限り「自然」に近いお産を望む人がいるのは当然のことだ。そのようなお産を支えるためには，医療者の「介入」は最小限に留められるべきだろう。

　一方で，たとえば新生児が大きい場合や心拍数が著しく低下した場合など，児への影響が懸念される場面では，医療者による処置が必要なケースもある。会陰切開などの処置をするかしないかは，分娩介助を施す助産師や産婦人科医にその判断が委ねられていることがほとんどである。これから新たな命を迎える母親を前にしての判断は簡単なことではない。

2 出産と効率化

　ところで，自然な営みであるはずの出産が平日の午後2時に多いのはなぜだろうか。浅野は，医師や病院側の都合に合わせて出産日時が人為的に調節されているのではないかと指摘している[5]。たとえば陣痛促進剤は母子の安全のためには明らかに必要な場合もあるが，単に出産の時間調整のために使われることもあるらしい。出産の現場でも以下で示すような「マクドナルド化」がグローバルに進行しているようなのである。

　ジョージ・リッツアは[6]，米国では多くの病院が「マック病院」と呼ばれるような合理的な運営がなされているという。効率性と計算可能性，予測可能性，

▷1　森恵美（2015）『母性看護学概論――母性看護学1』医学書院，63-65頁。

▷2　http://www.midwife.or.jp/birthcenter_list.html（最終アクセス日：2016年4月2日）

▷3　1998年のデータによると，助産所が95.7％，医院が88％，一般病院が80.9％，大学病院が70.5％。浅野千恵（2005）「お産が変る――出産現場にみる変化」井上輝子・江原由美子編『女性のデータブック――性・からだから政治参加まで　第4版』有斐閣，32-33頁より。

▷4　浅野（2005：32）。

▷5　浅野（2005：32）。

▷6　リッツア, G.／正岡寛司監訳（1995）『マクドナルド化する社会』早稲田大学出版部，262-272頁。

制御というマクドナルドをはじめとしたファストフード店の非人間的な力学がそこでは作動しているのである。最小限のコストで最大限の消費者の満足度を引き出す合理的な仕組みは産業界のみならず，医療の世界にも及んでいる。より多くの命を安全に世に送り出すことができるようになる一方で，どこでも誰にでも同じサービスを提供して効率よく利益を上げようとする「マクドナルド化」が，個別的ケアを阻害する仕組みを内包していることも忘れてはならない。

3 トータルケアとしての助産師の役割

「マクドナルド化」とは正反対の方針をとるところが多い助産院とは，嘱託医療機関との連携のもと，助産師が管理する場である。その助産師には，保健師助産師看護師法（保助看法）により，分娩介助（いわゆる出産補助）を行う資格が与えられている。出産は病気ではないため，とくに異常や問題がなければ，医師が不在でも助産師による分娩介助は許される。

この分娩介助を施す女性については，古くは『古事記』や『日本書紀』，また日本における最古の医書である『医心方』にも記されており，そこでは取上婆や産婆などのさまざまな名称で呼ばれている。江戸時代になると職業人としての産婆が登場したとの記録が残されており，明治になると「産婆規則」という名の規制が定められた。その後，昭和に入ると「保助看法」のもとで助産師という名称が用いられ，その定義や資格・業務が明確化され，身分も明示されるようになった。

こうした歴史的経緯があるためか，助産師という資格はいまだに「産婆」という印象が強い。生命誕生そのものを補助する役割を担う存在としてしかみなされていないようである。しかし，日本助産師会が助産師の役割・責務を18項目に整理・明示しているように，〈助産師＝産婆〉ではない。そのなかには思春期の女性を対象としたケアや，妊娠・出産を希望しながらもそこに至ることができない女性への支援，卵巣機能の低下と停止にともない身体や精神に変化が起こりうる中高年の女性に対するケアなども定められている。つまり，助産師とは女性の一生を通じたトータルケアを担う資格をもつ存在なのだといえる。

新たな生命が誕生する瞬間は「イベント」としてクローズアップされやすいが，女性の身体はそのためだけにあるわけではない。助産師の責務が示すように，産科だけでなく婦人科も含めた女性の身体へのトータルケアができる存在としての認識が拡充されなければならないのではないだろうか。とくに，女性特有の疾病に悩む人たちが増えている現代においては，それは重要な意味をもつはずである。助産師が女性の身体のトータルケアの担い手であることが周知されることは，産む性としてのみこれまで見られてきた女性がそれだけではないことを再確認するうえでも重要である。

（山口典子・池田理知子）

▷7 森（2015：63-65）。

▷8 日本看護協会（2008）『新版 助産師業務要覧 増補版』日本看護協会出版会，1-23頁。

▷9 日本助産師会（2010）『助産師の声明／コア・コンピテンシー』日本助産師会。

▷10 たとえば，成人女性10人中2-4人に子宮筋腫があるのではないかといわれている。http://siqu.nokos.net/aboutsiq.html#shikyu04 （最終アクセス日：2016年4月2日）

おすすめ文献

谷津裕子（2013）「エコロジカルな看護——出産環境のアフォーダンス」村田純一編『知の生態学的転回 第2巻 技術——身体を取り囲む人工環境』東京大学出版会，157-183頁。

小野清美（1992）『アンネナプキンの社会史』JICC（ジック）出版局。

井上輝子・江原由美子編（2005）『女性のデータブック——性・からだから政治参加まで 第4版』有斐閣。

IX 医療・介護の現場から考えるヘルスコミュニケーション

生殖医療とテクノロジー

1 「妊活」の時代

　就活や婚活といった言葉が何の疑問もなく使われている昨今，新たに「妊活」（妊娠するためのさまざまな行動）という言葉が登場し，新聞や雑誌などでよく目にするようになった。いまや妊娠は当たり前の「生理現象」とはいえなくなり，妊娠するための情報収集をしたり，妊娠できるかどうかの検査をしたり，自然妊娠が難しいことがわかると治療をするといった具体的な活動を起こすことが珍しくなくなった。結婚前の男女が，ブライダルチェックという名の検査を産婦人科などで受けたりするのもその一例だ。[1]

　日本には体外受精や顕微授精といった生殖補助医療（Assisted Reproductive Technology）を施す施設が約590ヶ所存在し，米国に大差をつけ世界で最も多い。現在，約6組に1組の夫婦が何らかの不妊検査や治療を受けているとされ，[2]「妊活」は社会現象の一つにもなっているほどだ。しかし，排卵誘発剤を注射して採卵し，受精卵を子宮に戻すといった生殖補助医療は女性の体に与える負担が大きいだけでなく，通院・治療の時間を確保するために仕事を非正規勤務に切り替えたり，休職や退職をしてしまうなど，女性のキャリアに与える影響も大きい。また，夫婦間に不妊治療に臨む温度差が生まれたり，「妊活」中の家庭に子どもの写真が入った年賀状を送るのは配慮に欠けるといった論争が巻き起こるなど，「妊活」が人間関係に影響を及ぼす現象もしばしば話題にのぼる。

　結婚しても子どもができない女性は離縁される時代もかつてはあったが，生殖補助医療というテクノロジーを手に入れた現代では，不妊治療によって子どもをもつという選択肢が生まれた。子どもができないからといって離婚を切り出されるのではないかと怯える必要もない。しかし，「妊活」をして妊娠しなければならないと女性が自らに重圧をかけたり，不妊治療が失敗したことについて自分を責めるのはいつも女性であるなど，テクノロジーは進歩しても，妊娠できるかどうかの責任を女性に帰する旧来のジェンダー観はさほど変化していないということにも注目すべきではないだろうか。

2 胚培養と「赤ちゃん」の定義

　生殖補助医療で誕生している子どもは，約27人に1人と増加の一途をたどっている。[3]体外受精や顕微授精では，卵子と精子を胚培養士という資格をもつ者

▷1　女性はホルモンチェックとなる血液検査や，子宮・卵巣を精査する超音波エコー検査，がん検診や感染症の検査などを受ける。男性は，ホルモン検査や感染症の有無を調べる血液検査に加えて，射出精液中に精子が存在するかどうかの精液検査を受ける。

▷2　国立社会保障・人口問題研究所「第14回出生動向基本調査」http://www.ipss.go.jp/ps-doukou/j/doukou14/doukou14.asp（最終アクセス日：2016年3月31日）

▷3　日本産婦人科学会（2012）「ARTデータブック」https://plaza.umin.ac.jp/~jsog-art/2012data.pdf（最終アクセス日：2016年3月31日）

が体外で受精させる。これから誕生を迎える可能性のあるその受精卵に常に携わるのが胚培養士であり，彼女／彼らは，子どもが欲しい，親になりたい，そう願う人たちにとっては鍵となる存在である。

ところで，受精卵はいったいどの段階から「赤ちゃん」となるのだろうか。受精卵の段階からだろうか。あるいは，頭や手足が超音波検査で見えたときだろうか。無事に受精し胚移植に向かう際には，医療現場にいる専門家はその細胞を「受精卵」や「胚」と称するが，不妊治療を受けた夫婦のなかには，それを自分たちの「赤ちゃん」と捉える人たちもいる。現在不妊カウンセラーとして活躍している赤城恵子は，自身が辛い不妊治療の末にようやくできた小さな命を流産した際，彼女の夫がそのわずか8分割の胚をわが子と表現したというエピソードを語っている。胚培養士が常に対話しているのは一つの細胞ではなく，生を受けた，もしくは受けつつある生命そのものといえるだろう。

3 男性不妊と生殖テクノロジー

子どもができないのは女性が原因である場合がほとんどであるといった迷信を信じている人は今だもって少なくない。しかし，実際の不妊原因の男女比は，おおよそ半々だとされている。この事実に男性は驚くことが多い。

深刻なのが重症男性不妊の割合だ。男性不妊のなかには，約20％の割合で精液中に精子がまったく存在しない無精子症の男性がいる。近年，この無精子症の男性のための治療として，精巣を直接切開し精子を探してくる精巣内精子採取術という最新技術がクローズアップされている。この方法で精子が1匹でも発見できれば，顕微授精に進むことができるため，無精子症と診断された男性にとっては福音ともいえる治療となる。

しかし，この治療ができる医師は全国に40人ほどしかおらず，保険適用外であるため治療費は高額である。それでもその治療を受けるために全国の病院を訪ね歩く人たちが増えているのだという。この外科的治療は痛みをともない，男性ホルモンが減少することで，いわゆる男性更年期の症状が出現することもある。

男性不妊が女性と同じ比率で存在することがわかっても，男性が女性と同じように不妊であるという事実を受けとめることは難しいようだ。不妊であることを告知された男性の受けるショックはがん告知と同様に大きく，なかには倒れてしまう人もいるので車椅子やストレッチャーを用意しておくのだと語る医療関係者もいる。「男性とはこうあるべき」という無言の圧力に日常的にさらされ，自身にもその規範を強いていることの現れであろう。最新のテクノロジーは，その効果だけではなく，治療を受ける人たちへの過大な心身の負担を強いるなどの課題も抱えているのだ。

（山口典子・五十嵐紀子）

▷4　赤城恵子（1991）「不妊であることを通して」『助産婦雑誌』45(8), 721-724頁。

▷5　WHO (1999). *Laboratory manual for the examination of human semen and semen-cervical mucus interaction* (4th ed.). Cambrige University Press.

▷6　松田公志・堀井泰樹・小倉啓司他（1992）「男性不妊症における染色体異常頻度と染色体異常症例の臨床的検討」『泌尿紀要』38, 803-809頁。

▷7　山口典子・中村康香・跡上富美・吉沢豊予子（2016）「無精子症の診断を受けた男性の思い――TESE-MD-TESE に臨む男性たちの語りから」『日本母性看護学会誌』16(1), 49-56頁。

おすすめ文献

伊藤公雄・樹村みのり・國信潤子（2011）『女性学・男性学――ジェンダー論入門　改訂版』有斐閣。

荻野美穂（2014）『女のからだ――フェミニズム以後』岩波書店。

三輪和恵（2002）「人工妊娠中絶と女性の自己決定権」齋藤有紀子編『母体保護法とわたしたち――中絶・多胎減数・不妊手術をめぐる制度と社会』明石書店, 211-224頁。

IX 医療・介護の現場から考えるヘルスコミュニケーション

臨床教育の評価

1 臨床教育とは

　「はい，ここが重要です」，講義型の授業の一コマである。典型的な講義型の授業では，通常，専門書を開き，教員の話を聞き，重要箇所を書き留めていくといった学習活動が行われる。一方，「臨床教育（Clinical Instruction）」とは，患者を扱う実用的な教育，または，実際の医療などの現場で生じる事象を扱う教育プログラムのことを意味する。

　近代医学における臨床教育の成立をまとめた今泉友里は，米国のジョンズ・ホプキンス大学医学部の設立に貢献した，ジョン・ショー・ビリングスの言葉から，臨床教育について，以下のようにまとめている。「スキルのある実践家を育てたいなら，病気について生きた対象から学ぶべきであり，様々なケースを体験しなければならない」。「教師に失敗を防いでもらいながら学ぶためには，卒業後ではなく，在学中に，臨床教育を行うべきである」。つまり，臨床教育には「現場」ならではの学びがあるのだといえる。

　看護学部を一例にとると，病院での実習が「現場」に相当する。こうした現場での実習が中心となる臨床教育は，頭のなかの知識操作というよりも，医療現場で他者と協調したり，実際に医療器具を用いながら，その都度変容していく現場に対応する，実践的な学び方が特徴だといえる。

2 臨床教育の評価モデル

　講義型の授業の評価は，主に学習した知識について，テストで定着度を測ったり，体系的な知識のまとめとその応用についてレポートで評価されることが多い。一方，臨床教育の評価は，評価モデル（図IX-6）を参照すると次のようになる。まず，学生の受け入れや研修，実習の実施の参考情報入手のために行う(1)事前評価がある。次に，研修の途中に，臨床展開のコント

▷1　今泉友里（2012）「近代医学教育における臨床教育の成立——ジョンズ・ホプキンス大学を中心に」『東京大学大学院教育学研究科紀要』52, 427-434頁。

▷2　今泉（2012：430）。

▷3　森美智子他（2000）「看護学における問題基盤型学習（PBL）を用いたテュートリアル教育の評価」『日本赤十字武蔵野短期大学紀要』13, 1-8頁。

▷4　橋本諭（2006）「教育・研修の評価」中原淳編著『企業内人材育成入門』ダイヤモンド社，223-244頁。

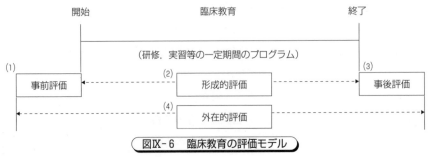

図IX-6　臨床教育の評価モデル

出所：中原（2006：227, 図表23）より筆者作成。

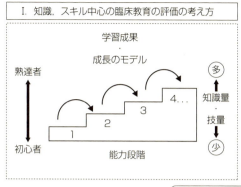
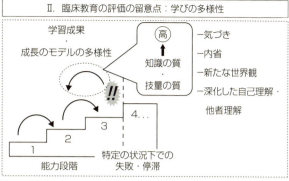

図Ⅸ-7　臨床教育評価の二つのモデル

ロール，修正，教育活動のフィードバックを行う(2)形成的評価が行われる。最後に，臨床が終わった際に，その活動の成果の把握や評価をする(3)事後評価が行われ，臨床プログラム全体を扱う(4)外在的評価によって，教育活動や制度改善についての考察がなされる。

臨床教育のように，現場での教育活動の評価では，具体的なスキル（技能）についてその熟達度を評価されることが多い。その場合，たとえば「自分と異なる意見を尊重することができたか」について，臨床の事前と事後での比較を5段階で評価することで，成長の度合いを確認することが学習者・指導者に課せられることになる。

3　評価上の留意点

臨床教育の評価では，状況や症例別にスキルが体系的に整理され，「できる／できない」の二項対立をもとにしたものが散見される。このような「できること」の積み重ねは，「Can-do-statement」と呼ばれ，目標やタスクの透明性を高める利点はあるものの，「できる／できない」という狭い枠組みでは評価しきれない現場での多様な気づきや学びをどうするのかという課題を残す。

図Ⅸ-7左のモデルには，一般的な臨床教育での進歩主義的な考えに基づいた評価が示されている。そこでは，初心者から熟達者に至るまでにどれだけ知識が増え，スキルがアップしたかが評価の中心となっていることがわかる。一方，右のモデルでは学びの多様性が考慮されている。たとえば現場の体験から，自分の不十分な理解を痛感したり，失敗の経験から，自己評価・他者評価が下がる場合もあるだろうが，特定の状況下での失敗や評価の停滞は，必ずしも学習成果があがらなかったことを意味しない。気づきや内省によって新たな世界観が開けることもあるだろうし，自己や他者の理解が深まることもあるだろう。臨床ならではの学びの多様性を具体的にどう評価するのかが今後の課題となる。

（石橋嘉一）

▷5　森他（2000：4）は，「優れている・劣る」という双極の5件法で，臨床現場での状況別に応じた想起と実行の出来具合を評価している。

▷6　石橋嘉一・松田岳士・中山実（2014）「言語コミュニケーション能力の評価——コモンルーブリックの理論的背景と活用の現況」日本コミュニケーション学会2014年度東北支部定例研究会研究発表資料。

おすすめ文献

堀部紗世・大西憲明・高良恒史・横山照由（2004）「京都薬科大学大学院におけるコミュニケーション教育——臨床薬学演習への模擬患者の参画とその有用性」『医療薬学』30(8)，529-535頁。

IX 医療・介護の現場から考えるヘルスコミュニケーション

実習におけるコミュニケーションの学び

1 ストレスフルな現場実習

ボランティア活動で高齢者施設を訪問して「ありがとう」と言われたり，自身がケガや病気で入院したときに反対にありがたいと感じた経験を理由に，医療や福祉を学ぶ進路選択をした人も多いのではないだろうか。しかし，ボランティアや患者ではなく実習生という立場で現場に入ると，「ありがとう」と言われる嬉しい体験ばかりではなく，認知症や言語障害がある患者や利用者と思ったように意思の疎通ができなかったり，ときに暴言を吐かれてどう対応したらよいかわからず困惑したり，職員との関係づくりに難しさを感じたりするなかで，自分はこの仕事に向いていないのではないかと悩みはじめる学生もいる。

実際の現場に身を置いた学びのインパクトは大きく，その専門職に就くことへの動機が強まる一方で，さまざまなストレスを抱えるケースも少なくない。教室で学んだこととは異なる技術や方法が展開されていたり，学んでいない知識や経験が必要なケースに直面したりする。実習指導者に理不尽と感じるような指示を受けたり，反対に何も指示してもらえないこともある。そのようなストレスフルな体験が自己肯定感を失わせたり，それまでは知覚しなかった不安の数々がさらなる不安を煽るという負のループに陥ってしまう場合もあるだろう。現場は学生気分でいられるほど甘くはない，ストレスに耐えうる力をもたなければならないといった精神論で乗り切ろうとすることが，はたして現場実習を通じての学びなのだろうか。

2 実習という"アクティブラーニング"

近年，学習者が主体的に課題を発見し解決するというアクティブラーニング[※1]が注目されており，実習においても主体的な学びが促される。その一方で，たとえばデイサービスで利用者がトイレに行きたそうにしていることに気づいても職員の指示なしでトイレに連れていくことは禁止されていたり，「教えていただく」「学ばせていただく」という学びの客体として謙虚な姿勢が求められるなど，受動的なふるまいをせざるをえない場面も多くあるだろう。実習で「主体的に学ぶ」とはどのようなことなのか，デイサービスで実習を行ったある学生のエピソードをもとに考えてみよう。

▷1　平成30年度から順次実施される予定の次期学習指導要領改訂に向けて，アクティブラーニングを初等・中等教育に導入する方向性が示されている。文部科学省（2014）「初等中等教育における教育課程の基準等の在り方（諮問）」http://www.mext.go.jp/b_menu/shingi/chukyo/chukyo0/toushin/1353440.htm（最終アクセス日：2016年5月6日）

実習でさまざまなことを経験するなかで，必ずしも「良い体験」だけでなく，精神的な負担をともなう苦痛を味わうこともある。その学生は，実習施設である利用者に話しかけても無視されたり，介助を拒否されたり，近づくと叩かれたりもしていた。病や障害がそうさせているのだと自分に言い聞かせ，笑顔で接するよう努めていたが，その利用者と良好な関係を築くのは難しく，笑顔でいるのも辛くなっていたという。ところがある日，その利用者が「あの実習生は俺のことをバカにして笑っている」と職員に話しているのを偶然耳にした。どのような状況でも笑顔で接することができるのが介護に従事する者にとっては重要なことだと思い込んでいたのでショックは受けたが，「笑顔」に異なる意味付けをしていた利用者の認識にふれたことでいろいろなことに気づかされたという。介助されなければ簡単な日常動作もできない苦悩に加え，自分の笑顔によって辛い思いをしていた利用者の気持ちを想像すると，拒否されたという辛さが申し訳なさに変わり，さらにその利用者のことを知りたいという気持ちへと変化したそうだ。

3 自分の感情に学ぶ

この学生の「主体的な学び」とは，好意的に思ってくれない利用者に対しても笑顔で接しようとした積極的な態度や行為そのものではない。その利用者と接するなかで生まれ，変化していった自分自身の感情の動きを省察したことが，利用者を理解するとはどういうことなのかという「主体的な学び」につながったのだろう。実習現場に身を置くことでしか得られないネガティブな感情を含め，さまざまな生きた思いが自己を教育する主体とさせたのだ。

清水真木は感情の経験とは自己了解の経験であり，「私とは何者なのか」という問いに対する答えは感情として与えられることを，古代ギリシャ時代からの哲学的言説の系譜を整理しながら論じている。感情は自己にとって最もインパクトのある刺激として感知される。自己の感情の変化を体験し，それを振り返ることは，教育する主体として自らを捉え直していくプロセスであるともいえる。自身にとって最も強力な刺激として感知される感情を学びの資源として，自己から学ぶという個人内コミュニケーションに着目する価値はあるだろう。

患者・利用者や職員との会話や関わり合いだけが，現場実習におけるコミュニケーションの学びではない。また，教室で学んだ知識や技術を再現できるかどうかを評価してもらうことが実習に参加する目的でもない。何ができたかより，むしろできなかったことから学べることのほうが大きい。「よいコミュニケーション」ができたかどうかではなく，「よい」と信じていたコミュニケーションが崩れたときにこそ見えてくるものに真摯に向き合おうとすることが，重要なコミュニケーションの学びではないだろうか。

（五十嵐紀子）

▷2　安冨歩はこのような自分自身の変化をともなう解釈の過程を「学習過程」であるとし，自己の呪縛や常識の呪縛を乗りこえて，新たな価値を創出することの重要性を主張する。安冨歩（2012）『生きるための論語』筑摩書房，38頁。

▷3　清水真木（2014）『感情とは何か——プラトンからアーレントまで』筑摩書房，18頁。

▷4　学生の「できる」ようになることへの非常な憧れと関心についての問題などが次の書籍に指摘されている。泉 順編著（2000）『介護実習への挑戦——養成校・利用者・福祉施設からの提言』ミネルヴァ書房，53-61頁。

おすすめ文献

泉 順編著（2000）『介護実習への挑戦——養成校・利用者・福祉施設からの提言』ミネルヴァ書房。

清水真木（2014）『感情とは何か——プラトンからアーレントまで』筑摩書房。

竹端 寛（2012）『枠組み外しの旅——「個性化」が変える福祉社会』青灯社。

人名索引

あ行
赤城恵子 171
アガンベン, ジョルジョ 19
浅野千恵 168
アリエス, フィリップ 23, 82
池田光穂 10
石田仁 60
泉谷閑示 46
市田泰弘 74
井上洋士 29
今泉友里 172
ウェイバー, リチャード・M. 79
ウォルシュ, B.W. 96
エリアス, N. 23
オリバ, マイケル 48

か行
貝原益軒 5
木村晴美 74
木村敏 137
クライマン, アーサー 82, 88, 89
クリンプ, ダグラス 63
黒澤明 20

さ行
坂口恭平 13, 47
清水真木 175
ショウ, サラ・ナオミ 96
ジンメル, ゲオルグ 106
杉田玄白 5
スコット, ジョーン・W. 56, 65
関口祐加 25
セルトー, ミシェル・ド 107
想田和弘 18
ソシュール, フェルディナン・ド 68, 98
ソンタグ, スーザン 79, 92, 93

た行
ダーウィン, チャールズ 37
ダイアモンド, J. 78
武井麻子 157
竹村和子 57-59
丹波康頼 5
塚田典子 145
デイヴィス, マイク 106
トーマス, リチャード 4

な行
永田勝太郎 159
中村桂子 19
橳島次郎 137
信田さよ子 111

は行
バーガー, ピーター・L. 34
ハーマン, ジュディス・L. 80
バーラント, ローレン 131
ハイデガー（ハイデッガー）, M. 22, 88
パットン, シンディ 63
バトラー, ジュディス 19, 57
花輪峰夫 126
バフチン, ミハイル 9
原田正純 77, 116, 117, 126
ビエンヴニュ, M.J. 75
ヒポクラテス 4, 127
ビリングス, ジョン・ショー 172
広井良典 163
ヒンメルヴァイト, スーザン 143
ファヴァッツァ, アルマンド・R. 96
フーコー, ミシェル 16, 17, 36, 58

ま行
福島智 85
フックス, ベル 63
ベナー, パトリシア 89
ペンフィールド, ウィルダー 102
ボウルビィ, J. 83
ボードリヤール, ジャン 39
ホックシールド, アーリー 142, 143
堀江有里 59
松本俊彦 27, 96, 97
マラン, C. 39
宮崎則男 165
宮田幹夫 44
三好春樹 25, 157
六車由実 167
村瀬孝生 70
村田久行 110
メイヤロフ, ミルトン 163

や行
山田律子 167
好井裕明 139

ら行
ラザフォード, S.D. 75
リッツア, ジョージ 168
ルービン, ゲイル 106
ルックマン, トーマス 34
ロジャーズ, エベレット 7

わ行
ワース, ルイス 106
鷲田清一 110
ワズラヴィック, ポール 8

事項索引

あ行

ICA (International Communication Association) 6
アイデンティティ 74, 75, 92, 153
赤ちゃん言葉 68, 70
アクセシビリティ 84, 85
アクティブラーニング 174
アドヒアランス 29
アトピー性皮膚炎 45, 54
アドボカシー 73
アメリカ疾病予防センター (CDC : Center for Disease Control) 6
EPA (Economic Partnership Agreement, 経済連携協定) 144, 145
『医心方』 5, 169
異性愛 57-59, 67
異性愛規範性／ヘテロノーマティビティ 66, 67, 99
　異性愛主義 63, 120
依存症 26, 27, 51, 53
　アルコール依存（症） 6, 27
　薬物依存（症） 26, 149
　薬物依存症者 27
イタイイタイ病 42
遺伝子操作 136
遺伝子治療 37
医療過誤 104, 154
医療事故 104, 153, 154, 160
医療通訳 72, 73
医療的意思決定 21, 133
　医療的意思決定のモデル 21
医療不祥事 154
医療倫理 5, 21
インスリン 32, 33
インフォームド・コンセント (IC) 8, 20, 81, 155
インペアメント 48-50, 85
うつ病 26, 30, 31, 46, 47, 131
エイズ (HIV/AIDS) 28, 29, 61, 62, 78, 79, 92, 93, 99
HMPS (Harvard Medical Practice Study) 104

か行

NCA (National Communication Association) 6
FtM 66
MSM 61
LGBT 61, 64, 65, 122, 123
オタワ憲章 128, 130
介護 2, 3, 10, 15, 25, 68-71, 86, 100, 101, 110, 112, 114-117, 120-122, 124, 125, 139, 140, 143-145, 148, 152-157, 161, 163-167, 175
介護休暇 114
介護サービス 15, 87, 100, 114, 140, 145, 153, 161, 164, 165
介護者 9, 25, 70, 114-116, 125, 166
介護食 166
介護保険 139, 140, 164, 165
介護離職 114
家族介護（者） 24, 114
居宅介護 116, 141
老老介護 112
外国人研修・技能実習生制度 145
介助（者） 117, 122, 138-141, 143, 175
公的介助（介護）保障運動 141
食事介助 167
身体介助 114
『解体新書』 5
カウンセリング 38, 39, 60
化学物質過敏症 45
家父長制 120
カルチュラル・スタディーズ 2
がん告知 20, 21, 81, 171
患者の権利章典 21
感情労働 142, 143, 157
緩和ケア 162, 163
菊池恵楓園 77, 118, 119, 146, 147
記号 54, 98, 109
　記号内容（シニフィエ） 98
　記号表現（シニフィアン） 98

機能回復 158, 159
規範 15, 51, 57, 58, 67, 96, 99, 111, 142
　異性愛規範（性） 59, 99
　社会的規範 14, 52
　性規範／性の規範 57, 63
　文化的（な）規範 65, 96, 97
QOL／生活の質・生命の質／クオリティ・オブ・ライフ 21, 102, 122, 158-160, 162
急性期医療 157
共感 55, 105, 111
共生 49, 95
拒食症 38
クィア 64
空間 68, 69, 86, 87
グローバリゼーション 128
グローバル化 6, 106
ケア
　ケアカンファレンス 161
　ケア労働（者） 121, 143, 144, 157
　終末期ケア 162, 163
ゲイ 62, 63, 67, 92
　ゲイ・コミュニティ 62, 63
　ゲイ・バイセクシャル 61
傾聴 110, 111
　傾聴のスキル 110, 111
　傾聴ボランティア 110
刑務所 148, 149
健康格差 128, 129
健康診断 2, 3, 14, 40, 41
健康日本21 128, 129
見当識障害 167
権力 16, 17, 40, 57, 59, 65, 95, 107, 112, 131
　規律型権力 40
公害 3, 42, 90, 91
　公害健康被害補償法 42
　公害認定 77
　（公害）認定患者 42, 43
　公害病 42, 43, 79, 90, 116, 117
　第1種公害地域 42
　四日市公害 90

177

公衆衛生　2, 3, 41, 78, 79
　公衆衛生学　7, 36
功利主義　41
合理的配慮　150, 151
高齢社会　43, 114, 157, 163
　超高齢社会　144, 157, 163
高齢出産　121
口話法　74
国際疾病分類　30, 58
国立ガン研究所（NCI：National Cancer Institute）　6
個人主義　12, 21
コミュニケーション　2, 8, 9, 13, 15, 25, 33, 68, 71, 73, 78, 85
　異文化コミュニケーション　12, 160, 161
　言語コミュニケーション　69, 109
　個人内コミュニケーション　175
　コミュニケーション学　6, 7
　コミュニケーション・スキル　10
　コミュニケーション能力　71, 100, 108, 109, 145
　組織コミュニケーション　152, 153
　対人コミュニケーション　3
　対人コミュニケーション能力　108
　非言語コミュニケーション　69, 109
コンテクスト　10, 11, 70, 108, 109

さ行

在宅医療　112, 157
在宅介護　114, 115
Journal of Health Communication　6
ジェネリック医薬品／後発医薬品　134, 135
ジェンダー／性差　19, 56, 57, 59, 63, 64, 120, 121, 142, 170
　ジェンダー・アイデンティティ　56
　ジェンダー規範　14, 15, 29, 57-59, 101
　ジェンダー・セクシュアリティの規範　62

時間　68, 69, 88
　客観的時間　88
　主観的時間　88, 89
自傷（行為）　38, 53, 96, 97
シミュレーション教育　104
社会資源　52
社会的障壁　48, 141, 150
集団主義　12, 21
重度訪問介護　141
終末期　162
出産　12, 67, 72, 98, 99, 121, 136, 168, 169
出生前診断　37, 121
障害　94, 95
　視覚障害（者）　84, 138, 150
　障害者　48, 49, 64, 65, 74, 84, 85, 94, 95, 138-141, 151, 159
　障害者運動　65
　障害者総合支援法　116, 141
　障害の個人モデル　48
　障害の社会モデル　48, 50
　障害補償　84
　身体障害者運動　140
　知的障害（者）　84, 94
　聴覚障害（者）　74, 75, 84, 85, 95, 151
情報保障　84, 85
食事支援　167
助産院　168, 169
助産師　156, 169
自立　112, 113, 138-140
　自立支援　112
　自立生活　140, 141
　自立生活運動　140
　自立生活センター（CIL）　141
新型出生前診断　121
神経衰弱　30, 47
人工授精　66, 136
人口統計学　37
人工妊娠中絶　121
身体動作　68
新薬　134
人類学　37
スギ花粉症　45
ステレオタイプ　12, 70, 94, 100, 101, 114, 120
ステロイド　54, 55
生活習慣病　3, 148
性感染症　2, 28, 29, 61

性教育　2, 28, 29
生（-）権力　17, 19, 36, 37
性自認　67, 122
生殖テクノロジー　171
生殖補助医療　170
精神医学　16
精神医療　30, 31, 52
精神障害　26, 30
　精神障害者　27, 53
　精神障害者運動　52, 53
精神病　18, 30
精神病理学　149
性的指向　59, 61, 67, 122, 123
性同一性障害　60
　性同一性障害（GID）特例法　15
性と生殖　12, 13
性別職域分離　156
性別役割分業　12, 156
生命科学　136
生命倫理　22
世界保健機関（WHO）　28, 32, 33, 58, 102, 104, 128, 133, 159, 162
セクシャルマイノリティ／性的少数者／性的マイノリティ　3, 15, 53, 60-62, 64, 66, 67, 93
セクシュアリティ　28, 29, 56-59, 63, 64, 92
セクシュアル・ハラスメント　15
セラピー　38, 39
施療院　17
ゼロ・トレランス　29
先発医薬品　134, 135
臓器移植　136, 137
相互作用論　106
組織文化　153
尊厳死　22, 136

た行

体外受精　136, 170
代替医療　132
脱感作療法　104
男女雇用機会均等法　120
男女性別二元論　66
地域医療　41, 124, 126, 127
地域包括ケア　163
　地域包括ケアシステム　100, 124, 125
チーム医療　152, 160, 161

事項索引

- チャンネル 11, 109
- 沈黙 8, 68, 69
- DSM-5 30, 97
- ディスアビリティ 48-50
- デフ・ユーモア 75
- 電磁波過敏症 44, 45
- 統合医療 133
- 統合失調症 26, 50-52
- 当事者運動 51, 53
- 当事者研究 50, 51
- 同性愛（者） 58, 59, 61-63, 67, 92, 106
- 同性カップル 64, 65, 67, 120, 122, 123
- 同性婚 120
  - 同性婚条例 64
- 同性パートナーシップ条例 64
- 糖尿病 32, 33, 89
  - 1型糖尿病 32, 33
  - 小児糖尿病 33
- 闘病記 80
- ドーピング 36
- 特別養護老人ホーム 110, 164, 166
- トランスジェンダー 60, 63

な行
- ナラティブ・アプローチ 82, 153
- 日常生活動作（ADL） 159
- 日本語対応手話（シムコム） 74
- 日本手話 74
- 日本ヘルスコミュニケーション学会 7
- 妊娠 28, 61, 118, 121, 169, 170
- 認知症 13, 24, 25, 70, 86, 113, 114, 124, 125, 164-167, 174
- ネオリベラリズム／新自由主義 65, 106, 107
- ノイズ 10, 11, 109
- 脳死 102, 136, 137

は行
- バーチャル 104
  - バーチャル患者 105
  - バーチャルホスピタル 104
- ハーム・リダクション 29
- 俳徊 125, 165
- バイリンガル・バイカルチュラル教育 74
- パターナリスティック医療 4, 5
- 発達障害 51
- パトロナイジング・スピーチ 70, 71
- バリアフリー 150
- バンコク憲章 128
- ハンセン病 17, 32, 76, 77, 79, 118, 119, 146, 147
- ピアサポート 112
- 標榜診療科 46
- 病理学 24, 39
- 夫婦同氏制 120
- フェミニズム 56, 62, 65
  - 第二波フェミニズム 62
- フッ化物洗口 40, 41
- 不妊 67, 80, 136, 170
  - 男性不妊 171
  - 不妊治療 170, 171
- 普遍的人権主義 13
- 文化相対主義 13
- 文化帝国主義 13
- 分娩介助 169
- べてるの家 50, 51, 157
- ［ヘテロ］セクシズム 59
- ヘルスケア 3, 4, 5, 6, 39, 41, 133
  - ヘルスケアプロバイダー 4
- Health Communication 6
- ヘルスプロモーション 128-131
- ヘルスリテラシー 129, 133
- 補完医療 132
- 補完代替医療 99, 132, 133
- 保健師助産師看護師法（保助看法） 169
- ホスピス 163
- ホムンクルスの絵 102, 103

ま行
- マクドナルド化 168, 169
- マチスモ（男性優位）思想 12
- 慢性期医療 157
- 慢性疾患 89, 93, 126-128, 159
- 水俣病 17, 42, 71, 77, 79, 116, 117, 126, 127
  - 小児性水俣病（患者） 116, 138
  - 胎児性水俣病 138
  - 新潟水俣病 42
- メタボ／メタボリック・シンドローム 35
- 模擬患者 105
- 問題志向型教育（PBL） 105

や行
- ヤングケアラー 114, 115
- 優生学 37
- 優生保護法 118
- ユニバーサルデザイン 150
- 『養生訓』 5
- 四日市ぜん息 42
- 予防接種 2, 6, 40

ら・わ行
- ライフステージ 114, 115
- らい予防法 77, 118, 146, 147
- リスクマネジメント／リスク管理／危機管理 35, 154, 155, 165
- リストカット 96, 97
- リハビリテーション 87, 125, 158-160
- リプロダクティブ・ヘルス／ライツ 13
- 利用者本位 164, 165
- 両性愛 59
- 臨床教育 172, 173
- レスパイトサービス 115
- レズビアン 61, 63, 123
- 老人ホーム 70, 86, 87, 163, 165
- ロウ判決 62
- ろう文化宣言 74
- 若者ケアラー 114

執筆者紹介 (氏名／よみがな／現職)

＊執筆担当は本文末に記載

青沼　智（あおぬま・さとる）
国際基督教大学教養学部教授

荒尾博美（あらお・ひろみ）
熊本保健科学大学保健科学部教授

有元　健（ありもと・たけし）
国際基督教大学教養学部准教授

五十嵐紀子（いがらし・のりこ）
奥付編著者紹介参照

池田理知子（いけだ・りちこ）
奥付編著者紹介参照

生駒夏美（いこま・なつみ）
国際基督教大学教養学部教授

石橋嘉一（いしばし・よしかず）
横浜商科大学管理本部IRセンター長／商学部准教授

井芹真紀子（いせり・まきこ）
東京大学大学院総合文化研究科博士課程／大妻女子大学非常勤講師

板場良久（いたば・よしひさ）
獨協大学外国語学部教授

伊藤三男（いとう・みつお）
四日市再生「公害市民塾」

井上佳子（いのうえ・けいこ）
長崎県立大学国際社会学部教授

岩村純子（いわむら・じゅんこ）
熊本保健科学大学保健科学部講師

大島　岳（おおしま・がく）
明治大学情報コミュニケーション学部助教

抱井尚子（かかい・ひさこ）
青山学院大学国際政治経済学部教授

金谷光子（かなや・みつこ）
新潟医療福祉大学健康科学部教授（特任）

清宮　徹（きよみや・とおる）
西南学院大学外国語学部教授

近藤あゆみ（こんどう・あゆみ）
国立研究開発法人　国立精神・神経医療研究センター　精神保健研究所　薬物依存研究部　診断治療開発研究室長

桜井啓介（さくらい・けいすけ）
HIV陽性者スピーカー・ライター

佐々木裕子（ささき・ゆうこ）
東京大学大学院総合文化研究科博士課程

三部倫子（さんべ・みちこ）
奈良女子大学研究院人文科学系准教授

杉本なおみ（すぎもと・なおみ）
慶應義塾大学看護医療学部教授

宋　敏鎬（そん・みんほ）
平塚市民病院精神科部長

竹熊千晶（たけくま・ちあき）
熊本保健科学大学保健科学部教授

田尻雅美（たじり・まさみ）
熊本学園大学水俣学研究センター研究員

田中かず子（たなか・かずこ）
元・国際基督教大学教養学部教授

田仲康博（たなか・やすひろ）
沖縄大学非常勤講師

楢原　峻（ならはら・しゅん）
長崎大学大学院医歯薬学総合研究科顎口腔再生外科

楢原真二（ならはら・しんじ）
熊本保健科学大学大学院保健科学部教授

野中昭彦（のなか・あきひこ）
中村学園大学流通科学部准教授

執筆者紹介（氏名／よみがな／現職）

＊執筆担当は本文末に記載

塙　幸枝（ばん・ゆきえ）
成城大学文芸学部講師

番園寛也（ばんぞの・ひろや）
一橋大学大学院言語社会研究科博士課程

平野順也（ひらの・じゅんや）
熊本大学文学部准教授

舩山健二（ふなやま・けんじ）
新潟県立看護大学看護学部護師

ベヴァリー・F・M・カレン
国際基督教大学教養学部教授

堀　真悟（ほり・しんご）
パン製造／元・国際基督教大学ジェンダー研究センター研究所助手

松井由美子（まつい・ゆみこ）
新潟医療福祉大学健康科学部教授

松﨑実穂（まつざき・みほ）
関東学院大学非常勤講師

松下佳世（まつした・かよ）
立教大学異文化コミュニケーション学部教授

間宮郁子（まみや・いくこ）
国立障害者リハビリテーションセンター研究所福祉機器開発部研究員

丸岡稔典（まるおか・としのり）
名古屋産業大学特任講師

宮北隆志（みやきた・たかし）
熊本学園大学社会福祉学部教授

宮原　哲（みやはら・あきら）
西南学院大学外国語学部教授

山口典子（やまぐち・のりこ）
新潟医療福祉大学看護学部准教授

《編著者紹介》

池田理知子（いけだ・りちこ）

福岡女学院大学人文学部メディア・コミュニケーション学科教授
『よくわかる異文化コミュニケーション』（編著，ミネルヴァ書房，2010年）
『よくわかるコミュニケーション学』（共編著，ミネルヴァ書房，2011年）
『時代を聞く――沖縄・水俣・四日市・新潟・福島』（共編著，せりか書房，2012年）
『シロアリと生きる――よそものが出会った水俣』（単著，ナカニシヤ出版，2014年）
『日常から考えるコミュニケーション学――メディアを通して学ぶ』（単著，ナカニシヤ出版，2015年）
『グローバル社会における異文化コミュニケーション――身近な「異」から考える』（共編著，三修社，2019年）

五十嵐紀子（いがらし・のりこ）

新潟医療福祉大学社会福祉学部准教授
『"がん"のち，晴れ――キャンサーギフトという生き方』（共著，新潟日報事業社，2015年）

やわらかアカデミズム・〈わかる〉シリーズ
よくわかるヘルスコミュニケーション

2016年9月30日　初版第1刷発行　　〈検印省略〉
2024年8月30日　初版第5刷発行

定価はカバーに表示しています

編著者	池田　理知子
	五十嵐　紀子
発行者	杉田　啓三
印刷者	藤森　英夫

発行所　株式会社　ミネルヴァ書房
607-8494　京都市山科区日ノ岡堤谷町1
電話代表（075）581-5191
振替口座　01020-0-8076

©池田・五十嵐, 2016　　亜細亜印刷・新生製本

ISBN978-4-623-07786-1
Printed in Japan

やわらかアカデミズム・〈わかる〉シリーズ

よくわかるコミュニケーション学	板場良久・池田理知子編著	本体 2500円
よくわかる異文化コミュニケーション	池田理知子編著	本体 2500円
よくわかる社会学［第3版］	宇都宮京子・西澤晃彦編	本体 2500円
よくわかる都市社会学	中筋直哉・五十嵐泰正編著	本体 2800円
よくわかる教育社会学	酒井朗・多賀太・中村高康編著	本体 2600円
よくわかる環境社会学［第2版］	鳥越皓之・帯谷博明編著	本体 2800円
よくわかる国際社会学［第2版］	樽本英樹著	本体 2800円
よくわかる宗教社会学	櫻井義秀・三木英編著	本体 2400円
よくわかる医療社会学	中川輝彦・黒田浩一郎編著	本体 2500円
よくわかる産業社会学	上林千恵子編著	本体 2600円
よくわかる観光社会学	安村克己・堀野正人・遠藤英樹・寺岡伸悟編著	本体 2600円
よくわかる社会学史	早川洋行編著	本体 2800円
よくわかる現代家族［第2版］	神原文子・杉井潤子・竹田美知編著	本体 2500円
よくわかるスポーツ文化論［改訂版］	井上俊・菊幸一編著	本体 2500円
よくわかるメディア・スタディーズ［第2版］	伊藤守編著	本体 2500円
よくわかる質的社会調査 技法編	谷富夫・芦田徹郎編	本体 2500円
よくわかる質的社会調査 プロセス編	谷富夫・山本努編著	本体 2500円
よくわかる統計学 Ⅰ 基礎編［第2版］	金子治平・上藤一郎編	本体 2600円
よくわかる統計学 Ⅱ 経済統計編［第2版］	御園謙吉・良永康平編	本体 2600円
よくわかる社会政策［第3版］	石畑良太郎・牧野富夫・伍賀一道編著	本体 2600円
よくわかる都市地理学	藤井正・神谷浩夫編著	本体 2600円
よくわかる心理学	無藤隆・森敏昭・池上知子・福丸由佳編	本体 3000円
よくわかる社会心理学	山田一成・北村英哉・結城雅樹編著	本体 2500円
よくわかる学びの技法	田中共子編	本体 2200円
よくわかる卒論の書き方	白井利明・高橋一郎著	本体 2500円

ミネルヴァ書房

https://www.minervashobo.co.jp/